Die Pflege der Sterbenden

Jeder Mensch stirbt seinen eigenen unverwechselbaren Tod.
Er stirbt weder richtig noch falsch,
weder gut noch schlecht.
Niemand stirbt so,
wie ich es mir als Begleiter*in vorstelle.

Sabine Wöger

Die Pflege der Sterbenden

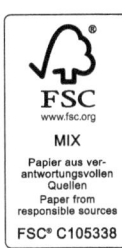

Bibliografische Information der Deutschen Nationalbibliothek: Die Deutsche Nationalbibliothek verzeichnet diese Publikation in der Deutschen National-bibliografie; detaillierte bibliografische Daten sind im Internet über http://dnb.dnb.de abrufbar.

© 2023 Sabine Wöger
Illustration: Sabine Wöger
Veröffentlichung: Wolfgang Wöger
Herstellung und Verlag: BoD – Books on Demand, Norderstedt
ISBN: 978-3-7568-4536-1

Inhalt

ÜBER DIESES BUCH

Zum Verfassen dieses Buches fühlte ich mich insbesondere durch Angehörige von Sterbenden motiviert. Der oftmals geäußerte Wunsch, einem geliebten Menschen das Sterben zu Hause zu ermöglichen, ist häufig von Unsicherheit begleitet: *„Verfüge ich für diese Aufgabe über die nötige körperliche und psychische Kraft?",* *„Welches Wissen ist erforderlich, um die Pflege des hinscheidenden Menschen ‚richtig' durchzuführen?", „Welche Möglichkeiten zur Beratung und Unterstützung gibt es?"* und *„In welchen Situationen soll ich einen pflegerischen oder medizinischen Dienst beiziehen?"*

Heutzutage hat infolge der veränderten gesellschaftlichen Strukturen der Großteil der Bevölkerung kaum noch Erfahrung in der unmittelbaren Begegnung mit Sterbenden. Das Lebensende vollzieht sich zunehmend außerhalb der eigenen vier Wände und wird an Einrichtungen des Gesundheitswesens delegiert. Die gestiegene Spezialisierung von Palliative Care verfestigt überdies die Annahme, dass ein „gutes Sterben" nur im Beisein von Fachkräften, auf einer Palliativstation oder in einem Hospiz erfolgen kann.

Das Buch richtet sich an all jene, die Menschen am Lebensende möglichst kompetent begleiten wollen. Es enthält wissenswerte Informationen über den Ablebensprozess und über die Pflege Sterbender, vorwiegend im häuslichen Bereich. Begegnungs- und Berührungsängste, auch die Furcht vor dem eigenen Sterben sollen durch diese Schrift weniger werden. Die Ausführungen in diesem Buch werden mit der Einladung umrahmt, über das eigene Leben und Sterben nachzudenken. Somit halten Sie, geschätzte Lesende, eine auf Wissen und Praxiserfahrung basierende Hilfestellung in Händen, deren Inhalte ich mit Bedacht gewählt habe.

Lauretta, sie erlebt ihre letzten Lebenstage, richtet mehrmals das Wort an Sie, um ihre Empfindungen und Anliegen mit Ihnen zu teilen, so auch eingangs:

Liebe Leserin!

Lieber Leser!

Ehe du dieses Buch zu

lesen beginnst, richte

deine Aufmerksamkeit

auf das, was du erfahren

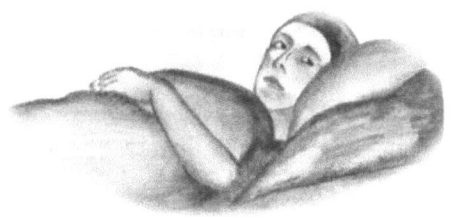

möchtest. Du wirst feststellen, wie viel Sterbewissen du als vergängliches Wesen bereits in dir trägst. Möchtest du einen Mitmenschen in seinen letzten
Lebenstagen begleiten und die Pflege seines Leibes und der Seele übernehmen, wünsche ich dir regelmäßig Zeiten der Stille, um den intuitiven Regungen nachzuspüren, um Unnötiges vom Wesentlichen zu unterscheiden und
um die Ausgewogenheit zwischen aktivem Tun und Zurückhaltung zu finden.

Lauretta

Pucking, im Januar 2023

*„Das einzelne Leben ist von unglaublicher Fragilität,
zart, verletzlich, in jedem Augenblick endlich.
Aber es ist auch zäh, zur Anpassung bereit, widerstandsfähig und
bis an die Grenze lebenswillig."* (Bergmann, 2011, S. 66)

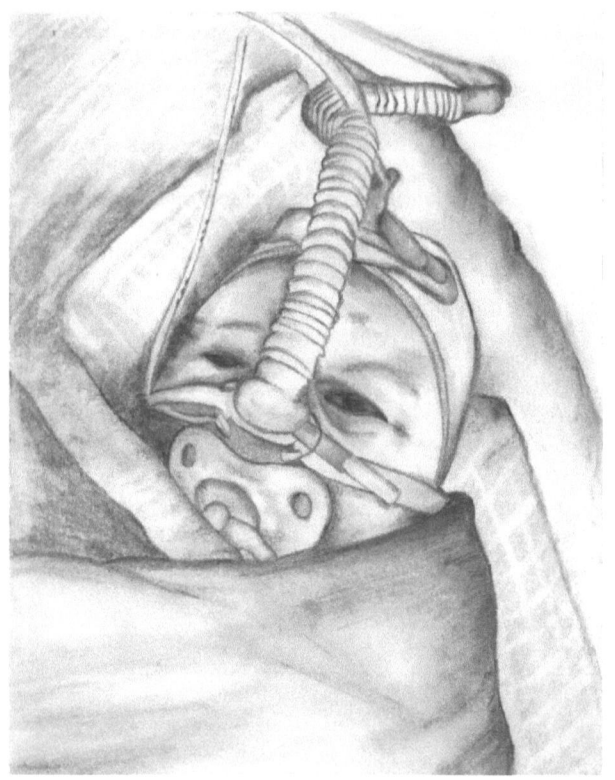

Abbildung 1: Milla-Tomke, als sie das erste Mal auf der Intensivstation
die Augen öffnete

Nach einer unkomplizierten Schwangerschaft kam Milla-Tomke, Enkelin meines Mannes, am 6. Oktober 2021 durch einen Notkaiserschnitt zur Welt. Mekonium war in das Fruchtwasser gelangt und kleisterte Millas Lungen aus. Das Mädchen war zu schwach, um mit dieser lebensbedrohlichen Situation zurechtzukommen. Ihr Leben hing am seidenen Faden, sie wurde intubiert und einige Tage beatmet.

Der Augen-*Blick*, in dem Milla-Tomke aus dem Tiefschlaf erwachte, zu diesem Zeitpunkt wurde ihre Atmung noch mit einer Sauerstoffsonde unterstützt, bleibt mir in unvergesslicher Erinnerung. Ein kleiner Spalt erlaubte einen ersten Blick in ihre dunklen funkelnden Augen. Dass es eine Zusammengehörigkeit von Seelen gibt, gar ein tiefes Verbunden-Sein mit der Weltenseele, war in diesem Moment eindrücklich spürbar. Anders als erwartet war Milla-Tomke während der Aufwachphase nicht *„völlig durch den Wind"*, wie von den Ärztinnen und Ärzten vorausgesagt. Sie wirkte ruhig und abwartend, vertrauensvoll hingegeben an das Leben im Hier und Jetzt, dabei immer noch an der Grenze zwischen Leben und Tod wandelnd.

Dass die Sinnfülle eines Menschenlebens niemals von seiner Dauer abhängig ist (Frankl, 1946, S. 51), leuchtete mir durch die Begegnung mit dem kleinen Erdenkind ein. Wäre Milla-Tomke von uns gegangen, der Schmerz wäre vor allem für ihre Eltern unbeschreiblich groß gewesen. Jedoch ist gewiss, dass der Tod dieses starke Band zwischen uns niemals hätte durchtrennen und die Erinnerung an sie auslöschen können. Durch Milla-Tomke durfte ich einmal mehr erfahren, wie sehr die Liebe über allem steht, über unerfüllten Hoffnungen und über dem Schmerz des Abschiednehmens. Letztlich ist sie dazu da, den Tod zu „über-leben". Diese Wahrheit steht über allen Ausführungen in diesem Buch.

Der Wortbedeutung ihres Namens wird das heute gesunde und lebensfrohe Mädchen gerecht: „Milla", „die Liebenswerte", „die Ehrbare", und „Tomke", „die zu Gott Gehörende". Am 25. Oktober 2021 konnten die glücklichen Eltern ihr gesundes Mädchen mit nach Hause nehmen.

GEBOREN-WERDEN UND STERBEN
HABEN VIELES GEMEINSAM

„Geburt und Tod sind in einen ewigen Kreislauf des Werdens eingefügt, in dem das Leben mit dem Tod und der Tod mit dem Leben identifiziert werden." (Zirfas, 2014, S. 330)

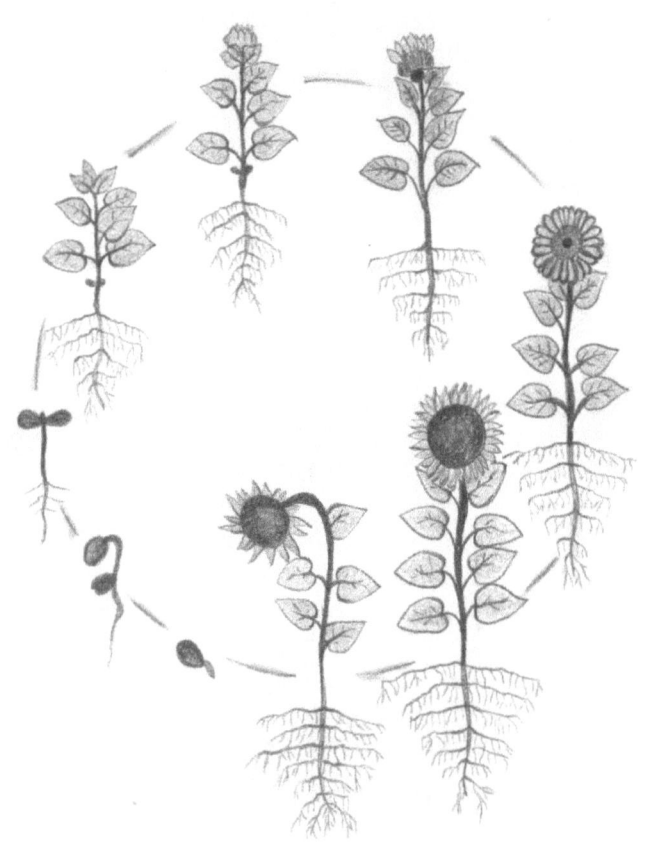

Abbildung 2: Der ewige Kreislauf von Geburt und Tod

Der Sterbevorgang ist bei Weitem nicht der erste Loslassprozess im Leben eines Menschen, wohl aber der, den wir besonders tief greifend und existenziell erfahren. Mit der Geburt erleben wir erstmals und beispiellos, dass dem Loslassen nicht der Untergang folgt, sondern dass sich dadurch neues Leben entfaltet und sich das Leben wandelt. Geburt und Tod haben viele Gemeinsamkeiten, und das Bewusstsein, dass beide Prozesse dem Leben zutiefst zugehörig sind, setzt wertvolle Sichtweisen und Entwicklungen in Gang.

Die Unverfügbarkeit von Geburt und Tod

„Das kulturelle Antriebsmoment jener Lebensform, die wir modern nennen, ist die Vorstellung, der Wunsch und das Begehren, Welt verfügbar zu machen." (Rosa, 2019, Kapitel 1–2, Minute 01:36)

Des Lebensanfangs und des Endes menschlicher Existenz kann ein menschliches Wesen nicht habhaft werden. Beiden Vorgängen ist gemein, dass sie im Grunde genommen nicht kontrollierbar sind. Zu glauben, wir hätten einen verfügbaren Spielraum in Bezug auf unser Schicksal, ist ein Trugschluss, der uns über kurz oder lang wieder in die Realität katapultiert.

Selbst bestimmen zu können, ob und wann eine Schwangerschaft abgebrochen oder eine Geburt künstlich eingeleitet wird, verleiht höchstens den Schein von Machbarkeit und Kontrolle. Selbst die Option, bei unerfülltem Kinderwunsch eine In-vitro-Fertilisation durchführen zu lassen, garantiert nicht, dass sich die befruchtete Eizelle in der Gebärmutterschleimhaut einnistet und ein Kind heranwächst. Andere Frauen werden ungewollt schwanger, trotz Empfängnisverhütung. Und vielleicht stirbt das ersehnte Kind, ehe es geboren wird oder unmittelbar nachdem es zur Welt kam, völlig unvorhersehbar und „entgegen der Natur", wie wir dann zu sagen pflegen.

11

Gleichermaßen können wir so tun, als gäbe es den Tod nicht. Das Ableben kann durch High-Tech-Medizin hinausgezögert, der Tod kann beschleunigt oder gewaltsam herbeigeführt werden, und dennoch: „*Wenn wir uns mitten im Leben meinen, wagt er [der Tod] zu weinen, mitten in uns*" (Rilke, 1955–1966, Vers 476).

Wie wir es auch drehen, das Schicksal liegt nicht in unserer Hand. Es ist und bleibt, was es ist, nämlich schicksalhaft, durch Menschenhand und -verstand nicht zu beeinflussen. Einzig in der Einstellung gegenüber dem Schicksal haben wir freie Wahlmöglichkeiten, etwa, ob wir uns den Gegebenheiten ohnmächtig ausliefern oder nach Wegen suchen, der schmerzvollen Erfahrung einen Sinn abzuringen und schließlich in den künftigen Lebensentwurf zu integrieren.

Selbst wenn wir uns philosophischen Fragen stellen oder uns durch meditative Praktiken mit der Zeitlichkeit des Lebens befassen und auf die Begegnung mit dem Tod vorbereiten, die Tatsache, *dass* er in das Leben tritt, ohne dass wir wissen, wann und wie, ist unverrückbar.

In die Prozesse von Geburt und Tod, die „*unsäglich*" (Bergmann, 2011, S. 8) sind und „*jeder Erfahrbarkeit vorausgehen*" (ebd.), werden wir hineingenommen; sie geschehen uns, ob wir es wollen oder nicht, ob wir jung oder alt, gute oder schlechte Menschen sind.

Vorbereitungen rund um die Geburt

Während der zehn Monate, in denen ein Baby im Mutterleib heranwächst, werden zahlreiche Vorbereitungen für die Zeit vor, während und nach der Geburt getroffen. Ein breites Gefühlsspektrum begleitet diese Lebensphase. Die hormonell-körperlichen Veränderungen sind bald spürbar. Der Embryo macht durch Stöße gegen die Bauchdecke auf sich aufmerksam, reagiert auf Positionsveränderungen und Stimmungen der Mutter, ebenso auf äußere Einflüsse wie Musik. In Geburtsvorbereitungskursen bekommen die werdenden Mütter und Väter kompetente Antworten auf zahlreiche Fragen. Über das Bevorstehende mit Gleichgesinnten und Fachpersonal offen reden zu können, wird als beruhigend und unterstützend wahrgenommen. Ist die Schwangerschaft gewollt, gibt es neben der Vorfreude auf das Baby auch Bedenken: Wie stark werden die körperlichen Anstrengungen sein? Ist das Becken breit genug, damit das Kind den Geburtskanal problemlos passieren kann? Welche atemtechnischen Ressourcen und mentalen Strategien sind während der schmerzvollen Presswehen hilfreich? Welche Notfallmaßnahmen werden bei Geburtskomplikationen eingeleitet und wie sind diese prognostisch einzuschätzen? Welche Auswirkungen erfährt das partnerschaftliche Zusammenleben durch das Kind und inwiefern verändert sich das sexuelle Empfinden?

Bei Weitem freuen sich nicht alle Paare auf ihr Kind. Babys sind nicht willkommen, wenn sie Lebensentwürfe durchkreuzen, wenn etwa die Karriere, die freie Lebensgestaltung oder die finanzielle Unabhängigkeit auf dem Spiel stehen. Andere Frauen entscheiden sich von vornherein gegen eine Schwangerschaft oder für einen Fetozid, etwa wenn das Kind in Armut aufwachsen müsste und das Versorgen des Babys unmöglich erscheint. Die Berichte von schweren Geburten haben das Potenzial, die Angst vor dem Unaushaltbaren zu schüren. Das geschieht umso öfter, je labiler eine Person ist, je weniger resiliente Faktoren sie im Laufe ihres Lebens entwickeln konnte.

Das Reflektieren über die Sterblichkeit ist ein zutiefst anthropologisches Phänomen

---

Der Mensch weiß, dass er sterblich ist, und die Auseinandersetzung mit dem Tod ist demnach für das Menschsein konstitutiv. Muss die Realität des Todes nicht abgewehrt werden, etwa durch Verdrängung, Hyperaktionismus oder den krampfhaften Versuch der Erfahrungseinordnung in einen religiösen Kontext, erfolgt sie höchst individuell. Niemand kann einem anderen sagen, was der Sinn des Todes für sein Leben ist, denn jeder Mensch ist dazu aufgefordert, existenzielle Fragen selbst zu beantworten: *„Das Leben selbst ist es, das dem Menschen Fragen stellt"* (Frankl, 1946, S. 48).

Oftmals ist das ganze Leben von der Suche nach Bewältigungswegen im Umgang mit dem Tod geprägt. Bei mir setzte dieser Prozess ein, als ich als Fünfjährige verstand, dass irgendwann jedes Lebewesen, auch jeder Mensch, sterben muss. Als mein Onkel im Alter von 30 Jahren plötzlich aus dem Leben gerissen wurde, begriff ich, dass es möglich ist, dass Junge vor den Alten sterben. Seither begleitet mich die Frage, welchen Sinn der Tod für das Leben hat. Die Philosophie, die Logotherapie, das Verfassen von Texten, das Musizieren, kreatives Schaffen und die Ritualarbeit erschließen mir immer noch wesentliche und neue Einsichten.

Auch theologische und lyrische Zugänge, das Naturerleben und die Meditation umrahmen das Ringen um Antworten auf Sinnfragen rund um die Endlichkeitsthematik. Jetsün Milarepa, 1040–1123, ein Meister des tibetischen Buddhismus, vernahm durch die Tatsache, dass das Leben endet, einen Sinnanruf im Hinblick auf seine religiöse Lebensführung: *„My religion is to live and die without regret"*, *„Meine Religion besteht darin, mich auf meinem Totenbett nicht schämen zu müssen"* (AzQuotes, o. J., o. S.).

Über Existenzielles soll geredet werden

Im Rahmen von Lehrveranstaltungen über Palliative Care lassen sich die Anwesenden unter anderem intensiv auf die Thematik der Schicksalhaftigkeit von Geburt und Tod ein. Sie reflektieren persönliche Erfahrungen und resümieren, dass der Verlust von Selbstwirksamkeit und Kontrolle, entgegen aller Vorstellungskraft, nicht zwingend in Panik münden muss. Eine Frau, die unter unvorstellbar schmerzhaften Wehen ihr erstes Kind gebar, sagte: *„Ich hatte* das Gefühl, zu sterben. Seltsamerweise wich plötzlich jegliche Angst und mir wurde eine Kraft zuteil, die es mir ermöglichte, mich über den Schmerz zu erheben und das Kind aus dem Leib zu pressen." Ebenso wissen viele, die Sterbenden Beistand leisteten, von „schönen, gar heiligen Erfahrungen" zu berichten. Der Austausch untereinander ist außerordentlich wichtig. Das gemeinsame Zulassen und Aushalten von überwältigenden Lebenserfahrungen gibt den nötigen Halt und Trost, ehe weiterführende Erkenntniswege beschritten werden können.

Umgebungsgestaltung und Raumatmosphäre

Geboren-Werden und Sterben sind private und intime Geschehnisse, sie bedürfen einer besonderen Atmosphäre und Umgebung.

Für das neue Erdenkind wird eine Wiege vorbereitet, gefertigt aus hochwertigem natürlichem Material. Durch sanftes Wiegen schlummern viele Babys leichter ein. Eine atmungsaktive Matratze und weiches kuscheliges Bettzeug sorgen für einen angenehmen Schlaf und schonen die zarte Haut. Der Schleier der Wiege wird an der Himmelsstange befestigt, um das Kindlein vor grellem Licht, Wind und Sonneneinstrahlung zu schützen. Weil das erste Bettchen mit vier Rollen und einer Feststellbremse versehen ist, kann sein Standort beliebig verändert werden. Das Kindlein soll sich in seiner Ruhe- und Schlafstätte geborgen und sicher fühlen. Wird eine Bettschlange zu einem Nestchen geformt, kann das wache Baby, sicher abgestützt, die Welt um sich herum erkunden. Die Nähe der Eltern, deren Stimmen und die vertrauten Abläufe lassen es spüren: *Hier bin ich zu Hause. Alles ist gut.*

So wird in besonderer Weise auch das Zimmer eines sterbenden Menschen gestaltet. Wesentliche Gegenstände werden in das Blickfeld bzw. in Reichweite gestellt: Fotos, Handy, Getränke, Lippenpomade, Aus- und Abwurfbehälter, vielleicht auch der Druckknopf für die Bolusgabe einer Schmerzpumpe und vieles mehr.

Wegen Bettlägerigkeit nicht mehr benötigte Mobilisationshilfen, etwa ein fahrbarer Toilettenstuhl oder ein Patientenlifter, werden aus dem Zimmer gefahren. Ob ein Raum ordentlich aufgeräumt ist, hat einen Einfluss auf das innere Erleben eines Menschen. Eine äußere Ordnung erleichtert das innere Geordnet-Sein, während ein unaufgeräumter Raum eine Person in Aufruhr bringen kann.

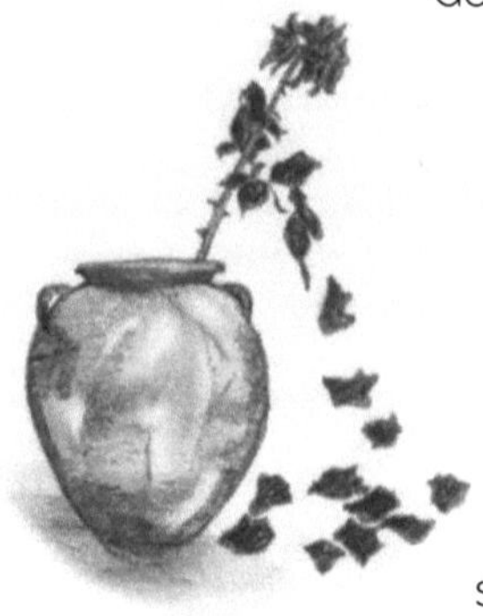

Gewiss sind viele Motive, etwa auf Jahreskalendern, künstlerisch wertvoll. Dennoch haben welkende Pflanzen, herabhängende Blütenköpfe und düstere Landschaftsmotive zumeist eine ungünstige Wirkung auf die Stimmungslage, weil sie beispielsweise an die eigene Energieleere erinnern oder wenig Interpretationsraum für Heilsames und Hoffnungsvolles lassen.

Abbildung 3: Düstere Motive trüben auch die Gemütslage

Weil die Haut bei Bettlägerigkeit hohem Druck ausgesetzt ist, kommt der Hautpflege eine besondere Bedeutung zu. Angenehm duftende Lotionen mit ätherischen Essenzen wie der umhüllende warme Duft von Rose oder der zarte liebliche Duft von Neroli lindern bei Nöten körperlicher, psychischer oder spiritueller Art die bedrückende Schwere.

Auch das Sterbebett ist mehrheitlich fahrbar. Weil es zugleich Ruhe- und Schlafstätte ist, werden die Qualität und die Farben des Bettzeugs mit Bedacht ausgewählt. Von großer Wichtigkeit sind die Position des Bettes im Raum und das Blickfeld des sterbenden Menschen. Dieser hat häufig das Bedürfnis, am Familienleben teilzunehmen, weshalb das Bett beispielsweise im Wohnzimmer steht.

Meinem schwer kranken Vater war es wichtig, vom Bett aus in den Garten und auf die Gasse, die am Haus vorbeiführt, zu blicken. Seine letzten Lebenswochen im abgelegenen Schlafzimmer zu verbringen, hätte er als schmerzvolle Ausgrenzung aufgefasst. Ähnlich fühlte Belinda, auch sie wollte *„ganz dabei sein."* Ihr Ruheplatz wurde so eingerichtet, dass sie direkt in das Backrohr des Ofens blicken konnte, denn jahrzehntelang war die Küche *„ihr geliebtes Reich."*

Zeit seines Lebens arbeitete Hans, er war Bauer, gerne und viel. Tag für Tag versorgte er seine Kühe; Urlaub gab es nicht, auch nicht das Bedürfnis danach. Nicht mehr gehen zu können und auf die Pflege anderer angewiesen zu sein, bedeutete für ihn einen extrem schweren Verlust. Die Familie entschied, dass Hans in jenem Zimmer, von dem eine Türe direkt in den angrenzenden Kuhstall führte, seine letzten Lebenswochen verbringen sollte. Hans wollte seinen Kühen nahe sein. Für ihn war es beruhigend, das Muhen zu hören, den Geruch und das Klirren der Ketten zu vernehmen. Dass er ständig von *„seinen Fliegen"*, wie er sagte, umschwirrt war, störte ihn nicht, gehörten sie doch ganz selbstverständlich zu seinem Leben.

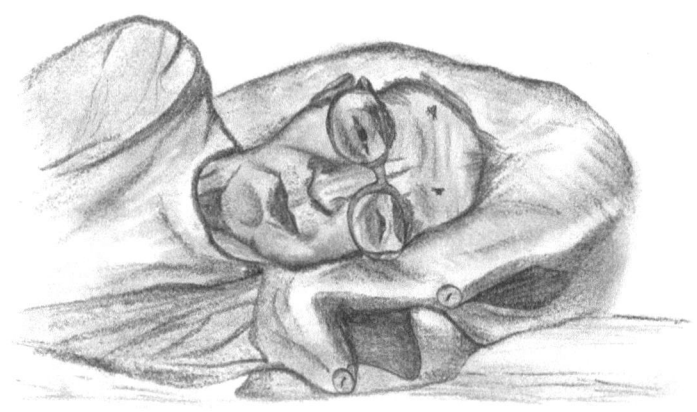

Abbildung 4: Hans, stets umschwirrt von „seinen" Fliegen

Der richtige Ort zum Gebären
und zum Sterben

In den allermeisten Fällen wird die Wahl jenes Ortes, an dem ein Mensch zur Welt kommt oder stirbt, nicht dem Zufall überlassen.

Viele Überlegungen gehen der Wahl des richtigen Ortes für das Gebären voraus: Soll das Kind zu Hause zur Welt kommen oder soll es eine ambulante Geburt sein? Ist vielleicht doch der Kreißsaal in einem Krankenhaus der bessere Geburtsort, weil dort die Niederkunft von fachkundigem Personal überwacht wird und im Fall von Komplikationen lebensrettende Maßnahmen sofort durchgeführt werden könnten? Nicht alle werdenden Eltern fühlen sich in einer Klinik wohl, weil für sie z. B. das Interieur und die Atmosphäre mit den eigenen Vorstellungen nicht übereinstimmen. Daher erfolgt die Wahl einer geeigneten Geburtsklinik wohlüberlegt und zeitgerecht.

So der Ort des Sterbens das eigene Heim sein soll, kann ein mobiles Palliativteam in die Betreuung eingebunden werden. Wenn auch die meisten Menschen zu Hause sterben wollen, kann dieser Wunsch nicht immer realisiert werden, etwa wenn sich die Symptomlinderung schwierig gestaltet. Falls der Lebensausklang in einem Hospiz, auf einer Palliativstation oder in einer integrierten Palliativeinheit erfolgen soll, bedarf es vorab einer Anmeldung. Die Aufnahme von Schwerkranken erfolgt nach Dringlichkeit; vorab ist es in der Regel nicht möglich, ein Bett zu reservieren.

Die Palliativstation als eigenständige Abteilung einer Krankenanstalt bzw. im Verbund mit einem Akutkrankenhaus ist auf die palliative Versorgung von Schwerkranken spezialisiert. Eine integrierte Palliativeinheit deklariert einige Betten für palliativ Erkrankte in einer bestehenden Fachabteilung, z. B. in der Onkologie. Das stationäre Hospiz ist eine Einrichtung, die entweder in einem eigens errichteten Gebäude angesiedelt, an eine geriatrische Langzeitpflegeeinrichtung oder an ein Krankenhaus angeschlossen ist. Im Hospiz werden jene Menschen betreut, bei denen eine Behandlung auf einer Palliativstation nicht mehr nötig ist und eine Betreuung zu Hause, etwa mit Unterstützung eines mobilen Palliativteams, oder im Pflegeheim nicht erfolgen kann. Es besteht die Möglichkeit, diese Einrichtungen, eventuell in Begleitung der Angehörigen, vorab aufzusuchen, um sich die Räumlichkeiten anzusehen, die Atmosphäre auf der Station wahrzunehmen und mit Betreuenden und Bewohnenden ins Gespräch zu kommen.

Linda hatte Brustkrebs im fortgeschrittenen Stadium. Bei einem ersten Besuch auf der Palliativstation nahm sie für eine Weile im Wohnzimmer der Abteilung Platz. Zwei Patientinnen unterhielten sich, zeitweise war ihr herzhaftes Lachen zu hören. Einerseits war Linda tief betroffen, weil die beiden schwer kranken Frauen keine fünfzig Jahre alt waren. Andererseits machten sie auf Linda einen zufriedenen und gelösten Eindruck, *„trotz der vielen Schläuche"*, wie sie sagte, und dies, obwohl eine der beiden Frauen massiv beeinträchtigt schien, abgemagert und bettlägerig war.

Stationäre Räumlichkeiten im Kontext von Palliative Care können und sollen individuell gestaltet werden, etwa mit eigenen Fotos, Kopfkissen, Decken, Lehnstuhl, Nachttischlampe und anderem Kleinmobiliar, weil dadurch das Ankommen und Wohlfühlen in der neuen Umgebung erleichtert wird.

Die Wahl der Geburtshelfenden und Sterbebegleitenden

Ob beim Gebären oder Sterben, die Begleitenden werden sorgsam und mit Bedacht ausgewählt.

Soll die Geburt in Anwesenheit des Kindesvaters und/oder einer anderen nahestehenden Person erfolgen oder möchte die Gebärende (nur) eine erfahrene Hebamme an ihrer Seite wissen?

So der Sterbeprozess absehbar ist und die individuellen Anliegen mit den infrage kommenden Begleitenden offen besprochen wurden, lassen sich persönliche Wünsche in den allermeisten Fällen realisieren. Eine gewisse Unsicherheit liegt jedoch auch hierin allemal vor, weil einer jeden noch so guten Vorbereitung das Unvorhersehbare anhaftet. Bei einem unerwarteten Ableben, etwa infolge eines Verkehrsunfalls, halten vielleicht völlig fremde Menschen unsere Hand oder sie sprechen für uns ein Gebet.

Der Prozess des Übergangs in eine andere Daseinsform darf nicht gestört werden

Des Öfteren nehme ich mir die Zeit, ein Schöpfungswunder zu beobachten: den Entpuppungsvorgang von Schmetterlingen. Nachdem die Tiere den Kokon bzw. die Stürzpuppe durchstoßen haben, kommen nach und nach die Fühler und das Köpfchen zum Vorschein. Der Übergang in die neue Daseinsform erfolgt langsam, schrittweise und scheint für die anmutigen flatterhaften Lebewesen ein überaus anstrengender Prozess zu sein, für den sie Zeit, Ruhe und eine bestimmte Umgebungstemperatur benötigen.

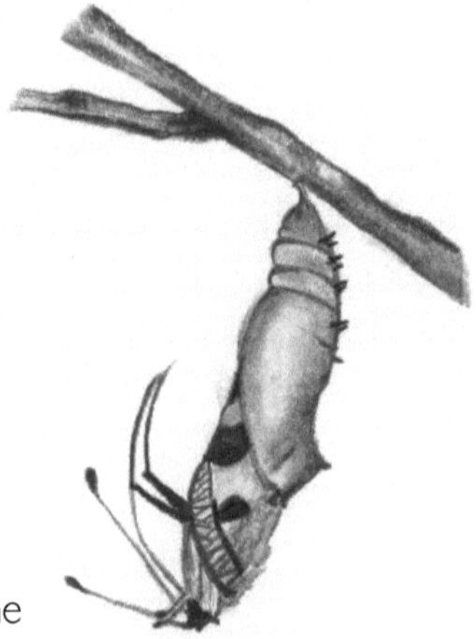

Abbildung 5: Die Metamorphose des Schmetterlings

Weil die Tiere mitunter stundenlang in derselben Position verharren, ist für Beobachtende nicht gewiss, ob sie überhaupt noch am Leben sind. Nach dem Schlüpfen verharren die Schmetterlinge stundenlang in ruhiger Position, um auszuruhen und die ausgebreiteten Flügel zu trocknen. Dann erst brechen sie zum ersten Flug auf, um sich am Nektar der Blüten zu laben.

Was würde jedoch geschehen, würde man den Kokon aufschneiden, um dem Tier den mühseligen Vorgang des Entpuppens aus dem seidigen Gespinst zu erleichtern oder gänzlich zu ersparen? Es würde sterben. Der Schmetterling wäre unfähig, zu fliegen, weil er die Enge der Kokonöffnung passieren muss, damit Blut in seine Flügel gepresst wird und er sie entfalten kann.

Geschützt vor Vogelfraß kann eine Raupe den Prozess der Metamorphose in einem von uns bereitgestellten luftdurchlässigen Raupenkasten ungestört vollziehen. Dieses eine können wir zum Gelingen dieses Schöpfungsaktes beitragen, ohne dabei in das Wunder selbst, den Prozess der Transformation in eine neue Daseinsform, einzugreifen.

Zwischen dem Entpuppungsvorgang der Schmetterlinge, der Geburt und dem Sterben eines Menschen gibt es Gemeinsamkeiten. Während das Baby durch den Geburtskanal gepresst wird, kommt es zur Ausschüttung des Hormons Oxytocin. Das Kindlein fühlt sich durch diese „erste Massage" rundum gehalten, geborgen und sicher. Desgleichen spüren auch Sterbende durch den Botenstoff Oxytocin Beruhigung und weniger Angst. Ähnlich dem Schmetterling vollzieht auch der Mensch eine Metamorphose durch den Übergang in eine andere Daseinsform. Die Psychiaterin und Sterbeforscherin Elisabeth Kübler-Ross, 1926–2004, bediente sich der Metapher des Schmetterlings, um mit Kindern über den Tod zu sprechen. In dem Buch „Über den Tod und das Leben danach" (1989, S. 9–10) vergleicht sie den körperlichen Tod des Menschen mit dem Heraustreten des Schmetterlings aus dem Kokon, der den *„vorübergehenden menschlichen Körper"* symbolisiert. Sobald der Kokon irreparabel beschädigt ist, etwa durch eine chronische Krankheit, wird er den Schmetterling, die Seele, freigeben (ebd., S. 10).

Kein Mensch kann einem anderen die Mühen des Zur-Welt-Kommens und des Aus-der-Welt-Gehens abnehmen. Wenn ich mich meiner Intuition überlasse, „weiß" ich, dass das Sterben liebevoll und kompetent begleitet werden soll, dass der Tod jedoch niemals durch Menschenhand bewusst herbeigeführt werden darf, etwa weil wir glauben, einer Person dadurch den mühsamen Sterbeprozess zu ersparen. Jene, die trotz kompetenter Palliativmedizin unzumutbare Qualen erleiden, haben die Möglichkeit der Inanspruchnahme einer (temporären) palliativen Sedierung. Darunter wird der überwachte Einsatz von Medikamenten in der Absicht verstanden, das Bewusstsein zu reduzieren bzw. auszuschalten. Diese Maßnahme erfolgt in der Regel auf einer Palliativstation. Aufgrund ihrer geringen Eingriffstiefe und Reversibilität ist sie ethisch vorzuziehen und zugleich eine Alternative zur Suizidassistenz. Die Phase des Sterbens wird dadurch nicht verkürzt.

Menschen sind zum Sterben Berufene! Wir beobachten auch schwere Ablebensprozesse. Das Hinscheiden scheint von einem intensiven Ringen, mitunter auch von Unruhe und Angst begleitet zu sein. Zu wissen, dass die Kraft zum Loslassen durch die Erfahrung der eigenen Geburt tief in uns verwurzelt ist, stärkt die Hoffnung, dass dem Mühseligen früher oder später das Erlösende folgt.

Das Zur-Welt-Kommen und das Aus-der-Welt-Gehen verläuft prozesshaft

Unabhängig von äußeren und inneren Faktoren vollzieht sich das Geboren-Werden und das Sterben stets in gleicher Weise und prozesshaft.

Eine allgemeine Unruhe ist ein Anzeichen der unmittelbar bevorstehenden Geburt, die naturgemäß einem bestimmten Ablauf folgt: Eröffnungs-, Übergangs-, Austreibungsphase und Nachgeburt. Die Eröffnungsphase kann bis zu zwölf Stunden dauern. Sie wird von der kurzen und anstrengenden Übergangsphase abgelöst, bei dem das Kind aus dem Mutterleib ausgetrieben wird. Während der Geburt, ein für das Kind anstrengender Vorgang, kommt es zu lebensnotwendigen Reifungsprozessen. Beim Durchtritt durch das mütterliche Becken wird der Brustkorb des Kindes fest zusammengedrückt und das Fruchtwasser aus der Lunge gepresst. Weil sich der Thorax nach der Geburt wieder ausdehnt, kann das Baby erstmals tief Luft einatmen. Die Geburt endet mit dem Ausstoßen der Plazenta und mit dem Abnabeln des Kindes.

Gleicherweise verläuft das Sterben in der Regel prozesshaft. Bestimmte Anzeichen verweisen in der Finalphase auf den unmittelbar bevorstehenden Tod: eine gesteigerte Unruhe, die veränderte Atmung oder das getrübte Bewusstsein. Mit dem zunehmenden Kräfteverlust kommt es zur Verminderung der geistigen Leistungsfähigkeit. Konzentration und Merkfähigkeit aufzubringen, kostet zunehmend mehr Kraft. Wenn auch eine terminale Unruhe zu beobachten ist, zieht sich der sterbende Mensch nach innen zurück, ehe Atempausen auf den nahen Tod verweisen.

Existenzielle Herausforderungen

Geburt und Tod sind zentrale Wendezeiten im Leben eines Menschen und sie sind zumeist überaus herausfordernd.

Trotz der gesundheitlichen Risiken für Mutter und Kind rund um die Geburt wollen Paare dennoch Eltern werden, etwa um der gegenseitigen Liebe Ausdruck zu verleihen, um ein Menschenkind beim Entwickeln seiner individuellen Begabungen zu fördern und um es auf eine wertorientierte Lebensführung vorzubereiten. Dabei nehmen Eltern entschieden den einen oder anderen Verzicht in Kauf wie Karriere, materiellen Wohlstand und vieles mehr. Wenn auch die Welt, in die ein Kind geboren wird, viele Unsicherheiten in sich birgt, überzeugt letztlich der Glaube an den unbedingten Sinn, dem Leben eine Chance zu geben. Während die Niederkunft für viele Frauen eine unvergleichbar schöne Erfahrung ist, entwickeln andere Mütter eine Wochenbettdepression. Manche Babys kommen todkrank zur Welt, andere sind zum Zeitpunkt der Geburt nicht lebensfähig und die Geburt verläuft still.

Einzigartig und einmalig erleben wir das Sterben. In keiner anderen Lebenssituation kommt es zu einem derart schleichenden unaufhaltsamen Kontrollverlust wie in der letzten Lebensphase. Meinen Beobachtungen zufolge ist die subjektive Wahrnehmung des körperlichen Niedergangs und des Verlustes von Autonomie in hohem Maße davon abhängig, ob und wie sich die Betroffenen auf das Sterben vorbereitet und eingestellt haben und in welchen Sinnkontext sie das Geboren-Werden, den Lebensvollzug und das Sterben stellen. Wer der Annahme unterliegt, das Leben sei eine Plage, ein ständiger Kampf oder die bloße Verkettung schicksalhafter Umstände, ist dazu aufgerufen, sich mit dem Sinnmangel beizeiten tiefgründig auseinanderzusetzen.

Sensible Lebensübergänge prägen das gesamte Leben und vollziehen sich im Beisein von Mitmenschen

Mit der Geburt bewältigen wir einen ersten großen Lebensübergang, der zugleich Abschied und Neubeginn ist: Wir verlassen den sicheren wohligen Gebärmutterkörper und dringen in eine uns fremde Welt vor. Menschenkinder durchleben danach Jahre der vollkommenen Abhängigkeit von der Hilfe ihrer Bezugspersonen, ohne die sie nicht überleben würden.

Das Kontinuum zwischen Geburt und Tod ist von einer Vielzahl an sensiblen Lebensübergängen charakterisiert: der Auszug aus dem Elternhaus, Heirat, Schwangerschaft und Geburt eigener Kinder, Umzug, Klimakterium, Großvater/-mutter werden, Pensionierung, Altern und Sterben. Zumeist dominiert jedoch die Geburtsvergessenheit, und die Tatsache der Endlichkeit wird häufig verdrängt, wohl deswegen, weil der Mensch auf Selbstbestimmung und Autonomie, auf Entfaltung seiner Potenziale und Charismen angelegt ist.

Das Angewiesensein auf Mitmenschen begegnet uns wiederum am Lebensende: Wir brauchen den Beistand, die Pflege, vielleicht auch eine medizinische Therapie, um möglichst unbelastet sterben zu können.

Der richtige Zeitpunkt

„Ein jegliches hat seine Zeit, und alles Vorhaben unter dem Himmel hat seine Stunde: Geboren werden hat seine Zeit, Sterben hat seine Zeit." (BibleServer, 2016, Kohelet 3, 1–2)

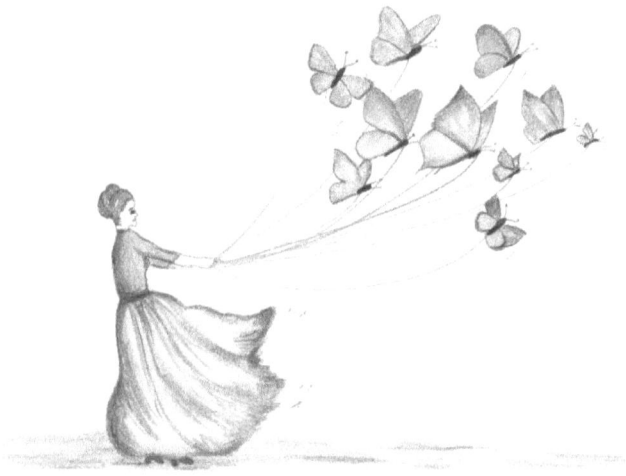

Abbildung 6: Leichtigkeit und Zukunftshoffnung

Weil ich Geburt und Tod als Prozesse, die ich weder steuern noch kontrollieren kann, nicht als ein Machwerk meiner selbst verstehe, erkenne ich sie als etwas Gegebenes an, weshalb ich auch beim Nachdenken über den „richtigen" Geburts- oder Todeszeitpunkt zu keiner ergiebigen Antwort komme. Es liegt bereits mehr Lebenszeit hinter mir als vor mir, ich befinde mich über der Lebensmitte und erlebe mein Dasein ruhiger denn je. In der Rückschau auf das gelebte Leben kann ich viele „richtige", stimmige und wesentliche Momente orten, allesamt jedoch sind sie mir einfach geschehen bzw. in gewisse Abläufe wurde ich ohne meinen Willen und mein Zutun mithineingenommen. Ich komme zu der Erkenntnis, dass es das Leben selbst ist, das um den richtigen Zeitpunkt zum Geboren-Werden und Sterben weiß. Um dieses Vertrauen fortwährend zu stärken, ziehe ich regelmäßig die Energie von außen ab und betrete meinen inneren Raum. Schon bald schmiegen sich die Weisheit und der Trost in meine Seele, bald auch Leichtigkeit und Zukunftshoffnung, weit über das irdisch Verstehbare hinaus.

Der erste und der letzte Augen-Blick

Im Leben eines Menschen gibt es wohl nur wenige Momente, in denen die reine Liebe derart spürbar ist wie beim ersten Blick in die Augen eines Neugeborenen. Eindrücklich erlebte ich das bei der kleinen Milla-Tomke, wie eingangs beschrieben.

Eine Tiefe besonderer Art strahlt das Antlitz eines Menschen auch des Öfteren in jenem Moment aus, in dem der Tod in sein Leben tritt. Es kommt nicht selten vor, dass sich die Augen in den letzten Lebensminuten weit öffnen und Worte tiefsten Ergriffenseins mit staunendem Tonfall gesprochen werden, etwa *„aaah"* oder *„schööön"*. Wenige Minuten vor dem Ableben richtete sich ein Mann auf, blickte nach oben und sagte: *„Hier ist es so schön! Ich glaube, das ist das Paradies!"*

Manche Menschen sterben mit offenen Augen. Hinterbliebene wollen zumeist, dass die Augen der Toten rasch geschlossen werden, wohl deshalb, weil der starre Blick vom mimischen Ausdruck des zuvor noch lebenden Menschen zu sehr abweicht, entfremdend und verstörend wirkt. Reflexartig wird das Schließen der Augen häufig von fachkundig Begleitenden übernommen. Jedoch kommt dieser Akt einem Ritual gleich, das primär jenen vorbehalten sein sollte, die sich mit der verstorbenen Person emotional eng verbunden fühlen. So ist es für Eltern unendlich bedeutungsvoll, die Möglichkeit wahrzunehmen, dem verstorbenen Kind selbst die Augenlider nach unten zu streifen.

Beim Berühren des toten Körpers lässt einen vielleicht die Kühle der Haut und das Starrwerden der Muskeln erschaudern, ebenso das Gefühl, dass sich der Leib entseelt. Das zuvor Unvorstellbare und Unsägliche, das Verdrängte und Gefürchtete, das ersehnte Erlösende, ist wahr geworden: Der unumkehrbare Tod ist in das Leben getreten. Nie wieder werden die Augen des verstorbenen Menschen liebevoll nach uns Ausschau halten, weder wird ein Lied noch ein ermutigendes Wort je wieder ihren Mund verlassen. Aber vielleicht ist es gar kein letzter Blick, den wir erheischen, sondern ein allererster, womöglich der Anblick von etwas, was den irdisch Lebenden noch verborgen bleibt.

Rituale umrahmen dichte Gefühlswelten

Ein Ritual ist mit einem Gefährt vergleichbar. Wir können unsere Seelenregungen durch das Gefährt eines Rituals in das Erleben transportieren und dadurch die seelische Energie er-*fahr*-bar machen. Rituale bieten in emotional bewegenden Zeiten Orientierung und Sicherheit. Überdies bereichern sie die geistige Welt durch ein begleitendes und mitfühlendes Dasein. Geburt und Tod sind von einer Vielzahl an Ritualen begleitet.

Im Rahmen der Tauffeier, diese findet bei christlich Gläubigen vorrangig in der Osternacht statt, wird dem Neugeborenen ein weißes Kleidchen angezogen. Das Entzünden der Taufkerze am Osterlicht erinnert die Anwesenden bereits am Lebensanfang des neuen Erdenkindes daran, dass Jesus Christus gelebt, gestorben und nach seinem Tod auferstanden ist.

Unabhängig von der religiösen Orientierung wünschen sich Sterbende oftmals die Feier der Krankensalbung im Kreis der Familie. Rituale zum Dank, zur Würdigung, zur (Selbst-)Vergebung, zur Versöhnung, zur Übergabe von Rollen auf die Nachkommen oder zur Stärkung des Glaubens verleihen Seelenruhe. Auch das Waschen, Salben und das Ankleiden des verstorbenen Menschen, die

Beileidsbekundungen gegenüber den Hinterbliebenen, die Toten-
wache und die Begräbnisfeierlichkeiten umrahmen die ersten
Schritte auf dem Weg in eine Zukunft, in der wir mit dem geliebten
Menschen seelisch-geistig verbunden sind.

CICELY SAUNDERS UND IHRE HOSPIZIDEE

„Sie sind wichtig, weil Sie eben Sie sind, und Sie sind bis zum letzten Augenblick Ihres Lebens wichtig.
Wir werden tun, was wir nur können, um Ihnen zu helfen, nicht nur in Frieden zu sterben,
sondern auch bis zuletzt zu leben."
(Saunders, 1993, S. 123)

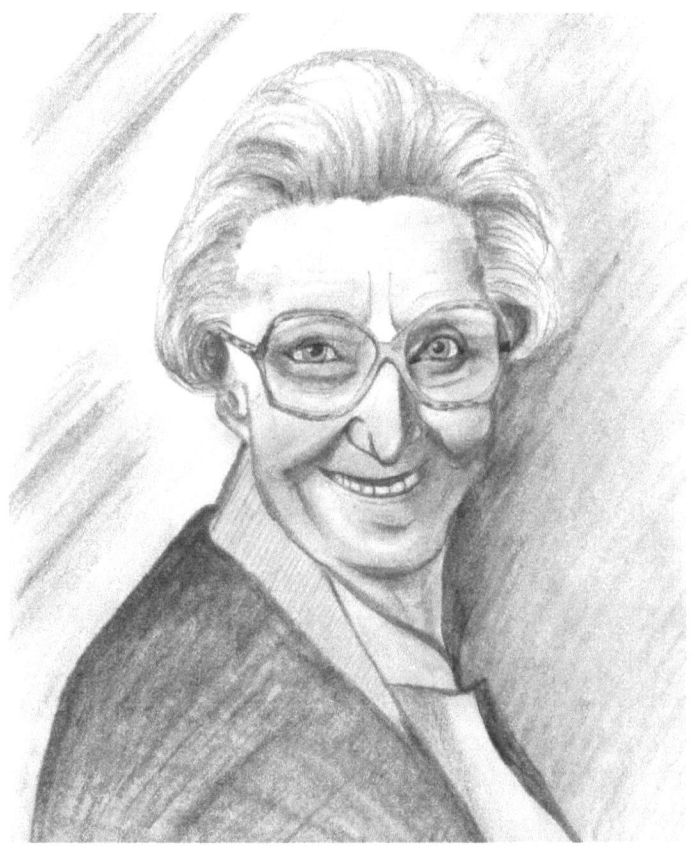

Abbildung 7: Cicely Mary Strode Saunders, 1916–2005

Dieses Buchkapitel rückt würdigend das Leben und Werk einer beeindruckenden Persönlichkeit in den Vordergrund: Dr.[in] Cicely Mary Strode Saunders. Ihr Umgang mit Schwerkranken und ihren Familien revolutionierte das damalige Medizinverständnis. Sie gilt als die Pionierin der Hospizbewegung in der Neuzeit. Ohne ihre Vision, ihr Engagement und ihre Charaktergestalt wäre die Hospizbewegung international bei Weitem nicht auf dem Niveau der heutigen Zeit.

Die Liebe zwischen Cicely und David steht am Anfang der Hospizbewegung

Eine Wiederbelebung erfuhr der ursprüngliche Hospizgedanke durch die in England geborene Krankenschwester, Sozialarbeiterin und spätere Ärztin Dr.[in] Cicely Mary Strode Saunders, 1916–2005, die sich in besonderer Weise den Bedürfnissen Sterbender annahm. 1947 trat sie eine Stelle als Fürsorgerin am St. Thomas Hospital in London an, wo sie erstmals Krebserkrankte betreute. Um der damals noch unzureichenden Schmerzbekämpfung entgegenzuwirken, entschied sich Saunders im Alter von 33 Jahren zu einem Medizinstudium. Im Zuge ihrer praktischen Tätigkeit begegnete sie dem polnischen Juden David Tasma. Er war 40 Jahre alt, agnostisch und unheilbar an Krebs erkrankt.

Cicely und David führten tief greifende Gespräche, zwischen ihnen entwickelte sich eine liebende Beziehung: *„Er hat mir ein Fenster geöffnet, sodass ich verstehen konnte, was es bedeutet, am Ende eines scheinbar unerfüllten Lebens dem Tod zu begegnen. Wenn ich an ihn denke, habe ich irgendwie das Gefühl, die Erfüllung kam erst nach dem Tod"* (Saunders in Cadeggianini, 1989, Minute 07:05–07:18). Durch die Begegnung mit David bildete sich Cicelys Vision, ein Hospiz zu erbauen, immer stärker heraus. Sie sprach darüber mit David. Die vorherrschende Orientierung an der Reparaturmedizin, bei der das Sterben als Scheitern ärztlicher Bemühungen angesehen wurde, auch die räumliche Enge in den

Krankenhäusern, charakterisierten für sie ein inhumanes Sterben, fern der Orientierung an den vielfachen individuellen Bedürfnissen der Kranken und deren An- und Zugehörigen. Mit den Worten *„Ich werde ein Fenster sein in deinem Haus"* (ebd.) hinterließ ihr David 500 Pfund.

Nach der Beendigung ihres Medizinstudiums widmete sich Saunders im St Mary's Hospital in Paddington und im St. Josephs' Hospice der Schmerztherapie von terminal erkrankten Menschen. Sie gab ihnen regelmäßig Medikamente, um körperliches Leid erst gar nicht entstehen zu lassen.

Ab 1959 war sie mit der Planung für das erste Hospiz der Neuzeit, mit dem „St Christopher's Hospice" in Sydenham, einem Vorort von London, befasst. Am 13. Juli 1967 wurde die erste Patientin in das Hospiz, dessen Namen an den Schutzpatron der Reisenden erinnern sollte, aufgenommen. Das Haus wurde um das Fenster, das sie David Tasma gewidmet hatte, herumgebaut. Saunders würdigte David als den Gründungspatienten für das St. Christopher Hospiz, ja gar für die gesamte Hospizbewegung.

Das Schmerzerleben geht weit über die
körperliche Erfahrung hinaus

Saunders weitete den Blick auf Schwerkranke in einer neuartigen besonderen Weise. Sie verwies auf die Komplexität des Schmerzerlebens durch das Zusammenwirken von vier Schmerzdimensionen. Schmerz ist demnach ein mehrdimensionales Geschehen. Nicht nur die körperlichen Beschwerden sind behandlungsbedürftig, sondern auch die psychosozialen, religiösen und spirituellen, weshalb folgend der interdisziplinäre Zugang im Kontext von Palliative Care immer bedeutsamer wurde. Ihre Erfahrungen einte sie in dem Konzept des „Total Pain", das in einem der nächsten Kapitel in diesem Buch näher ausgeführt wird (Saunders, 2006, S. 271–272).

Cicely gewinnt wertvolle Lebenseinsichten durch die liebende Verbindung mit Antoni

1960 verliebte sich die Ärztin in den schwer kranken, tief gläubigen Patienten namens Antoni Michniewicz, ein politischer Flüchtling aus Polen. Er hatte nur noch wenige Wochen zu leben. *„Weil er sterben musste, hatte die Zeit für ihn eine besondere Bedeutung. In diesen drei Wochen haben wir ein ganzes Leben gelebt"* (Saunders in Cadeggianini, 1989, Minute 14:18).

Antonis Umgang mit seinem Schicksal hinterließ bei Cicely einen nachhaltigen Eindruck. *„Ehrlich zu sein gegenüber seinen Wünschen, seiner Verzweiflung, seiner Wut, seinem Gefühl, gegenüber Gott, und dem, was mit dir geschehen ist. Wer sich dem ehrlich stellt, der kann weitergehen und annehmen. Wer sich dagegen nicht stellt, lächelt und sagt: ,Es ist alles in Ordnung', der wird diesen Kampf im tiefsten Sinn nicht bestehen, der zu diesem ungeheuren Frieden führt"* (ebd., Minute 17:30–18:00). Indem sie ihn am Lebensende begleitete, verstand sie, was es bedeutet, das Leben zurückzugeben, obwohl sich das Erhoffte noch nicht realisiert hat. *„Ich habe seine Not mit ihm geteilt und weiß, dass etwas Stärkeres dahinter steht. Keine Antwort, auch keine Erklärung, aber eine Gegenwart. Wir glauben, dass dies Gottes Gegenwart ist, der unsere Leiden durch einen Menschen auf sich genommen hat [...] und sie alle verwandelt"* (ebd., Minute 13:55–15:00).

Die geistige Verwandtschaft zwischen Cicely und Marian

1963 lernte Saunders den polnischen Maler Marian Bohusz-Szyszko kennen. Von einem seiner Bilder, es trägt den Titel „Christus beruhigt die Wogen", fühlte sie sich zutiefst angesprochen, und der Künstler überließ es ihr zum halben Preis, woraufhin Saunders sich bei ihm mit einer schriftlichen Bildinterpretation bedankte. Cicely und Marian spürten ihre geistige Verwandtschaft, vermählten sich und gingen bis zu Marians Tod 1995 gemeinsam durchs Leben (Biersack, 2015, o. S.).

Internationales Ansehen

Für ihren Einsatz erhielt Saunders internationale Ehrungen. Ihr Werk an der Schnittstelle zwischen Wissenschaft und Religion wurde mit dem Templeton-Preis, eine weltweit hoch dotierte Auszeichnung für Verdienste an der Schnittstelle zwischen Wissenschaft und Religion, gewürdigt. Von Königin Elisabeth II. von England wurde die Ärztin in den Adelsstand erhoben.

Wertvolle Hinweise

Ein bemerkenswertes Interview mit Cicely Saunders aus dem Jahr 1975, sie spricht über die Beweggründe, sich für Palliative Care zu engagieren, kann auf der Seite von BBC Radio 4 (2022, o. S.) abgerufen werden. Die Universität in Glasgow (University of Glasgow, o. J., o. S.) archiviert interessante Audiodokumente, etwa von David Clark und Cicely Saunders, ebenso eine Sammlung an Studien über das Lebensende.

Cicely Saunders' Tod

Am 14. Juli 2005 verstarb Cicely Saunders im Alter von 87 Jahren im St Thomas' Hospital, an jenem Ort, an dem sie 58 Jahre zuvor David Tasma kennengelernt hatte. Sie blieb zeitlebens kinderlos.

Ich wäre Cicely Saunders gerne persönlich begegnet

Leider hatte ich nicht die Gelegenheit, Cicely Saunders persönlich kennenzulernen, weshalb ich auf verfügbare Audio- und Filmdokumente angewiesen bin, um einen Eindruck von ihrem Wesen zu bekommen. In dem Film von Gino Cadeggianini (1989) mit dem Titel „Cicely Saunders. Der Tod – Mein Leben" spricht sie über ihr Wirken, auch über die geistige Liebe, über Gottglaube und Spiritualität, über Sterben und Tod. Mich fasziniert ihr positives Charisma, die natürliche herzliche Ausstrahlung, die Offenheit und Wahrhaftigkeit, mit der sie über ihre Gefühle und Sinnerfahrungen in ihrem Leben sprach. Sie hatte überdies die Gabe, ihr Wissen verständlich weiterzugeben, ob in Form von Vorträgen, Interviews oder diversen Publikationen.

Der Vision von Saunders, dass die hospizliche und palliative Grundversorgung in allen Ländern, Gesellschaften und Einrichtungen des Gesundheits- und Sozialwesens realisiert werden soll, kam Österreich durch die 2014 initiierte abgestufte Hospiz- und Palliativversorgung (Gesundheit Österreich, 2014, S. 8–9) und durch die seit 2022 geltende Regelfinanzierung (Hospiz Österreich, 2022, o. S.) einen großen Schritt näher.

Cicely Saunders ist mir in menschlicher und fachlicher Hinsicht ein leuchtendes Vorbild. Viele ihrer Aussagen helfen mir vor allem dann, wenn ich mit schweren Schicksalslagen konfrontiert bin und mich zeitweise hilflos und überfordert fühle. Vor allem ehrt Cicely Saunders die Demut, mit der sie das Leben mit seiner Vorsehung angenommen hat, ohne sich ständig dagegen aufzulehnen oder den Glauben an einen letzten Sinn infrage zu stellen, und wie sehr sie sich für die Liebe öffnete und ihre Erfahrungen mit anderen teilte.

DAS PFLEGE- UND BETREUUNGSKONZEPT „PALLIATIVE CARE"

Die Ausführungen in diesem Buchabschnitt geben Antworten auf folgende Fragen: Wie unterscheiden sich die Begriffe „Hospiz" und „Palliative Care"? Welche Ziele hat das Pflege- und Betreuungskonzept Palliative Care? Welche hospizlichen und palliativen Organisationsstrukturen gibt es im (teil-)stationären und ambulanten Bereich?

Begriffe „Hospiz" und „Palliative Care"

Der Begriff „Hospiz" leitet sich vom lateinischen „hospitium" ab und bedeutete ursprünglich „Herberge" (Duden, o. J.a, o. S.). Es handelt sich dabei um eine stationäre Organisationsstruktur, in der palliativ erkrankte Personen in der letzten Phase ihres Lebens betreut werden. Die Betroffenen weisen in der Regel eine komplexe medizinische, pflegerische und/oder psychosoziale Symptomatik auf und benötigen ein hohes Maß an Betreuung und Pflege durch ein interdisziplinäres Team. Während dem Begriff „Hospiz" im alltäglichen Sprachgebrauch eine übergeordnete Bedeutung im Sinne von Sterbebegleitung zukommt, beschreibt Palliative Care die spezialisierte Fachdisziplin, die sich auf die Linderung von belastenden Symptomen konzentriert. Die Begrifflichkeit „palliativ" hat ihren Ursprung im lateinischen Wort „pallium", d. h. „Mantel", „Umhang", „Hülle", beziehungsweise „palliare", d. h. „mit einem Mantel bekleiden" (Navigium, o. J., o. S.). Der Begriff verweist auf den ganzheitlichen Zugang im Umgang mit schwer kranken und sterbenden Menschen, bei dem körperliche, psychosoziale und spirituelle Bedürfnisse der Betroffenen wahr- und ernst genommen werden.

Die WHO-Definition von „Palliative Care"

„Palliative Care" wurde von der Weltgesundheitsorganisation erstmals 1990 definiert und 2002 in einer weiterentwickelten Fassung vorgelegt:

„Palliative care is an approach that improves the quality of life of patients and their families facing the problem associated with life-threatening illness, through the prevention and relief of suffering by means of early identification and impeccable assessment and treatment of pain and other problems, physical, psychosocial and spiritual.

Palliative care:

◊ provides relief from pain and other distressing symptoms;
◊ affirms life and regards dying as a normal process;
◊ intends neither to hasten or postpone death;
◊ integrates the psychological and spiritual aspects of patient care;
◊ offers a support system to help patients live as actively as possible until death;
◊ offers a support system to help the family cope during the patient's illness and in their own bereavement;
◊ uses a team approach to address the needs of patients and their families, including bereavement counselling, if indicated;
◊ will enhance quality of life, and may also positively influence the course of illness;
◊ is applicable early in the course of illness, in conjunction with other therapies that are intended to prolong life, such as chemotherapy or radiation therapy, and includes those investigations needed to better understand and manage distressing clinical complications" (OPGa, 2018, o. S.).

Deutschsprachige Übersetzung von Sabine Wöger

Palliative Care ist ein Ansatz zur Verbesserung der Lebensqualität von Patient*innen und ihren Familien, die mit Problemen konfrontiert sind, die mit einer lebensbedrohlichen Erkrankung einhergehen. Dies geschieht durch Vorbeugen und Lindern von Leiden durch frühzeitige Erkennung, sorgfältige Einschätzung und Behandlung von Schmerzen sowie anderen Problemen körperlicher, psychosozialer und spiritueller Art.

Palliative Care

◊ ermöglicht die Linderung von Schmerzen und anderen belastenden Symptomen,

◊ bejaht das Leben und erkennt Sterben als einen normalen Prozess an,

◊ beabsichtigt weder die Beschleunigung noch die Verzögerung des Todes,

◊ integriert psychologische und spirituelle Aspekte der Betreuung,

◊ bietet Unterstützung, um Patient*innen zu helfen, ihr Leben so aktiv wie möglich bis zum Tod zu gestalten,

◊ bietet An- und Zugehörigen Unterstützung während der Erkrankungszeit der Patient*innen und ebenso in der Zeit der Trauer,

◊ beruht auf einer interdisziplinären Teamarbeit, um den Bedürfnissen der Erkrankten und ihrer Familien zu begegnen, auch durch Beratung in der Trauerzeit, falls notwendig,

◊ intendiert die positive Beeinflussung der Lebensqualität und möglicherweise auch des Krankheitsverlaufs,

◊ kommt frühzeitig im Krankheitsprozess zum Einsatz, mitunter auch in Verbindung mit Therapien, die eine Lebensverlängerung zum Ziel haben, etwa Chemotherapie oder Bestrahlung, und schließt Untersuchungen ein, die notwendig sind, um belastende Komplikationen besser zu verstehen und um quälende Symptome zu lindern.

All jene Menschen, die die Kriterien für Palliative Care gemäß WHO (2002, o. S.) erfüllen, sind palliativ betreuungsbedürftig. Der

Pflege- und Betreuungsansatz ist laut WHO nicht auf Krebserkrankungen beschränkt. Beispielsweise werden auch Menschen mit lebensbedrohlichen Erkrankungen des Nervensystems bzw. der inneren Organe palliativ betreut, ebenso jene, die an Acquired Immunodeficiency Syndrome (AIDS), an Morbus Parkinson, an Chorea Huntington oder an einer Amyotrophen Lateralsklerose (ALS) leiden. Aus der WHO-Definition geht zudem hervor, dass ebenso an Demenz erkrankte und/oder multimoribunde Patient*innen einer palliativen Versorgung bedürfen, weil sie schwer und unheilbar erkrankt sind. Ausschlaggebend für den Beginn einer palliativen Betreuung bei Demenz ist nicht erst das schwere Krankheitsstadium oder die Todesnähe, wenn sich auch die Bemühungen aller in den letzten Tagen und Stunden des Lebens intensivieren. Palliativbegleitung beginnt bereits bei der Diagnosestellung, währt bis zum Ableben und steht den Hinterbliebenen auch in der Zeit der Trauer bei.

Die Zielsetzungen von Palliative Care

Im Zentrum aller Bemühungen im Kontext von Palliative Care stehen die Sicherstellung und Verbesserung der Lebensqualität von Schwerkranken, Sterbenden und ihren Familien. Über Sterben und Tod soll einfühlsam und wahrhaftig geredet werden.

Auf die Frage, was das Ziel von Palliative Care sei, antwortete Saunders: *„To make space"* (Borasio in 3sat, 2021, Minute 10:43), Platz schaffen durch Wegnahme von unnötigen Hemmnissen, Leiden und Interventionen, um das vorhandene Potenzial eines schwer erkrankten Menschen für seine letzte Lebenszeit zu stärken.

Die interdisziplinäre Ausrichtung geht mit dem Anspruch auf eine ganzheitliche Betreuung einher, da keine Berufsgruppe allein die Gesamtheit an körperlichen, seelischen, sozialen und spirituellen Begehren erfüllen kann. Dabei soll die Zusammenarbeit aller in der

Betreuung tätigen Personen auf Augenhöhe erfolgen, frei von Machtstreben und Konkurrenzdenken.

Palliative Care bejaht das Leben und erkennt das Sterben als einen dem Leben zugehörigen natürlichen Prozess an. Der Tod wird weder beschleunigt noch verzögert. Aktive Sterbehilfe wird entschieden abgelehnt. Stattdessen werden belastende Symptome mehrdimensionaler Art gelindert. Menschen sollen nicht durch die Hand, sondern an der Hand eines Mitmenschen sterben dürfen, so das Ethos der Hospizbewegung.

Was Palliative Care nicht bedeutet

„Palliativmedizin darf man nicht mit therapeutischem Nihilismus verwechseln." (Borasio in 3sat, 2021, Minute 27:40)

Palliative Care bedeutet keinesfalls, dass therapeutisch nichts mehr getan wird. Ausdruck dieser fälschlichen Annahme ist beispielsweise die Vorstellung, dass Palliativpatient*innen keine Medikamente mehr verordnet bekämen. Ebenso unwahr ist, dass Schwerkranke und Hochbetagte keine kostenintensiven Therapien mehr erhalten, weil deren Lebenszeit ohnehin nur noch von kurzer Dauer ist. Stattdessen muss abgewogen werden, welche therapeutischen Maßnahmen die subjektiv empfundene Lebensqualität der Betroffenen beeinträchtigen und welche sie heben. Es werden durchaus auch invasive, heikle Interventionen am Lebensende gesetzt.

Wenn sich auch die Heilungschancen bei Erkrankungen mit ungünstiger Prognose verringern, so gibt es allemal eine Vielzahl an Möglichkeiten, um Symptome wenigstens zu lindern, wenn auch nicht immer alle kontrollierbar sind und für eine Person subjektiv nicht den erhofften Therapieeffekt erzielen. Da Behandlungen nicht etwa enden, sondern unter einer anderen Zielsetzung weitergeführt werden, gibt es auch keine „austherapierten" Patient*innen. Dieser Begriff, er sollte längst aus dem Sprachgebrauch verschwunden sein, löst bei den Betroffenen verständlicherweise Hoffnungslosigkeit, Angst und das Gefühl aus, in der Not hilflos zu sein und alleine gelassen zu werden.

Hospizliche und palliative Versorgungs-strukturen in Österreich

Bei der abgestuften Hospiz- und Palliativversorgung handelt es sich um ein Versorgungskonzept, das in Österreich in allen (teil-)stationären und ambulanten Strukturen verankert ist. Es beinhaltet sechs spezialisierte Leistungsangebote. Dazu gehören Palliativstationen, stationäre Hospize, Tageshospize, Palliativ-Konsiliardienste, mobile Palliativ- und Hospizteams (Gesundheit Österreich, 2014, S. 8–9).

Im Akutbereich gewährleisten Krankenhäuser die Grundversorgung der Patient*innen. Interdisziplinäre Teams unterstützen die Erkrankten und ihre Familien in stationären Hospizen und auf Palliativstationen. Im Langzeitbereich übernehmen Alten- und Pflegeheime die Grundversorgung der alten Menschen und immer mehr auch die palliative Pflege der häufig multimoribunden Greise. Bei Bedarf werden sie von mobilen Hospizteams unterstützt, sofern diese über genügend Personal- und Zeitressourcen verfügen. Im häuslichen Feld übernehmen die niedergelassenen (Fach-)Ärztinnen und -ärzte, die mobilen Dienste, z. B. Hauskranken- oder Altenpflegedienste, und Therapeut*innen, z. B. Physiotherapeut*innen, Logopäd*innen und Psychotherapeut*innen, die Grundversorgung der Erkrankten. Zudem gibt es in einigen Bundesländern die Möglichkeit der Betreuung in einem Tageshospiz (Gesundheit Österreich, 2014, S. 10).

DER PROZESS DES STERBENS

„[...] das Sterben und die Minuten davor,
der Beginn des Gleitens, des Wegrutschens,
raus aus der bewussten Welt, dann los davon, ganz los,
dann weiß man nichts mehr, diese Minuten sind schwer,
es ist zu endgültig, so viel Endgültigkeit,
so viel Ende fasst ein menschlicher Geist nicht."
(Bergmann, 2011, S. 63)

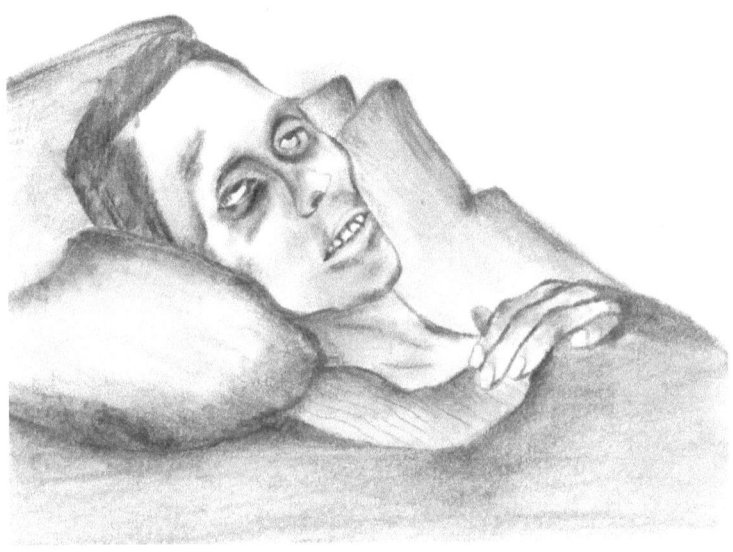

Abbildung 8: Ein Mensch in Todesnähe

Die Palliativmedizinerin Ingeborg Jonen-Thielemann erzählt auf den folgenden Seiten von wertvollen Erfahrungen und Lebenseinsichten im Zuge ihrer langjährigen Tätigkeit. Ein Mensch stirbt in der Regel nicht auf einmal. Der Sterbevorgang ist ein vierphasiger Prozess, der nahezu unabhängig von der Grunderkrankung verläuft. Zudem werden in diesem Kapitel die Anzeichen des nahenden Todes dargelegt.

Die Ärztin Jonen-Thielemann weiß von vielen Erfahrungen in der Begegnung mit Sterbenden zu berichten

Die Medizinerin Jonen-Thielemann, geboren 1941, ist Mitbegründerin der Deutschen Gesellschaft für Palliativmedizin, deren Vorstandsmitglied sie von 1994 bis 2002 war (Klinkhammer, 2007, o. S.), und Begründerin der ersten Palliativstation Deutschlands, jene an der Universitätsklinik Köln.

Sie hat Tausende Menschen beim Sterben begleitet.

„Gerade so kurz vor dem Tod sind Patienten doch ehrlich, in der Regel. Die Masken fallen. Man spielt nicht mehr Theater. Für mich war es auch ein Geschenk, die Ehrlichkeit und die Offenheit zu erleben."

1976 begann sie ihre Tätigkeit an der chirurgischen Universitätsklinik Köln: *„Wenn Patienten in einem Endstadium praktisch waren und es ihnen ganz erbärmlich ging, weil der Tumor so weit fortgeschritten war, [...] dann gab es für diese Menschen kein Bett im Klinikum. Dafür war die Universitätsklinik nicht eingerichtet."*

Für die Betroffenen war dies eine herbe Enttäuschung. Jonen-Thielemann sagte zu ihrem Vorgesetzten, *„so geht das nicht"*, und regte 1984 die Errichtung einer kleinen Abteilung für diese Schwerkranken an, was dieser unterstützte. Ebenso setzte sie sich für die Errichtung einer Nachsorgesprechstunde für Krebserkrankte ein, die es bislang noch nicht gab. Im Falle eines Rezidivs wurde intensiv darüber nachgedacht, welche weiteren medizinischen Interventionen zur Verbesserung des Lebensgefühls der Erkrankten beitragen könnten.

Zu dieser Zeit gab es in Deutschland noch keine hospizlichen und palliativen Einrichtungen, auch nur wenig Fachliteratur. Weil sich die Finanzierung einer eigenen bettenführenden Abteilung als schwierig erwies, und Mildred Scheel, 1931–1985, Ehefrau des damaligen Bundespräsidenten Walter Scheel und Gründerin und Präsidentin der Deutschen Krebshilfe, Jonen-Thielmanns Pläne guthieß, organisierte sie Spendenaufrufe für das humane Sterben Krebserkrankter. Daraufhin wurden im Klinikum Köln vier Doppelzimmer als Palliativstation eingerichtet. Die Warteliste war innerhalb kurzer Zeit rasch gefüllt. Am 7. April 1983 wurde der erste Patient mit fortgeschrittenem Kolonkarzinom aufgenommen, *„es war alles erst mal Learning by doing."*

In Deutschland kam zu dieser Zeit das Wort *„Sterben"* im Studium nicht vor, stattdessen wurde vom *„tödlichen Ausgang"* oder vom *„Exitus letalis"* gesprochen. Konnte jemand nicht geheilt werden, war dies immer noch ein beschämender Misserfolg der Mediziner*innen.

Die Öffentlichkeitsarbeit über die Notwendigkeit des Ausbaus von Palliativstationen fiel auf fruchtbaren Boden. Im Dezember 1992 übersiedelte die Palliativstation in das Mildred-Scheel-Haus, knapp zehn Jahre, nachdem die Station am Klinikum Köln eröffnet wurde. 1983 gab es erstmals einen Kurs für Studierende in Palliativmedizin. Nach langem und intensivem Einsatz gelang es 2009 das Fach Palliativmedizin als ein Prüfungsfach im Medizinstudium zu etablieren.

„Jedes einzelne Symptom kann, wenn es sehr ausgeprägt ist, das Leben so erschweren, und so schlimm sein, dass der Patient sagt, 'so kann ich doch gar nicht weiterleben'."

Die Linderung der körperlichen Beschwerden ist die *„Basisarbeit"* von Palliativmediziner*innen, so Jonen-Thielemann. Ansonsten kann ein Mensch an nichts anderes als an Schmerz oder Übelkeit denken.

„Dann kommen die wirklich anspruchsvollen Aufgaben der Palliativmedizin. […] sich all der Dinge zu widmen, die alle nicht in der Reihe sind. Die können sein auf geistig-seelischem Gebiet, auf spirituellem Gebiet, auf sozialem Gebiet. Es gibt kaum einen Patienten, der alles in seinem Leben so im Lot, in der Balance hat, dass da alles in Ordnung ist. Da ist unglaublich viel zu tun."

Eine zufriedenstellende medikamentöse Therapie ist nur dann möglich, *„wenn er* (der Patient) *auch in anderen Bereichen seines Lebens seinen Frieden gefunden hat. Solange vieles noch im Un-klaren ist, im Streit, im Hass, im Neid, im Zorn, in der Wut, ach, da kann man noch so viel geben, man kriegt die Schmerzen nie so richtig restlos beseitigt."*

Für Jonen-Thielemann war es überraschend mitzuerleben, wie viel Schuld und -gefühle, und Zerwürfnisse es in Familien geben kann. *„Unglaublich"*, so die Ärztin, *„dass eine Mutter ihren erwachsenen Sohn seit vielen Jahren nicht mehr gesehen hat."* Die Mutter äu-ßerte, ihren Sohn *„abgehakt"* zu haben. Mit der Schmerztherapie war diese Patientin nie zufrieden. Nachdem ein Wiedersehen mit dem Sohn entgegen aller Erwartungen möglich wurde, entspannte sich die Schmerzsituation und sie konnte beruhigt und friedlich sterben.

„Wenn ich etwas von der Palliativstation gelernt habe, dann ist es das: Versöhnen, Versöhnen, Versöhnen", so die Medizinerin (WDR5, 2019, o. S.).

Sterbephasen nach Jonen-Thielemann

Jonen-Thielemann untergliedert das Sterben eines Menschen in vier Phasen:

In der *Rehabilitationsphase* ist den Erkrankten weitgehend die Teil-nahme am gesellschaftlichen Leben möglich, trotz fortgeschritte-ner Erkrankung und palliativer Therapie. Diese erste Phase kann Monate bis Jahre dauern.

In der *Präterminalphase* ist die Lebensführung symptombedingt beeinträchtigt, und kann in der Regel durch einen kompetenten mehrdimensionalen Therapieansatz, durch Medizin, Pflege, psy-chologische bzw. psychotherapeutische und seelsorgliche Beglei-tung, zufriedenstellend gelindert werden. Die zeitliche Prognose in dieser zweiten Phase beträgt Wochen bis Monate.

In der *Terminalphase,* die dritte Phase, können die meisten Menschen das Bett nicht mehr verlassen. Eine vermehrte Handlungsunfähigkeit und überwiegende Bettlägerigkeit prägen die letzten wenigen Tage bis Wochen. Sterbende ziehen sich entweder in sich zurück, oder sie erfahren eine stärker werdende Unruhe.

Ist der Mensch am äußersten Endpunkt seines Lebens angelangt, der Tod tritt nun in wenigen Stunden in das Leben ein, wird von der *Finalphase* gesprochen, das ist die vierte und eigentliche Sterbephase (Jonen-Thielemann in Simmenroth-Nayda et al., 2012, S. 242).

Das lateinische Wort „finalis" bedeutet „endgültig" und „abschließend" (Wortbedeutung.info, o. J.a, o. S.). Die Sterbephase wird auch als Agonie bezeichnet. Der Begriff leitet sich vom griechischen Wort „agōnía", das bedeutet „Kampf", „Angst", ab. Synonyme Bezeichnungen lauten beispielsweise „der Niedergang" oder „der Verfall in Passivität" (Duden, o. J.b, o. S.).

Unmittelbar vor dem Ableben entsteht im Gehirn infolge eines Sauerstoffmangels eine elektrochemische Entladungswelle. Sobald die Blutversorgung und infolgedessen die Sauerstoffversorgung gedrosselt werden, etwa bei einem Herzstillstand, bricht das energiebedürftige Ionen- und Spannungsgefälle zwischen den Nervenzellen und ihrer Umgebung zusammen.

Nach Abschaltung einer maschinellen Beatmung senkt sich der Blutdruck des verstorbenen Menschen langsam. Nachdem der Blutfluss auf 20 % gesunken ist, dauert es nur wenige Minuten, bis das gesamte Gehirn seine elektrische Aktivität einstellt. Nach durchschnittlich einer Minute bis zwei Minuten beginnt die Welle, „terminale Streudepolarisierung", sich auf das ganze Gehirn auszubreiten (Dreier et al., 2018, S. 295–296).

Hinweiszeichen auf den unmittelbar bevorstehenden Tod

„Marilyns Tod ist nun sichtbar am Horizont, er kommt immer näher und durchdringt jede Entscheidung, ob klein oder groß." (Yalom & Yalom, 2021, S. 191)

Eine Vielzahl an Anzeichen deuten an, wenn sich ein Mensch in der Terminal- oder Finalphase des Lebens befindet. Sie zu erkennen, ist vonnöten, um einen Sterbeprozess nicht etwa durch unnötigen Aktionismus zu stören.

In den letzten Lebenstagen und -stunden dominieren drei Kardinalsymptome: Schmerzen, Agitation und respiratorische Probleme wie Dyspnoe. Einzelne in der Sterbephase auftretende Phänomene nehmen ab, etwa die Verwirrung, während andere unverändert fortbestehen, beispielsweise Übelkeit und Schmerzen, oder stärker werden, Agitation zum Beispiel (Watzke in OPGb, 2018, o. S.).

Häufig atmet der hinscheidende Mensch über den Mund; infolge der fehlenden Speichelproduktion kann Mundgeruch auftreten. Wenn der Stoffwechsel entgleist, etwa beim diabetischen Koma, riecht der Atem nach Azeton, ähnlich dem Geruch von überreifen Äpfeln. Ein nach Urin riechender Atem verweist auf ein Nierenversagen, dem süßlichen Mundgeruch liegt zumeist ein Leberversagen zugrunde. Bei lang andauernden Sterbeprozessen oder bei karzinomatösen Erkrankungen kann das biogene Amin Putrescin, ein Derivat von Ammoniak, einen unangenehmen faulig stinkenden Geruch verströmen.

Bei den meisten Sterbenden besteht in den letzten Lebensstunden eine Bewusstseinstrübung, weshalb von einer „vita reducta" oder „vita minima", „reduziertes" oder „geringes Leben", gesprochen wird. Die Muskelspannung löst sich und die muskulären Eigenreflexe erlöschen. Der Blutdruck sinkt, der Pulsschlag an der Speichenarterie, diese verläuft an der Innenseite des Handgelenks, ist kaum oder nicht mehr fühlbar. Die Reaktion auf verbale oder optische Reize erfolgt schwach. Magen, Darm, Leber und Nieren stellen ihre Funktionen ein, die Urinausscheidung nimmt ab. Es werden nur noch die wichtigsten Organe mit Blut versorgt. Sterbende verspüren durch die mangeldurchblutete, kühle und livide Haut an den Extremitäten kein Kältegefühl, eventuell nehmen die Lippen eine leicht bläuliche Färbung an. Stimmungsaufhellend und beruhigend wirkende Endorphine werden ausgeschüttet. Zuletzt kommt es zum Herz-Kreislauf-Stillstand, dem der Gehirntod folgt.

Häufigkeit des Auftretens von Symptomen im Sterbeprozess

In einer seit 2012 laufenden Studie in zwei onkologischen Kliniken wurden 2.416 an Krebs erkrankte Personen im fortgeschrittenen Stadium alle 12 Stunden auf 52 klinische Merkmale untersucht. Das Ergebnis der Studie wird folgend dargelegt. Die nach einem Symptom in Klammern angeführte Prozentangabe bezieht sich auf die Wahrscheinlichkeit, dass ein sterbender Mensch mit diesem Merkmal innerhalb von drei Tagen stirbt, verglichen mit Studienteilnehmenden, bei denen diese Anzeichen nicht auftreten.

95 % der terminal Erkrankten lagen nahe an den folgenden Prozentwerten: nicht reaktive Pupillen auf Lichteinfall (16,7 %), Pulslosigkeit der Radialarterie (15,6 %), verminderte Urinausscheidung (15,2 %), fehlender Lidschluss (13,6 %), Cheyne-Stokes-Atmung (12,4 %), grunzende Laute durch Stimmbandvibrationen (11,8 %), Blutungen im oberen Gastrointestinaltrakt (10,3 %), Atmung mit Unterkieferbewegung (10 %), Rasselatmung (9,0 %), vermindertes Ansprechen auf verbale Stimulation (8,3 %), Erschlaffung der Nasolabialfalte (8,3 %), Halsüberstreckung (7,3 %) und vermindertes Ansprechen auf visuelle Stimulation (6,7 %) (Hui et al., 2015, S. 966–967).

Die häufigsten in den letzten zwei Lebenswochen identifizierten Symptome sind Dyspnoe mit 56,7 %, Schmerz mit 52,4 %, Rasselatmung mit 51,4 % und Verwirrtheit mit 50,1 % (Kehl & Kowalkowski, 2013, S. 614–616).

Das hippokratische Gesicht

„Warum sieht Oma so anders aus?" (Vierjähriges Kind)

Das Gesicht und der Gesichtsausdruck sterbender Menschen verändern sich in charakteristischer Weise und bleiben zumeist nachhaltig in Erinnerung. Der Ausdruck „hippokratisches Gesicht", „Facies hippocratica", ist ein nach dem griechischen Arzt Hippokrates von Kos, 460–370 v. Chr., benannter Gesichtsausdruck Sterbender. Das Antlitz verändert sich in einer für diese Lebensphase typischen Weise. Die Augen liegen tief in den Augenhöhlen, manchmal rollen die Augäpfel nach oben, dann wieder zurück in ihre Ausgangsposition. Die knöchernen Strukturen des Jochbeins, bestehend aus Wangenknochen, Schläfen- und Augenhöhlenfläche, treten markant hervor.

Durch die Drosselung der Durchblutung in der Körperperipherie erscheint das Antlitz fahl, blutarm und blass. Die rosige Haut im sonst stark durchbluteten Areal der Weichteilvertiefung des Nasolabial-Dreiecks, das ist der Bereich zwischen Nase, Nasenlippenfurche und Mund, schwindet. Von der „spitzen Nase" wird gesprochen, wenn bei länger andauernden Sterbeprozessen das Fettgewebe der Nase schwindet und sie sich verschmälert. Weil die Kraft zum Mundschluss bald nicht mehr vorhanden ist, hängt die Kinnlade nach unten, wodurch sich Hautfalten im Gesicht glätten. Der offenstehende Mund trocknet infolge der Mundatmung rasch aus, die Lippen neigen sich etwas mehr nach innen.

Bei Weitem ist die Physiognomie nicht ohne Ausdruck, indessen ergeben und gefasst oder entrückt und erregt, letztlich aber unergründlich.

Ein unvollständiger Lidschlag führt zu einer Benetzungsstörung der Augen

Erfolgt der Lidschlag unvollständig und kommt es zu keiner Befeuchtung der Augen, sind die unangenehmen Auswirkungen wie Brennen oder Jucken schon nach wenigen Sekunden spürbar. Ist zudem der Raum lichtdurchflutet oder werden die Vorhänge rasch zur Seite gezogen, ohne die Lider zuvor nach unten zu streifen, verstärken sich die unangenehmen Empfindungen blitzartig. Eine gesunde Person kann diese Störung durch eine gesteigerte Lidschlagfolge oder durch das Einströmen von Tränenflüssigkeit beheben; einem sterbenden Menschen ist dies jedoch meist nicht mehr möglich.

Eine Benetzungsstörung der Augenoberfläche erfordert das Applizieren einer ärztlich verordneten Augensalbe, die oftmals Vitamin A enthält, ein natürlicher Bestandteil des Tränenfilms. In der Regel wird ein etwa 0,5 cm langer Salbenstrang in den unteren Bindehautsack eingebracht, beginnend am äußeren Augenwinkel. Danach wird das Lid behutsam mit zwei Fingern über das Auge gelegt und sanft bewegt, damit sich die Salbe möglichst über die gesamte Augenoberfläche verteilt. Die Salbe verflüssigt sich durch die Körperwärme, es entsteht eine „Salbenträne", die dem Augenwasser, das beim Weinen gebildet wird, ähnelt, aber nichts mit ihm gemein hat. Wurden von der Ärztin/von dem Arzt auch Augentropfen angeordnet, werden diese ungefähr 30 Minuten vor der Salbe verabreicht.

Um das Auge in der Terminalphase dauerhaft feucht zu halten, kann nach dem Einbringen der Salbe das Augenlid nach unten gestreift und zugfrei mit einem transparenten Wundverschlussstreifen, beispielsweise Steri-Strip, am Jochbein festgeklebt werden.

Wer die meiste Zeit schläft, bei dem ist das Risiko der Austrocknung der Hornhaut gering und die Wahrscheinlichkeit hoch, mit geschlossenen Augen zu sterben.

Sterben mit einem Herzschrittmacher

Der Herzschrittmacher stimuliert den Herzmuskel mit einem elektrischen Impuls. Das Gerät lässt sich so programmieren, dass es nur bei einer zuvor festgelegten niedrigen Herzfrequenz zum Einsatz kommt. Ist die natürliche Frequenz höher als die des Schrittmachers, wird dieser nicht aktiv. Sollte das Herz nicht mehr schlagen, etwa weil zu viele Muskelzellen nach einem Herzinfarkt unwiederbringlich zerstört wurden oder eine ausgeprägte Herzschwäche vorliegt, reagiert das Herz von sich aus nicht mehr auf den Elektroimpuls. Das Sterben von Menschen mit einem Herzschrittmacher unterscheidet sich demnach nicht von Personen ohne elektrischen Taktgeber (Deutsche Herzstiftung, o. J., o. S.).

SCHMERZ

Der totale Schmerz

Der totale Schmerz hat das Potenzial, einen Menschen vollkommen zu vereinnahmen und ihn jeglicher Hoffnung zu rauben. Unbehandelt verdüstert diese komplexe Schmerzerfahrung das Dasein schlechthin, führt zu Harm und Lebensüberdruss. Die Herausforderung liegt darin, die auslösenden Umstände gemeinsam mit den Betroffenen zu orten, fachkundig zu helfen und ehrlichen menschlichen Beistand zu geben, um dem Ineinandergreifen der einzelnen Schmerzdimensionen entgegenzuwirken.

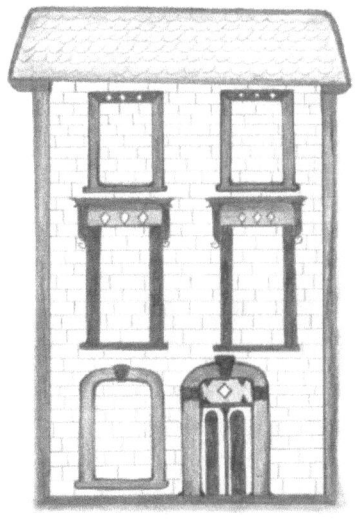

Abbildung 9: „Der Schmerz sargt uns ein in einem Haus ohne Fenster." (Domin, 1959, S. 65)

Schmerzen von Schwerkranken und Sterbenden haben bei Weitem nicht nur objektivierbare körperliche Ursachen, weshalb der alleinige Fokus auf eine medikamentöse oder psychotherapeutische Behandlung ihren umfassenden Bedürfnissen nicht gerecht wird. Ende der 1960er-Jahre prägte Cicely Saunders die Begrifflichkeit „totaler Schmerz" (1993, S. 42) und revolutionierte damit das Verständnis gegenüber dem Erleben von Schwerkranken: *„Ich benutze den Begriff ‚totaler Schmerz' jedoch in seinem ursprünglichen Sinn: Er hat den Patienten im Blick, der sagt: ‚Es tut weh'"* (ebd.). Unter Berücksichtigung des biopsychosozialen Modells entsteht die Komplexität des Schmerzerlebens durch das Zusammenwirken von vier

Schmerzkomponenten, die sich gegenseitig beeinflussen: körperliche, emotionale, soziale und spirituelle. Weil Schmerz in der Sphäre der subjektiven Erfahrung liegt, kann er von Außenstehenden bestenfalls indirekt wahrgenommen werden. Saunders wies darauf hin, dass letztlich nur die Leidenden selbst Auskunft darüber geben können, ob, wo, wie stark und wie etwas schmerzt (1993, S. 42). Jedem Schmerz soll Raum gegeben werden; anstatt ihm mit dem Willen zum unbedingten Bezwingen zu begegnen, benötigen die Betroffenen Verständnis, liebevolle und mitfühlende Zuwendung. Wer Angst vor dem Schmerz einer Person hat, läuft Gefahr, sie zu bedauern und selbst in Mitleid, eine bedrückende selbstorientierte Emotion, zu verfallen. Die Botschaft an die betroffene Person lautet dann im Grunde genommen: *Ich will, dass dein Schmerz ein Ende hat, weil dann auch ich keine Schmerzen mehr habe.*

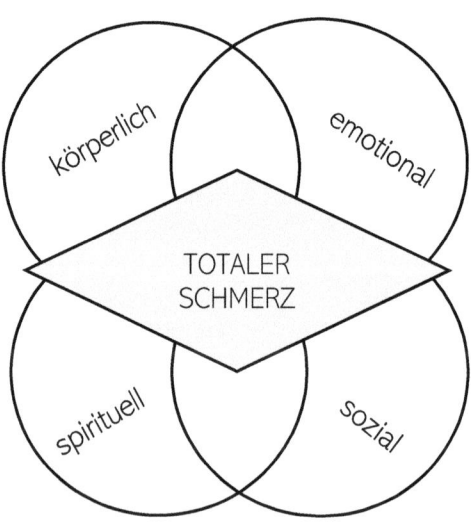

Abbildung 10: Vier Dimensionen des Schmerzes begünstigen den ,Totalen Schmerz'

Körperliche Schmerzen

Die Wahrnehmung körperlicher Schmerzen, ein evolutionär bedingter Vorteil, motiviert zur Vermeidung physischer Schäden und ermöglicht das Überleben des Organismus. Karzinomerkrankte Menschen leiden an tumorbedingten Schmerzen wie Gewebekompression, Infiltration, Obstruktion und Bildung von Ödemen. Andere erfahren tumorunabhängige Schmerzen durch Arthrose, Osteoporose und Immobilität. Zu den therapiebedingten körperlichen Schmerzen zählen beispielsweise medikamentenbedingte Obstipation und Neuropathie.

Emotionale Schmerzen

Schwinden die Fähigkeiten, das eigene Leben selbstbestimmt zu gestalten, kann dies bei den Betroffenen emotionale Nöte auslösen. Sich eine Mahlzeit nicht mehr selbst zubereiten und zum Mund führen zu können, konfrontiert mit der Abhängigkeit von der Unterstützung anderer.

Berthold fühlte sich unansehnlich, weil Speichel und flüssige Nahrung aufgrund einer Lähmung der Gesichtsmuskulatur ungehindert aus dem rechten Mundwinkel flossen. Ein Tremor, das rhythmisch auftretende Zusammenziehen einander entgegenwirkender Muskelgruppen, erschwerte das Essen flüssig-breiiger Speisen. Bis er es geschafft hatte, den Löffel zum Mund zu führen, war die Bouillon fast gänzlich verschüttet oder erkaltet.

Muss die Ausscheidung im Bett erfolgen bzw. kann die Intimpflege nach der Defäkation nicht mehr selbst durchgeführt werden, fühlt sich das für die allermeisten Menschen beschämend an. Nicht selten kommt es vor, dass Bettlägerige bewusst weniger essen und trinken, um der aus ihrer Sicht entwürdigend befundenen Situation zu entkommen.

Auch das Warten, etwa auf die Körper- oder Intimpflege, fördert das Gefühl der persönlichen Entmachtung und die Angst, ein hilfloses Opfer von Institutionalisierung zu sein. *„Wir kommen gleich",* hört Max die gestressten Pflegekräfte oft bei der Tür hereinrufen. *„Aber ‚gleich' ist ein komisches Wort. Im eigenen Kot zu liegen und eine Stunde warten zu müssen, bis man sauber gemacht wird, dauert in Wahrheit eine Ewigkeit. Das tut verdammt weh",* erzählt er.

Bleiben psychische Schmerzen unbehandelt, lösen sie häufig eine Depression oder andere psychosomatische Beschwerden aus. Auch ein zu hoher Erfüllungsanspruch an die Erkrankten oder finanzielle Probleme provozieren diese Schmerzdimension.

Soziale Schmerzen

„Einsamkeit steigert die Qual des Sterbens um ein Vielfaches. Nur zu oft hängt unsere Kultur einen Vorhang des Schweigens und der Isolation über den Sterbenden."
(Yalom, 2008, S. 119)

Chronisch erkrankte Menschen berichten häufig, wie sehr es sie schmerzt, *„nun zu denen zu gehören, die dem Staat das Geld kosten, das ihm fehlt",* und selbst nicht mehr produktiv zu sein. Auch der Umstand, dass der Kreis der Besuchenden zunehmend kleiner wird, je länger Menschen die bisherigen beruflichen und privaten Rollen nicht mehr ausführen können, bis hin zur einer „Aus-den-Augen-aus-dem-Sinn-Mentalität", führt zu sozialen Schmerzen.

Ein trauriges Phänomen der leistungsorientierten Gesellschaft ist der „soziale Tod", den vor allem betagte und einsame Menschen schon vor dem Ableben schmerzvoll erfahren. Rosina, eine hochaltrige Heimbewohnerin, saß Tag für Tag am Gang vor dem Lift. Vergeblich hoffte sie auf einen Besuch ihrer Angehörigen. *„Es fühlt sich an, als wäre ich irgendwie nicht mehr da. Kein Mensch braucht mich. Dadurch weiß auch niemand, dass ich innerlich zerbreche,* *weil ich sehr sehr einsam bin.* "So es keine Person mehr gibt, deren Leben durch das eigene Dasein bereichert wird, kommt die Lebensfreude abhanden, bald auch bricht das Selbstwertgefühl ein. Die Tatsache, dass Menschen inmitten einer Gemeinschaft den sozialen Tod sterben, stimmt nachdenklich und birgt einen dringlichen gesellschaftlichen Auftrag in sich: sich jenen anzunehmen, die sich einsam fühlen, etwa durch regelmäßige Besuche alter Menschen in geriatrischen Langzeitbetreuungseinrichtungen.

Spirituelle Schmerzen

„Aber im Kern glaube ich, dass ich das Leiden aushalten muss, dass das Sterben Bestandteil dieses Lebens ist und dass das seinen Sinn hat [...]. Sicher, bin ich feige, habe Angst vor den Schmerzen und merke auch, dass ich da in meinem christlichen Glauben noch einige Diskussionen führen muss", so der Film-, Theater- und Opernregisseur Christoph Schlingensief, der 2008 an Lungenkrebs erkrankte und zwei Jahre später daran starb (2009, S. 62). Glaubenszweifel, eine nicht gesühnte Schuld, Gefühle des Versagens, die Vorstellung von einem richtenden Gott, die Ungewissheit darüber, ob es überhaupt eine den Menschen übersteigende (göttliche) Macht, die bedingungslose Liebe oder eine letzte Gerechtigkeit für alle gibt, können quälende spirituelle Schmerzen hervorrufen.

Sterbende wünschen sich Begleitende auf dem Weg zu möglichen Antworten auf ihre Fragen. Selten braucht es abstrakte theologische Erörterungen und genausowenig sind Ratschläge gefragt. Je eher wir bereit sind, spirituelle Fragen aufzugreifen und den Raum des nicht Fass- und Verstehbaren zu betreten, desto eher begehren Sterbende unseren Beistand und suchen mit uns das Gespräch.

Bedenke, dass möglicherweise mehr weh tut als nur der Körper. Ich fühle, dass der ganz große Abschied von dieser Welt nahe ist. Neben

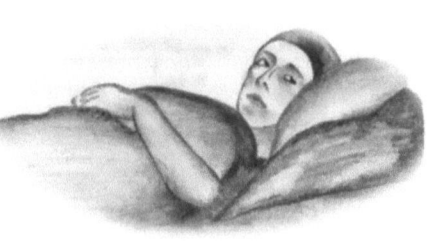

dem Verlust von körperlichen Fähigkeiten kommt es auch zu Veränderungen meiner sozialen Beziehungen, von Selbstwahrnehmung, Weltanschauung und Glaube. Richte nur jene Fragen an mich, die nicht von dem Wunsch geleitet sind, eine bestimmte Antwort aus mir hervorzulocken. Mein Erleben ist mit dem anderer nicht zu vergleichen, weshalb du meine Erfahrungen nicht durch die Brille deiner Überzeugungen betrachten und interpretieren sollst. Wem ich mich in meinem Schmerz anvertraue, ist weniger davon abhängig, wie kompetent jemand in seinem Fach ist. Entscheidend ist für mich, ob ich einer Person vertrauen kann, ich mich von ihr bedingungslos angenommen fühle und mit ihr über alles, was mich bewegt, sprechen kann.

Lauretta

❀ ◆ ❀ ◆ ❀ ◆ ❀ ◆ ❀ ◆ ❀ ◆ ❀ ◆ ❀ ◆ ❀ ◆ ❀

Schmerzen erkennen

„Die effiziente Behandlung belastender Symptome ist für die subjektive Beurteilung der Lebensqualität bei einer unheilbaren, chronisch fortschreitenden Erkrankung von größter Bedeutung."
(Nauck & Jaspers, 2015, S. 15)

Wer bewusstseinsbeeinträchtigt ist, kann Schmerzen nicht mehr angemessen verbalisieren, eine Schmerzmessung durchführen bzw. über die Wirksamkeit der schmerzstillenden Medikation Auskunft geben. Dieser Buchabschnitt informiert über praktikable Instrumente zur Schmerzerfassung durch Selbst- und Fremdbeurteilung.

Grundlegende Beobachtungskriterien für die Schmerzerkennung bei Menschen mit beeinträchtigtem Äußerungsvermögen

Die folgenden Fragen helfen bei der Einschätzung, ob nicht kommunikationsfähige bzw. bewusstseinsbeeinträchtige Personen möglicherweise Schmerz empfinden. Eventuell resultiert aus dieser ersten Beobachtungssequenz der Einsatz eines Schmerzerfassungsinstrumentes.

◊ Ist die Mimik (eher) entspannt oder (eher) angespannt?

◊ Ist der Muskeltonus (eher) niedrig oder (eher) hoch?

◊ Welche Laute sind zu vernehmen, z. B. Röcheln, Seufzen, Stöhnen, und wie stehen sie beispielsweise im Zusammenhang mit bestimmten Aktivitäten, etwa Positionsveränderung?

◊ Wie ist der Gesamtausdruck: (eher) entspannt und zufrieden, (eher) angespannt oder ängstlich?

◊ Verhält sich die Person (ungewohnt) ruhig oder (vermehrt) aufgekratzt und gereizt?

◊ Reagiert die Person bedrückt oder wirkt sie aggressiver als sonst?

Schmerz ist ein vielschichtiges Phänomen

Schmerz ist eine unerwünschte Sinneswahrnehmung der unterschiedlichen Lokalisation, Intensität und Qualität, die den sterbenden Menschen körperlich, psychisch und geistig erheblich beeinflussen kann, wie in dem Kapitel „Der totale Schmerz" beschrieben wurde. Die Beschwerden können lokal begrenzt oder diffus auftreten, von leicht bis vernichtend sein, sie können sich pochend, drückend, stechend oder elektrisierend anfühlen. Während das vielschichtige Phänomen des Schmerzes eines Organismus bedarf und mit körperlichem Missempfinden einhergeht, bezeichnet Leid die subjektive Bedeutungszuschreibung derselben und muss demnach nicht ausnahmslos mit einem schmerzhaften körperlichen Geschehen verknüpft sein. Dem Kummer kann auch eine spirituelle Not zugrunde liegen. Wer sich dem Schmerzerleben hilflos ausgeliefert fühlt, erfährt bald Unruhe, Angst, Verzweiflung, ebenso Konzentrationsmangel und Gereiztheit, weil die psychische Widerstandskraft sinkt.

Die Schmerztoleranz ist von Mensch zu Mensch unterschiedlich

Der Grad und die Dauer, Schmerzen zu ertragen, „Schmerztoleranz" genannt, ist individuell höchst unterschiedlich und von vielen Faktoren abhängig, etwa von den persönlichen Vorerfahrungen in Bezug auf Schmerz, von der Bereitschaft und den kognitiven Fähigkeiten zur Schmerzprävention, den Lebensumständen, und nicht zuletzt von der Fähigkeit, sich entspannen und ablenken zu können. Menschen mit einer niedrigen Schmerztoleranz geraten bereits bei anflutenden und/oder kurze Zeit andauernden Schmerzen in einen für sie kaum ertragbaren Leidenszustand und erbitten eine medikamentöse Schmerzlinderung. Eine hohe Schmerztoleranz zeigt sich durch das lange geduldige Ertragen von Schmerz, ehe nach einem Analgetikum verlangt wird. Auch hier spielt die Prägungsgeschichte eine wesentliche Rolle: Redewendungen wie „Jammern füllt keine Kammern", fördern das Verharmlosen von Schmerzen, weshalb die Betroffenen unnötigerweise leiden und zu spät eine suffiziente Schmerztherapie erhalten.

Das subjektive Schmerzerleben bedeutet eine reale und bedrohliche Erfahrung

Seitens der Betreuenden bedarf es des unbedingten wertfreien Ernstnehmens der individuellen Bedürfnislage, dabei stets das mögliche Auftreten des totalen Schmerzes im Blick behaltend. Schmerzen bedeuten für eine Person eine reale und schwere Bedrohung ihrer Existenz. Einem Menschen zu unterstellen, er würde bei der Schmerzeinschätzung übertreiben bzw. bereits beim geringsten Anlass „hysterisch" reagieren, löst erfahrungsgemäß in ihm eine schwere Kränkung aus und steht dem wichtigen vertrauensvollen Beziehungsaufbau spürbar entgegen.

Akute und chronische Schmerzen

Während der akute Schmerz durch eine tatsächliche oder drohende Gewebeschädigung verursacht wird, plötzlich auftritt, zeitlich begrenzt ist und eine lebenserhaltende Warn- und Schutzfunktion einnimmt, tritt der chronische Schmerz dauerhaft oder wiederkehrend auf. Im Unterschied zum akuten Schmerz verliert der chronische Schmerz die physiologische Hinweisfunktion auf eine körperliche Schädigung (DNQP, 2020, S. 23). Er hat das Potenzial, einen Menschen mürbe zu machen, ihm Lebensfreude und -kraft zu rauben. Personen mit chronischen Schmerzen hadern vor allem damit, dass ihr häufiges Klagen an den Nerven der Mitmenschen zerrt: *„Niemand interessiert sich mehr für meine chronischen Probleme"*, so eine Patientin.

Skalen zur Schmerzerfassung bei bewusstseinsklaren Personen

Weil die individuelle Schmerzempfindlichkeit und somit das Ansprechen auf Analgetika unterschiedlich ist, bildet die Schmerzerfassung anhand quantitativer und qualitativer Verfahren, beispielsweise durch Skalen oder verbale Beschreibungen, eine unverzichtbare Therapiegrundlage. Skalen zur Quantifizierung von Schmerz können mit wenig Aufwand selbst auf ein Blatt Papier gezeichnet werden. Sofern möglich, sollten die Betroffenen die Intensität ihrer Schmerzen selbst einschätzen, da es erfahrungsgemäß Unterschiede zwischen der Selbst- und Fremdeinschätzung, etwa zwischen Betreuenden und Angehörigen, geben kann. Im Expertenstandard „Schmerzmanagement in der Pflege" der Hochschule Osnabrück wird von der Orientierung an einem allgemeinen Cut-off-Punkt wieder Abstand genommen (DNQP, 2020, S. 144). Dieser Wert galt bislang als Ausgangspunkt für medikamentöse Interventionen bei akuten Schmerzen und lag bei >3 von 10 Punkten in Ruhe und einer Schmerzintensität von >5 von 10 Punkten unter Belastung und Bewegung analog der numerischen Rating-Skala (NRS). Ob eine Schmerzsituation für den betreffenden Menschen noch ertragbar ist, soll allein er entscheiden. Eine Arztvisite zwecks Einleitung einer Schmerztherapie kann demzufolge bereits bei einem Wert <3 von 10 Punkten auf der NRS nötig sein.

Bewusstseinsklare Menschen können an der Schmerzerfassung aktiv mitwirken, etwa durch Ermittlung der Schmerzstärke anhand der 10 cm langen visuellen Analog-Skala (VAS).

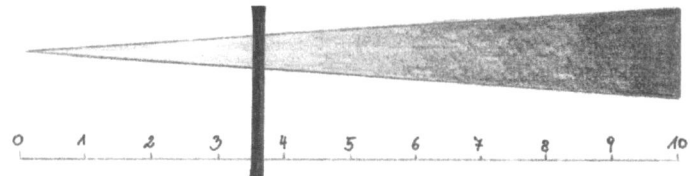

Abbildung 11: Visuelle Analog-Skala

Die Vorderseite der VAS weist eine Zahlenreihe von 0 bis 10 auf. 0 bedeutet Schmerzfreiheit, die Ziffer 10 markiert einen unvorstellbar starken Schmerz. Analog dazu befindet sich auf der Rückseite der Skala ein Farbverlauf von hell nach dunkel. Mittels eines Schiebers wird die subjektiv empfundene Schmerzintensität markiert. Abgelesen wird die Schmerzstärke anhand der numerischen Skala, die zugleich die Grundlage für eine Schmerzverlaufsdokumentation bildet. Die Betroffenen werden gefragt: „Wie stark erleben Sie momentan den Schmerz? Bitte positionieren Sie den Schieber bei der entsprechenden Nummer auf der Skala."

Optional kann auch die 10 cm lange eindimensionale numerische Rating-Skala zum Einsatz kommen. Sie besteht aus einer Zahlenreihe von 0 bis 10, wiederum mit den zwei Ankerformulierungen: 0 = Schmerzfreiheit, 10 = der stärkste vorstellbare Schmerz.

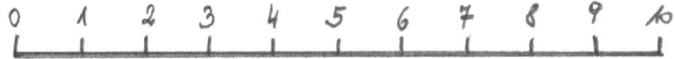

Abbildung 12: Eindimensionale numerische Rating-Skala

Die Quantifizierung des individuellen Schmerzerlebens anhand der verbalen Rating-Skala eignet sich insbesondere für Menschen mit leicht eingeschränkten kognitiven Fähigkeiten. Hierbei ordnen die Patient*innen die Schmerzstärke den Begriffen „kein Schmerz", „leichter Schmerz", „mäßiger Schmerz", „starker Schmerz", „sehr starker Schmerz" und „der stärkste vorstellbare Schmerz" zu.

Kein	Leichter	Mäßiger	Starker	Sehr	Stärkster
Schmerz	Schmerz	Schmerz	Schmerz	starker Schmerz	vorstellbarer Schmerz

Abbildung 13: Verbale Rating-Skala

Achtung Hyperreflexion!

Im Zuge einer übermäßigen Selbstbeobachtung kreisen die Gedanken wiederholt und hartnäckig um eine belastende Situation,
was diese immer noch unlösbarer erscheinen lässt und das Problem, z. B. den Schmerz, fixiert. Um einer solchen Hyperreflexion
vorzubeugen, sollte die Schmerzmessung anhand von Skalen nur
im Bedarfsfall oder zur Evaluierung der Schmerztherapie und zu
vorab festgelegten Zeiten erfolgen.

ECPA-Schema: Schmerzerfassung durch Fremdbeurteilung

Für schwache oder somnolente Menschen stehen andere Assessmentinstrumente zur Verfügung, etwa das ECPA-Schema oder die
BESD-Skala. Ihr Einsatz erweist sich vor allem dann als sinnvoll,
wenn Unsicherheit darüber besteht, ob eine Person Schmerzen
hat oder nicht.

Das ECPA-Schema (ECPA = Echelle Comportementale d'évalua-
tion de la douleur chez la Personne âgée non communicantes)
dient der Schmerzerfassung und der Erfolgskontrolle der
Schmerztherapie durch Dritte (Morello et al., 2007, S. 78–98).
Die beurteilende Person sollte die Erkrankte/den Erkrankten min-

destens an drei vorangegangenen Tagen hindurch beobachtet haben, ehe sie eine Einschätzung durchführt. Die Verhaltensbeobachtung mittels ECPA-Skala wird in ein- bis zweitägigen Abständen wiederholt, um entweder das vorherige Ergebnis zu bestätigen oder um den Erfolg einer bereits eingeleiteten Schmerztherapie zu überprüfen.

Die ECPA-Schmerzerfassungsskala umfasst drei Dimensionen und gliedert sich in elf Items. Diese werden in ihrer Ausprägung mit jeweils zwischen 0 und 4 Punkten bewertet.

In der *ersten Dimension* wird das Verhalten fern von pflegerischen Interventionen beobachtet. Quantifiziert werden verbale Äußerungen, Gesichtsausdruck und Ruhehaltung der Erkrankten. Verhaltensweisen, die Betroffene während der Durchführung pflegerischer Handlungen zeigen, werden in der *zweiten Dimension* bewertet. Beobachtet werden ebenfalls Abwehrreaktionen, Verhaltensweisen bei der Mobilisation oder bei der Pflege schmerzhafter Zonen. Die Beobachtungen der *dritten Dimension* zielen auf Veränderungen der gewohnten Aktivitäten wie Appetit, Schlaf, Mobilität, Kommunikations- und Kontaktfähigkeit ab.

Der Gesamtscore wird aus der Summe aller elf Items ermittelt und reicht von „kein Schmerz" (0) bis „stärkster Schmerz" (44). Je höher die Punktzahl ist, desto eher liegt eine Schmerzsituation vor. Neben den körperlichen Schmerzanteilen müssen auch psychosoziale und spirituelle Schmerzen bedacht werden, wie in dem Kapitel „Der totale Schmerz" beschrieben.

Wenn auch gut evaluierte Assessmentinstrumente verfügbar sind, gilt es stets zu bedenken, dass es sich dabei um eine Fremdbeurteilung handelt und diese subjektiv erfolgt. Die Einschätzung wird also nicht durch den Menschen, der den Schmerz fühlt, durchgeführt! Dies erklärt den Umstand, dass verschiedene Personen zu unterschiedlichen Messergebnissen kommen können und dass eine Person das Punktergebnis einer anderen mitunter nicht nachvollziehen kann. Jedes Ergebnis bedarf einer Interpretation dahingehend, ob es sich um einen primär physischen, um einen psycho-sozialen, spirituellen oder um einen psychosomatischen Schmerz handelt. Bei Letzterem erfahren die Betroffenen einen körperlichen Schmerz, der jedoch psychische Ursachen hat, etwa Angst, Ein-samkeit oder Ohnmacht. Die Betroffenen bleiben also bezüglich ihrer Schmerzen auf die hohe Sensibilität und sorgfältige Beobach-tung ihrer Bezugspersonen angewiesen. Das sind vor allem die pflegenden Angehörigen, die die verbalen und nonverbalen Aus-drucksweisen von Schmerz frühzeitig wahrnehmen und im Kontext der täglichen Aktivitäten am ehesten deuten können. Dies ist ebenso das fachlich geschulte Personal, das über einen fundierten Wissensstand und über Erfahrungen mit nicht sprachlichen Aus-drucksweisen von Schmerz verfügt. Reagieren jedoch Angehörige übermäßig besorgt, sind es wiederum die Betreuenden, die das Verhalten der Erkrankten anhand einer kriteriengeleiteten Be-obachtung besser einschätzen können. Die respektvolle Zusam-menarbeit von Angehörigen und Fachkräften hat das Potenzial, dem tatsächlichen Erleben der Betroffenen möglichst nahe zu kommen und schmerzlindernde Maßnahmen frühestmöglich ein-zuleiten bzw. zu adaptieren. Gewiss erfahren durch den Einsatz von Schmerzerfassungsinstrumenten alle bei der Betreuung invol-vierten Personen eine Weitung ihres Sensoriums hinsichtlich der Vielzahl verbaler und nonverbaler Anzeichen von Schmerz.

DIMENSION 1: Beobachtungen außerhalb der Pflege

	Item 1 – **VERBALE ÄUSSERUNGEN** (Stöhnen, Klagen, Weinen, Schreien)
0	Die kranke Person äußert sich nicht
1	Schmerzäußerungen der kranken Person, wenn sie angesprochen wird
2	Schmerzäußerungen der kranken Person, sobald jemand in ihrer Nähe ist
3	Spontane Schmerzäußerungen oder spontanes leises Weinen, Schluchzen
4	Spontanes Schreien bzw. gequälte Äußerungen

	Item 2 – **GESICHTSAUSDRUCK** (Blick und Mimik)
0	Entspannter Gesichtsausdruck
1	Besorgter Gesichtsausdruck
2	Einzelnes Verziehen des Gesichts, Grimassieren
3	Verkrampfter und/oder ängstlicher Blick
4	Vollständig starrer Blick und/oder Ausdruck

Item 3 – **SPONTANE RUHEHALTUNG**

0	Keinerlei Schonhaltung
1	Vermeidung bestimmter Positionen bzw. Körperhaltungen
2	Die kranke Person wählt eine Schonhaltung, kann sich aber noch bewegen
3	Die kranke Person sucht erfolglos eine schmerzfreie Schonhaltung
4	Die kranke Person bleibt vollständig immobil

DIMENSION 2: Beobachtungen während der Pflege

Item 4 – ÄNGSTLICHE ABWEHR DER PFLEGE

0	Die kranke Person zeigt keine Angst
1	Die kranke Person hat einen ängstlichen Blick, einen angstvollen Ausdruck
2	Die kranke Person reagiert mit Unruhe
3	Die kranke Person reagiert aggressiv
4	Die kranke Person schreit, stöhnt, jammert

Item 5 – REAKTIONEN BEI DER MOBILISATION

0	Die kranke Person steht auf bzw. lässt sich mobilisieren
1	Die kranke Person scheint Mobilisation und Pflege zu fürchten, der Blick ist angespannt

2	Die Patientin/der Patient zeigt Gebärden bei Mobilisation und Pflege, z. B. klammert mit den Händen
3	Die kranke Person nimmt während der Mobilisation und Pflege eine Schonhaltung ein
4	Die kranke Person wehrt sich gegen die Mobilisation und Pflege

Item 6 – REAKTIONEN WÄHREND DER PFLEGE VON SCHMERZHAFTEN ZONEN

0	Die kranke Person zeigt keinerlei negative Reaktionen während der Pflege
1	Die kranke Person zeigt negative Reaktionen während der Pflege
2	Die kranke Person zeigt Reaktionen beim Anfassen oder Berühren schmerzhafter Zonen
3	Die kranke Person zeigt Reaktionen bei einer flüchtigen Berührung schmerzhafter Zonen
4	Es ist unmöglich, sich den schmerzhaften Zonen der kranken Person zu nähern

Item 7 – VERBALE ÄUSSERUNGEN WÄHREND DER PFLEGE

0	Während der Pflege äußert sich die kranke Person nicht

1	Schmerzäußerungen der kranken Person, sobald sich ihr jemand zuwendet
2	Schmerzäußerungen der kranken Person, sobald eine Pflegeperson bei ihr ist
3	Spontane Schmerzäußerungen oder spontanes leises Weinen, Schluchzen
4	Spontanes Schreien bzw. gequälte Äußerungen

DIMENSION 3: Auswirkungen auf diverse Aktivitäten

Item 8 – **AUSWIRKUNGEN AUF DEN APPETIT**	
0	Der Appetit ist unverändert
1	Der Appetit ist leicht reduziert, die kranke Person isst nur einen Teil der Mahlzeiten
2	Die kranke Person muss dazu animiert werden, einen Teil der Mahlzeiten zu essen
3	Die kranke Person isst trotz Aufforderung nur einen Bissen
4	Die kranke Person verweigert jegliche Nahrung

Item 9 – **AUSWIRKUNGEN AUF DEN SCHLAF**	
0	Die kranke Person erfährt einen guten Schlaf, fühlt sich nach dem Aufwachen ausgeruht

1	Die kranke Person erfährt Einschlafschwierigkeiten oder verfrühtes Erwachen
2	Die kranke Person erfährt Einschlafschwierigkeiten und verfrühtes Erwachen
3	Die kranke Person erwacht zusätzlich nachts
4	Die kranke Person schläft selten oder gar nicht

Item 10 – **AUSWIRKUNGEN AUF DIE BEWEGUNG**	
0	Die kranke Person mobilisiert und bewegt sich wie gewohnt
1	Die kranke Person bewegt sich wie gewohnt, vermeidet jedoch gewisse Bewegungen
2	Die Bewegungen der krankne Person erfolgen seltener und langsamer als bisher
3	Die kranke Person ist immobil
4	Die kranke Person ist apathisch oder unruhig

Item 11 – **AUSWIRKUNGEN AUF DIE KOMMUNIKATI-ONS- UND KONTAKTFÄHIGKEIT**	
0	Kommunikation und Kontaktaufnahme der kranken Person erfolgen wie üblich
1	Das Herstellen von Kontakt durch die kranke Person ist erschwert

2	Die kranke Person vermeidet eine Kontaktaufnahme
3	Jegliche Kommunikation und Kontaktaufnahme durch die kranke Person fehlen
4	Es besteht eine totale Indifferenz zwischen Kommunikation und Kontaktaufnahme der kranken Person

Der Gesamtscore beträgt 44 Punkte (0 = kein Schmerz, 44 = maximaler Schmerz).

BESD-Skala: Schmerzerfassung bei an Demenz erkrankten Personen durch Fremdbeurteilung

Zur Schmerzerfassung bei Demenz durch Fremdbeurteilung wird die von der Expert*innengruppe der Deutschen Gesellschaft zum Studium des Schmerzes (DGSS) konzipierte BESD-Skala eingesetzt (2014, S. 1). Es handelt sich dabei um die übersetzte PAINAD-Skala aus den USA (Warden et al., 2003, S. 9).

Die Deutsche Gesellschaft zum Studium des Schmerzes definiert Hinweise zur Anwendung der BESD. Zunächst wird die Situation, in der die kranke Person zwei Minuten lang beobachtet wird, angegeben: sitzend, liegend, während der Körperpflege, beim Gehen oder während des Wechsels der Körperposition, z. B. vom Liegen zum Sitzen, vom Sitzen zum Stehen. Zwecks Vergleichbarkeit der Ergebnisse sollte sich die erkrankte Person bei dem wiederholten Einsatz der BESD-Skala möglichst in der gleichen Situation befinden wie bei den vorangegangenen Messungen. Die Beobachtung umfasst die fünf Bereiche Atmung, negative Lautäußerungen, Gesichtsausdruck, Körpersprache und Trost. Die maximal zu vergebende Punktezahl pro Spalte beträgt zwei. Für die Dokumentation der Beobachtung sind zwei Spalten vorgesehen, für die Auswertung in der rechten Spalte werden die dort notierten Werte addiert.

In der linken Spalte wird das nicht beobachtete Verhalten dokumentiert. Der jeweils höchste Punktwert in der rechten Spalte zählt. Der Gesamtscore beträgt 20 Punkte. Gemäß Einschätzung der DGSS liegt ab einem Wert von 6 Punkten eine behandlungsbedürftige Situation vor.

Beobachten Sie die kranke Person zunächst zwei Minuten lang und kreuzen Sie dann die erfassten Verhaltensweisen in den dafür vorgesehenen Kästchen an. Im Zweifelsfall entscheiden Sie sich für das vermeintlich beobachtete Verhalten. Je Kategorie, außer beim Trost, sind mehrere Antworten möglich.

DIE AUSGANGSLAGE DER BEOBACHTUNG	
Die Beobachtung findet in Ruhe statt	☐
Die Beobachtung findet während der Mobilisation, und zwar bei der folgenden Aktivität statt: ✎ ...	☐

ATMUNG – unabhängig von der Lautäußerung	nein	ja	Punkt-wert
Normal	☐	☐	0
Gelegentlich angestrengtes Atmen	☐	☐	1
Lautstarkes angestrengtes Atmen	☐	☐	2
Lange Phasen der Hyperventilation (schnelle und tiefe Atemzüge)	☐	☐	

Cheyne-Stoke Atmung (tiefer werdende und wieder abflachende Atemzüge mit Atempausen)	☐	☐	

NEGATIVE LAUTÄUßERUNGEN

	nein	ja	Punktwert
Keine	☐	☐	0
Gelegentliches Stöhnen oder Ächzen	☐	☐	1
Sich leise negativ oder missbilligend äußern	☐	☐	
Wiederholt beunruhigt rufen	☐	☐	2
Laut stöhnen oder ächzen	☐	☐	
Weinen	☐	☐	

GESICHTSAUSDRUCK

	nein	ja	Punktwert
Lächelnd oder nichtssagend	☐	☐	0
Traurig	☐	☐	1
Ängstlich	☐	☐	

	nein	ja	
Sorgenvoller Blick	☐	☐	
Grimassieren	☐	☐	2

KÖRPERSPRACHE			
	nein	ja	Punkt-wert
Entspannt	☐	☐	0
Angespannte Körperhaltung	☐	☐	1
Nervöses Hin- und Hergehen	☐	☐	
Nesteln	☐	☐	
Körpersprache starr	☐	☐	2
Geballte Fäuste	☐	☐	
Angezogene Knie	☐	☐	
Sich entziehen oder wegstoßen	☐	☐	
Schlagen	☐	☐	

TROST			
	nein	ja	Punkt-wert
Trösten ist nicht notwendig	☐	☐	0

Kann bei oben genanntem Verhalten durch Stimme oder Berührung getröstet, abgelenkt oder beruhigt werden?	☐	☐	1
Kann bei oben genanntem Verhalten durch Stimme oder Berührung nicht getröstet, abgelenkt oder beruhigt werden?	☐	☐	2

Maximale Punktzahl	___ /10

Andere Auffälligkeiten: ✎ ... (DGSS, 2014, S. 3–4).

Nimm alle Hinweise auf
Schmerzen ernst, ohne
den alleinigen Fokus da-
rauf zu legen, denn ich bin
stets mehr als ein Symptom! Be-

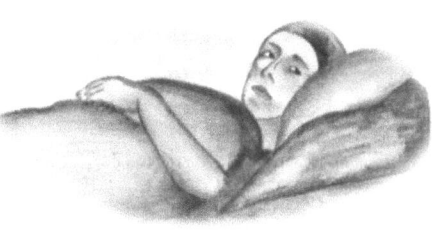

denke, dass Schmerz zahlreiche Auslöser hat und von vielfachen Faktoren
beeinflusst wird. Behalte die Gesamtsituation, vor allem meine Ressourcen,
im Blick. So ich nicht mehr äußerungsfähig bin und du dir nicht sicher bist,
ob ich Schmerzen habe oder nicht, kommst du durch den Einsatz eines
Schmerzerfassungsinstrumentes zur Fremdeinschätzung meinem tatsächlichen Erleben möglichst nahe. Ziehe beizeiten fachlich geschultes Personal
hinzu, etwa um eine suffiziente Schmerztherapie einzuleiten oder um die aktuellen Interventionen zu verbessern. Die Wahrnehmung von Schmerz
schürt in mir zwangsläufig die Angst, ich könnte qualvoll und elend zugrunde gehen, und der Angst fühle ich mich allzu oft hilflos ausgeliefert.
Für mich gibt es keine Hierarchie unter den Schmerzdimensionen. Das Gefühl der Sinnentleerung oder die schauderhafte Vorstellung, nach dem Ableben in ein endloses Nichts zu fallen, ist nicht weniger dramatisch für mich
als der bewegungsabhängige Schmerz.

Lauretta

Grundlagen zur Behandlung von Schmerzen bei palliativ erkrankten Personen im häuslichen Bereich

Im häuslichen Feld sollten schmerzlindernde Arzneien über jene Darreichungswege appliziert werden, die die Lebensqualität der Erkrankten möglichst wenig beeinträchtigen. Pflegende Angehörige dürfen, nach fachlicher Unterweisung, Analgetika verabreichen, etwa über ein transdermales System oder durch Injektionen, die unter die Haut, „subkutan", verabreicht werden. Die ambulante Versorgung der Betroffenen wird durch den Einsatz von Substanzen mit längerer Plasmahalbwertszeit erleichtert. Ist eine Person noch fähig, ein Medikament zu schlucken, sollte das Therapeutikum zunächst geschluckt werden. Der Wirkungseintritt von oral zugeführten Arzneimitteln erfolgt nach etwa 20 bis 30 Minuten. Da jedoch viele Patient*innen in der letzten Lebensphase Medikamente nicht mehr gefahrlos zu sich nehmen können, ist eine effektive Symptomkontrolle über subkutan verabreichte Arzneien möglich, wobei die schmerzlindernde Wirkung nach 15 bis 20 Minuten einsetzt.

Analgetika werden auch mithilfe von transdermalen Pflastern, diese beinhalten eine Matrix, in die der Wirkstoff des Medikaments eingebettet ist, verabreicht. Die Wirkstoffe gelangen über das Blut in das zentrale Nervensystem, wo sie ihre schmerzstillende Wirkung entfalten. Beim Ersteinsatz sowie beim Absetzen der Therapie muss auf die Anflut- und Elimina-

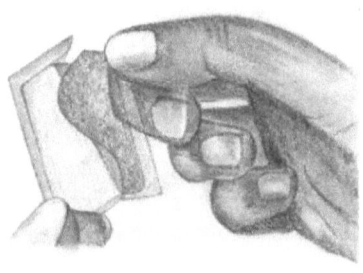

Abbildung 14: Transdermales Pflaster

tionsgeschwindigkeit geachtet werden. Beim transkutan verabreichten Fentanyl liegt diese Zeit im Schnitt bei 12 Stunden. Über die Haut verabreichtes Fentanyl hat eine 70–100-fach stärkere Wirkung als Morphin. Sofern die Ärztin oder der Arzt keinen anderen Zeitraum festlegt, wird z. B. das Fentanyl-Pflaster exakt nach 72 Stunden gewechselt. Die Haut der Pflegepersonen darf nicht mit der Medikamentenmatrix In Berührung kommen, weshalb Handschuhe zu tragen sind. Sonneneinstrahlung, heiße Duschen und Bäder sowie Wärmequellen wie Wickel oder Wärmflaschen sind zu meiden, da sie zu einer erhöhten Abgabe des Wirkstoffs führen.

Andere Arzneien wirken über die Schleimhaut und werden beispielsweise in die Wangentasche, bukkal, oder unter die Zunge, sublingual, gelegt.

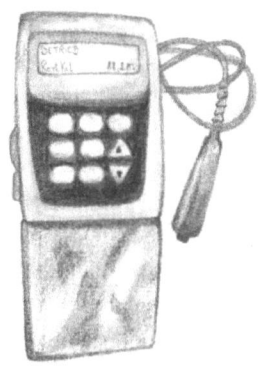

Häufig kommen Schmerzpumpensysteme zum Einsatz. Sie stellen die kontinuierliche Zufuhr von z. B. eines Opioids sicher. Zudem können sich die Erkrankten bei Schmerzspitzen selbst einen Bolus verabreichen, wobei das Risiko einer Fehl- oder Überdosierung durch Sicherheitsvorrichtungen im Gerät gebannt ist.

Neben der Versorgung mit Fertigarzneien kommt der individuellen Herstellung von Arzneimitteln durch Apotheker*innen eine wichtige Rolle zu.

Abbildung 15: Schmerzpumpe

Bedarfsmedikation

„Constant pain needs constant control" (Saunders in Biersack, 2015, o. S.).

Klagen die Betroffenen trotz kontinuierlicher Schmerztherapie dennoch zeitweise über Schmerzen, wird von der behandelnden Ärztin/von dem behandelnden Arzt meistens eine Bedarfsmedikation, bei genauer Indikation und vorab definiertem Applikationsintervall, verordnet. Die bedarfsgerechte Gabe von Analgetika erfolgt in der Regel vierstündlich und beträgt ⅙ bis ¹⁄₁₀ der Tagesdosis.

Die sogenannte Rescue-Medikation, wie die Bedarfsmedikation noch genannt wird, muss sich auf spezifische krankheitsassoziierte drohende Komplikationen beziehen, beispielsweise die Gabe von Midazolam® bei einer massiven Blutung (Schmitz & Schultz, 2012, S. 49), während kurzwirksame Opioide bei Schmerzspitzen zum Einsatz kommen. Die Medikamente wirken ca. 4 Stunden. Wird die Einnahme der Zusatzmedikation immer öfter notwendig, bedarf es der adäquaten Steigerung der retardierten Präparate, das sind Arzneien mit einem verzögerten Wirkungseintritt und mit einer verlängerten Wirkungsdauer.

Die Einnahme der Analgetika erfolgt „by the mouth", „by the clock", „by the ladder" und „by the individuum"

Schmerzlindernde Medikamente sollten *„by the mouth",* oral, eingenommen werden, ehe andere Applikationswege zum Einsatz kommen. Zudem ist eine Therapie mit retardierten langwirksamen Analgetika zu bevorzugen. Die Einnahme der Arzneien sollte *„by the clock",* zu festgelegten Zeitpunkten, und *„by the ladder",* gemäß dem WHO-Stufenschema, erfolgen. Bedeutsam ist zudem die Anpassung der Schmerzmitteldosis an die individuell wahrgenommene Schmerzintensität, also die Gabe *„by the individuum"* (Schmitz & Schultz, 2012, S. 65).

Stufenplan der WHO zur systemischen Schmerztherapie

Die medikamentöse Therapie, insbesondere bei chronischen Schmerzen, erfolgt nach einem von der Weltgesundheitsorganisation 1986 vorgeschlagenen dreistufigen Plan, dessen Umsetzung sich an der subjektiven Schmerzintensität der Patient*innen orientiert. Das Schema bietet eine therapeutische Grundlage, die immerzu an die individuellen Bedürfnisse der Erkrankten angepasst werden muss. Überdies schützt es vor analgetischer Über- oder Untertherapie. Vor Beginn der medikamentösen Therapie müssen die Betroffenen über die Nebenwirkungen der Arzneien, über deren Behandlung mit Adjuvanzien/Koanalgetika und über Risiken und Behandlungsalternativen ausführlich aufgeklärt werden. Koanalgetika sind ursprünglich nicht für die Schmerzbehandlung zugelassen, zeigen jedoch bei speziellen Schmerzformen eine gute analgetische Wirkung (Schmitz & Schultz, 2012, S. 68). Mehr als 90 % der Patient*innen erfahren mithilfe dieses Schemas eine zufriedenstellende und anhaltende Schmerzlinderung. Kann mit den Medikamenten einer Stufe kein schmerzlindernder Effekt mehr erwirkt werden, soll rasch auf die nächsthöhere Stufe gewechselt werden (Nauck, 2018, S. 140–141).

Arzneien der *Stufe I*, damit werden geringe und mittelstarke Schmerzen behandelt, sind Nicht-Opioid-Analgetika. Hierzu zählen folgende Wirkstoffe und handelsübliche Präparate, Letztere sind in Klammern angeführt: Metamizol (Novalgin®), Paracetamol (Mexalen®), Ibuprofen (Dolgit®, Ibuprofen®), Dexibuprofen (Seractil®), Diclofenac (Voltaren®) usw.

Bei mittelstarken und starken Schmerzen, *Stufe II*, kommen schwach wirksame Opioide, darunter fallen alle Medikamente mit morphinähnlicher Wirkung, zum Einsatz, z. B. Tramadol (Tramal®), Dihydrocodein (DHC®), Naloxon (Valoron®) usw.

Auf *Stufe III*, die Betroffenen klagen über starke und sehr starke Schmerzen, wird das schwach wirksame Opioid durch ein stark wirksames ersetzt. Morphin (Vendal®), Oxycodon (Oxycontin®), Hydromorphon (Palladon®), Fentanyl (Durogesic –Transdermales

Pflaster®), Buprenorphin (Temgesic®, Transtec®), Piritramid (Dipidolor®) usw. sind dieser Gruppe zugehörige Wirkstoffe und Arzneien (Schmitz & Schultz, 2012, S. 66–68).

Opium wird durch das Anritzen der unreifen Samenkapsel des Schlafmohns, Papaver somniferum, gewonnen. Das Wort „Opiat" steht für die im Opium natürlich vorkommenden Stoffe mit schmerzlindernder Wirkung. Zu seinen natürlich vorkommenden wirksamen Hauptbestandteilen, die Alkaloide, zählen Morphin, Codein und Thebain.

Opioide, auch Opioid-Analgetika genannt, sind natürliche, synthetische oder semisynthetische Substanzen, die an den Opioidrezeptoren wirken und morphinartige Eigenschaften aufweisen. Nauck und Jaspers (2015, S. 16) erachten Opioide wegen der hohen analgetischen Wirkung, der fehlenden Organtoxizität und der geringen Nebenwirkungsrate als die wichtigste Medikamentengruppe bei (sehr) starken Schmerzen. Zu Beginn einer Behandlung mit Opioiden erfahren die meisten Menschen eine Beeinträchtigung ihrer Vigilanz. Die Atemdepression, eine unerwünschte Nebenwirkung, tritt nur bei einer erheblichen Überdosierung von opioidhaltigen Medikamenten auf und ist bei einer kompetenten Schmerztherapie nicht zu erwarten (Nauk, 2018, S. 155).

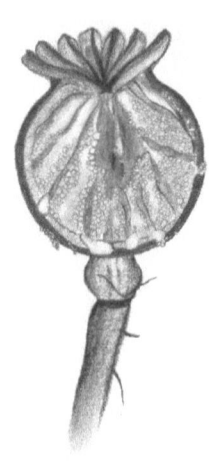

Abbildung 16: Schlafmohnkapsel

Die Schmerztherapie beschränkt sich nicht nur auf den Einsatz von nicht steroidalen Antirheumatika (NSAR), etwa auf Stufe I, und auf Opioide gemäß den Stufen II und III. Ko-Analgetika, sie werden auch als adjuvante Analgetika bezeichnet, erweitern die Schmerztherapie auf allen drei Stufen des WHO-Schemas. Zur Behandlung von neuropathischem Schmerz sind z. B. die Wirkstoffe und Arzneien Gabapentin (Neurontin®), Pregabalin (Lyrica®) und Amitriptylin (Saroten®) vorgesehen. Dexamethason (Fortecortin®) lindert eine Hirndrucksymptomatik und Schmerzen infolge einer Nervenkompression. Die regelmäßige Gabe von Stuhlweichmachern, Laxantien, beugt einer Stuhlverstopfung und einem Subilius, das ist die Vorstufe zu einem Darmverschluss, vor. Spasmolytika lindern kolikartige viszerale Schmerzen, Muskelrelaxanzien helfen bei Muskelverspannungen und muskulären Krämpfen, Antiemetika wirken gegen Erbrechen.

Die schmerzlindernde Wirkung, die Verträglichkeit und mögliche Nebenwirkungen der verordneten Medikation müssen in angemessenen Zeitabständen evaluiert werden.

Anwendungshinweise zur Einnahme von Medikamenten

Weil das Volumen an Medikamenten stetig zunimmt und diverse Verabreichungshinweise für eine optimale Wirkung unbedingt zu beachten sind, ist das sorgfältige Lesen der Packungsbeilagen bzw. das Gespräch mit Mediziner*innen und Apotheker*innen unerlässlich. Pflegenden empfehle ich überdies den Download von aktuellen Listen von Universitätskliniken, die entsprechende Verabreichungshinweise, etwa zur Teilbarkeit und Zermörserbarkeit von (Lingual-)Tabletten, beinhalten. Beispielsweise wird von der Teilung von Dragees abgeraten, weil sie in der Regel keine Bruchrille aufweisen und nicht genau halbiert werden können. Weil Nahrung die Arzneimittelaufnahme im Körper erhöhen oder reduzieren kann, sind manche Präparate auf nüchternem Magen, andere frühestens zwei Stunden nach dem Essen einzunehmen. Die Kapselhülle von nicht retardierten Hartgelatinekapseln, sie bewahren unter anderem vor schlechtem Geschmack, darf geöffnet werden, um den Inhalt der Kapsel, Pellets oder Pulver, in Wasser zu suspendieren oder aufzulösen. Durch das Mörsern von retardierten Arzneien, etwa Hydal retard®, geht der verzögerte Wirkeffekt verloren und die Wirkdauer der Arznei verkürzt sich.

Wege der nicht medikamentösen Schmerzlinderung

Es gibt viele Möglichkeiten der nicht medikamentösen Schmerzlinderung, beispielsweise Physio-, Elektro- und Hydrotherapie, Wärme- oder Kälteanwendungen, manuelle Lymphdrainage, sanfte Massagen und Einreibungen, Psycho-, Hypnose-, Mal- oder Musiktherapie.

Bei der Neuromodulation anhand transkutaner elektrischer Nervenstimulation (TENS) harmonisieren Elektroimpulse das überreizte Nervensystem durch Anregung körpereigener schmerzhemmender Systeme. Träger*innen von Herzschrittmachern und Menschen mit Epilepsie, Schwangere und Personen mit Metallimplantaten sind von einer TENS-Behandlung ausgenommen.

Cannabidiol (CBD) wird aus den Blüten und Blättern weiblicher Hanfpflanzen gewonnen und hat neben der schmerzlindernden Wirkung einen entspannungsfördernden, schlafanstoßenden und immunisierenden Effekt. Im Gegensatz zu Tetrahydrocannabinol (THC) ist CBD nicht psychoaktiv.

Bei der Akupunktur wird durch die Stimulation mit Nadeln die Durchblutung gefördert und die Weiterleitung von Schmerzsignalen an das Gehirn unterbrochen. Langfristig soll es zu einer neuen Verschaltung innerhalb des Nervensystems kommen, sodass Schmerz erst gar nicht wahrgenommen wird (Cheng, 2014, o. S.). Akupunktur hilft in vielen Fällen, die Arzneimitteldosis zu reduzieren und Nebenwirkungen abzumildern.

Die Progressive Muskelentspannung nach Edmund Jakobsen verringert einen hohen Muskeltonus und senkt die Herz- und Atemfrequenz. Entsprechende Übungen stehen zum kostenlosen

Download im Internet zur Verfügung, etwa bei Bödeker (2018, o. S.).

Bowtech® ist eine risikofreie dynamische Muskel- und Bindegewebstechnik nach Tom Ambrose Bowen, bei der bestimmte Griffserien zur Anwendung kommen und die Selbstheilungskräfte eines Menschen aktiviert werden.

Auch durch Reiki®, „Strömen", können Verspannungen und blockierte Energieströme durch sanfte gezielte Berührungen mit den Händen gelöst werden.

Unbedingt muss auch an dieser Stelle erwähnt werden, wie heilsam sich eine seelsorgliche Begleitung oder Gespräche mit ehrenamtlichen Mitarbeitenden, etwa von Hospiz- und Palliativteams, erfahrungsgemäß erweisen.

❋ ♦ ❋ ♦ ❋ ♦ ❋ ♦ ❋ ♦ ❋ ♦ ❋ ♦ ❋ ♦ ❋ ♦ ❋

Lebensqualität in der letzten Phase meines Daseins ist mit Schmerzen nicht zu vereinbaren. Weder kann ich unter Schmerzen ein zufriedenstellendes Leben führen noch kann ich geruhsam sterben. So ich Beschwerden äußere und eine Linderung durch nicht medikamentöse Behandlungen ausbleibt, benötige ich zeitnah ein Schmerzmittel in der für mich passenden Dosis. Gib der Ärztin oder dem Arzt bald genug Bescheid, wenn ich Arzneien nicht mehr schlucken kann oder die Zeiten, in denen ich schmerzfrei bin, immer

kürzer werden. Ich möchte nicht erst eine furchtbare Schmerzattacke erleben müssen, um eine kompetente Symptomlinderung zu erhalten. Bedenke,
dass viele Medikamente nur etwa vier Stunden wirksam sind und auch mein
Tag 24 Stunden lang ist! Spare nicht mit analgetisch wirksamen Medikamenten, vor allem dann nicht, wenn du dir nicht sicher bist, ob ich stöhne,
weil ich starke Schmerzen habe, oder weil mir der Sterbeprozess so viel Kraft
abverlangt. Entscheide dich im Zweifelsfall für die Schmerzlinderung.

Lauretta

❀ ✦ ❀ ✦ ❀ ✦ ❀ ✦ ❀ ✦ ❀ ✦ ❀ ✦ ❀ ✦ ❀ ✦ ❀ ✦ ❀

DIE PFLEGE

*„Sein Sterben, sofern es nur wirklich sein Sterben ist, gehört
ganz eigentlich zu seinem Leben dazu und rundet dieses Leben
zu einer sinnhaften Totalität erst ab."* (Frankl, 1946, S. 36)

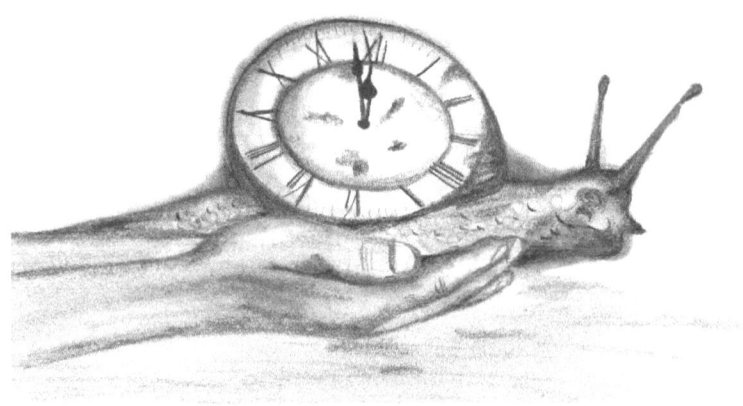

Abbildung 17: Am Lebensende verlangsamt sich das Lebenstempo

In der Betreuung sterbender Menschen ist es ein ethisches Leitprinzip, alle Maßnahmen im Hinblick auf das Wohlbefinden der Betroffenen zu reflektieren, und wenn sie unnötig belasten, (vorübergehend) zu unterlassen. Weil sich sterbende Menschen nicht mehr
an unsere Routinen anpassen können, sollen alle Pflegehandlungen langsam, in Teilschritten, und zu deren bester Tages- oder
Nachtzeit erfolgen.

„Wenn irgendwie möglich, möchte ich zu Hause sterben."
(Ein Mensch in der präterminalen Phase)

Dieses Kapitel gibt einen Überblick über wichtige Informations-
quellen rund um die häusliche Pflege in Österreich, zudem über
die notwendige Grundausstattung für die Pflege Sterbender in
der vertrauten Umgebung.

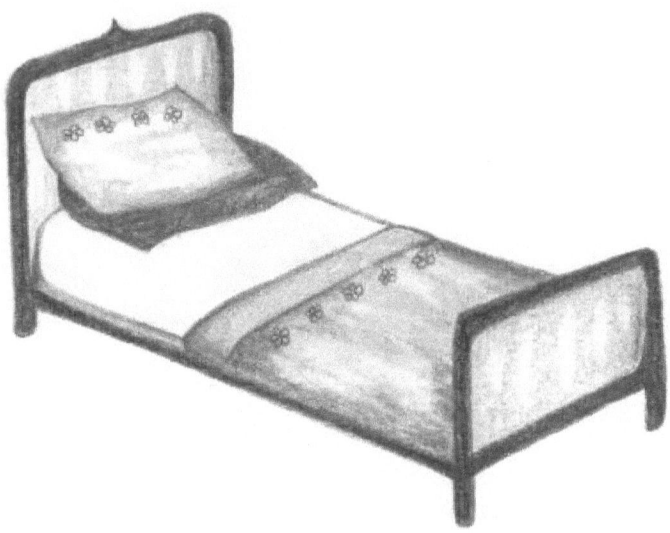

Abbildung 18: Die meisten Menschen hoffen darauf, beim Lebensausklang im
eigenen Bett zu liegen

Informationsquellen

Das Bundesministerium für Soziales, Gesundheit, Pflege und Konsumentenschutz stellt unter www.infoservice.sozialministerium.at umfangreiche Informationen für pflegende Angehörige zur Verfügung. Diverse Auskünfte werden ebenso über Videos in der Gebärdensprache erteilt.

Eine informative Plattform für die Pflege und Betreuung ist unter www.pflege.gv.at einsehbar.

Informationen und weiterführende Links rund um das Thema der häuslichen Pflege erhalten Sie unter www.ig-pflege.at (Interessengemeinschaft pflegender Angehöriger).

Umfassende Informationen rund um die Themen Pflegegeld, Pflegekarenz und -teilzeit, Familienhospizkarenz und -teilzeit, über rechtliche Aspekte, z. B. Formen der Erwachsenenvertretung und Möglichkeiten der Willenserklärung, sind der Seite des Bundesministeriums für Finanzen unter www.oesterreich.gv.at zu entnehmen.

Serviceorientierte Auskünfte, etwa über Notrufnummern, diverse Gesundheitsleistungen, Broschüren und Formulare für die Betreuung und Pflege von palliativ erkrankten Personen, sind beim öffentlichen Gesundheitsportal Österreichs unter www.gesundheit.gv.at abrufbar.

Heilbehelfe und Hilfsmittel werden den Versicherten von den Krankenkassen gewährt oder leihweise zur Verfügung gestellt, beispielsweise Krücken, ein Rollator oder Krankenfahrstuhl. Für den Erhalt der Behelfe ist eine von der Vertragsärztin/dem Vertragsarzt oder von der Wahlärztin/dem Wahlarzt ausgestellte Verordnung erforderlich, die bei den Vertragslieferant*innen der Krankenkassen, z. B. bei Orthopädiemechaniker*innen oder Sanitätshäusern, einlösbar ist.

Auch Pensionsversicherungsträger*innen beraten bei der Auswahl und Anschaffung von Heilbehelfen und Pflegehilfsmitteln.

Eine kostenlose Erstinformation über eine 24-Stunden-Betreuung in Österreich erhalten Sie bei der Vermittlungsagentur BMS-Care GmbH unter www.pflegeboerse.at bzw. unter der Telefonnummer 0590404. Ebenso können Sie bei dieser Institution die monatlichen Kosten für die Betreuung oder Pflege je Bundesland unter Berücksichtigung der pflegerischen Qualifikation der Betreuenden und der jeweiligen Pflegegeldstufe berechnen.

Die fachlich geschulten 24-Stunden-Betreuenden arbeiten in Österreich legal als selbstständige Gewerbetreibende aufgrund der Bestimmungen der EU-Entsenderichtlinie RL 96/71EU (EUR-Lex, 2020, o. S.) und der Richtlinie zur Durchsetzung der Entsenderichtlinie RL 2014/67/EU (EUR-Lex, 2014, o. S.). In Österreich sind rund 60.000 Personenbetreuer*innen aus dem Osten Europas registriert. Meist wechseln sich zwei Arbeitskräfte in einem Zwei-Wochen-Turnus ab. Familien geben durchschnittlich 2.500 Euro monatlich für die Live-in-Betreuung aus. Die Arbeitsbedingungen sind für die Betreuenden allerdings oftmals unbefriedigend. Als Selbstständige sollten 24-Stunden-Betreuer*innen theoretisch den Ort, das Stundenausmaß, die Pausenregelung sowie die Aufgabenbereiche selbst wählen können. Jedoch erfolgt, abgesehen von wenigen Ausnahmen, die Aushandlung der Arbeitsbedingungen in der Regel durch die Vermittlungsagenturen und nicht durch die Betreuer*innen. *„Wahrscheinlich werden die Familien von den Agenturen falsch informiert. Sie glauben, mit der Betreuerin kommt auch eine Putzfrau, eine Haushälterin, eine Gärtnerin, eine Kammerdienerin all-in-one ins Haus"*, so die Einschätzung einer 24-Stunden-Betreuerin aus Rumänien (Österreichischer Rundfunk, 2022, Minute 10–16). Die Soziologin Brigitte Aulenbacher, sie führte eine Studie zur Situation der Personenbetreuung in Österreich, in Deutschland und in der Schweiz durch, spricht in diesem Zusammenhang von *„Scheinselbstständigkeit"* (Aulenbacher et al., 2021, S. 7). Überdies sind die Löhne nicht fair und die Mehrzahl der Betreuenden erhält während eines Krankenstandes oder Urlaubs keine Weiterführung der Gehaltszahlungen.

Der Dachverband Hospiz Österreich, siehe www.hospiz.at, und die einzelnen Landesverbände für Hospiz und Palliativbetreuung, z. B. Landesverband Hospiz Oberösterreich, siehe www.hospiz-ooe.at, informieren über hospizliche und palliative Betreuungs- und Pflegeangebote, über Zugangsvoraussetzungen, Kontaktdaten usw.

Ehrenamtliche Hospizmitarbeiter*innen kommen nach Hause, um Erkrankte, Sterbende und Angehörige durch entlastende Gespräche zu unterstützen. In der Zeit, in der diese in Palliative Care geschulten Personen bei Kranken und Sterbenden verweilen, können Angehörige eine Auszeit nehmen, etwa für einen Spaziergang an der frischen Luft oder um sich mit Freund*innen zu treffen.

Manche Pflege- und Betreuungszentren bieten mitunter tagsüber eine Senior*innenbetreuung an oder sind zusätzlich auf die Betreuung von an Demenz erkrankten Menschen spezialisiert. Andere stellen für einige Wochen Kurzzeitpflegeplätze zur Verfügung, sodass Angehörige zur Erholung in die Kur oder in den Urlaub fahren können.

Unter www.sozialplattform.at stehen die Sozialratgeber der Bundesländer, die jährlich in aktueller Version erscheinen, zum kostenfreien Download zur Verfügung. Die Publikationen informieren z. B. über soziale Richtsätze, Geld- und Sachleistungen, Beratungs- und Betreuungsangebote aus der ambulanten und stationären Hospiz- und Palliativbetreuung, über sonstige pflegerische Beratungs-, Betreuungs- und Pflegeangebote. Im Adressteil der Sozialratgeber sind auch die Kontaktdaten wichtiger regionaler Ämter gelistet.

Unter www.arbeiterkammer.at steht die Informationsbroschüre „Pflegende Angehörige" zum kostenlosen Download zur Verfügung.

Seit 2014 kann in Österreich mit Arbeitgeber*innen Pflegekarenz oder Pflegeteilzeit für die Dauer von einem Monat bis zu drei Monaten vereinbart werden. Möchten Angehörige einen geliebten

Menschen in der letzten Phase des Lebens begleiten, kann Familienhospizkarenz für drei Monate in Anspruch genommen und eventuell auf sechs Monate verlängert werden. In beiden Fällen besteht unter bestimmten Voraussetzungen Anspruch auf Pflegekarenzgeld.

Oft sind es die kleinen Tipps, die den Pflegealltag erheblich erleichtern, sowohl für die Pflegebedürftigen als auch für die pflegenden Angehörigen. Ich empfehle pflegenden Angehörigen die Teilnahme an Bildungsprogrammen, die ein grundlegendes Wissen über die Betreuung und Pflege kranker und sterbender Menschen vermitteln. Beispielsweise bietet das Österreichische Rote Kreuz Kurse zur Vorbereitung auf die häusliche Pflege schwer kranker und sterbender Menschen im Präsenz- und Onlineformat an, siehe wissen.roteskreuz.at. Auch Kinaesthetics Österreich, abrufbar unter www.kinaesthetics.at, veranstaltet Kurse für pflegende Angehörige. Bedeutsam ist die Fähigkeit, die eigene Bewegung im Kontakt mit den Pflegebedürftigen ergonomisch zu organisieren, um einem schmerzhaften Rücken, etwa durch falsche Hebetechniken, oder muskulären Verspannungen vorzubeugen. Das Training in diesen Kursen hat zudem zum Ziel, die Bewegungskompetenzen der zu Pflegenden gezielt zu unterstützen und möglichst lange zu erhalten. Kinaesthetics Österreich bietet Schulungen im häuslichen Feld, das gemeinsame Lernen mit gleichgesinnten Angehörigen vor Ort und eine digitale Lernplattform an.

Grundausstattung für die Pflege zu Hause

Für die häusliche Pflege sterbender Menschen bedarf es ggfs. Hilfsmittel für ...

... *den Lebensraum Bett*: Die Liegestatt sollte elektronisch höhenverstellbar und fahrbar sein, ein verstellbares Kopf- und Fußteil und eine Seitensicherung zum Schutz vor dem Herausfallen aufweisen. Qualitativ hochwertige Nachtlager bieten insbesondere für jene

Personen, die das Bett nur selten verlassen können, einen entsprechenden Sitzkomfort. Idealerweise kann das Bett mit einer Hebevorrichtung unterfahren werden. Für große Personen gibt es Betten mit integrierter Bettverlängerung. Ferner werden benötigt: eine druckentlastende Betteinlage, z. B. Corpoform, Aufrichthilfen, das könnte eine am Bettende fixierte Strickleiter sein, ein Nachtkästchen mit ausziehbarem schwenkbarem Tisch oder ein zum Bett gehörendes spezielles Serviertablett, ein Fußschemel zum Abstützen der Füße beim Sitzen im Querbett und/oder ein elektrisches Ton- und Lichtrufsystem.

... *die Körperpflege*: Es sollten zwei bis drei kleine Waschbecken, ein (aufblasbares) Haarwaschbecken, eine Fußbadewanne und eine Brechschale verfügbar sein.

... *die Pflege bei Harn- und/oder Stuhlinkontinenz*: Hierzu werden in der Regel saugende Inkontinenzvorlagen, Netzhosen zur Fixierung von Vorlagen, ein Hautreinigungs- und Pflegeschaumspray zur schonenden Reinigung und Pflege von empfindlichen gereizten Hautarealen im Intimbereich, Einmalhandschuhe, Reinigungstücher, eine Bettpfanne für die Ermöglichung der Harn- und Stuhlausscheidung bei Bettlägerigen und eine Urinflasche für bettlägerige Männer benötigt.

... *die Mobilisation*: Drehscheiben und Rutschbretter für den Transfer der Betroffenen, z. B. vom Bett in den Sessel, und mobile Rampen zum Befahren von Türschwellen mit Rollstühlen erleichtern die Bewegung in den eigenen Räumlichkeiten. Stolperfallen wie Teppiche müssen entfernt werden, um Verletzungen infolge von Stürzen zu vermeiden. Die häusliche Pflege wird vor allem durch elektronische 0–30°-Seitenpositionierungssysteme erleichtert, die je nach Programmierung alle 30, 60 oder 90 Minuten eine Matratzenhälfte schonend anheben und in jedem Bett installierbar sind.

... *WC und Bad*: Zur Körperwaschung und für die Ausscheidung werden erfahrungsgemäß eine Toilettensitzerhöhung, ein fahrbarer Toilettenstuhl mit schwenkbaren Armlehnen und hochklappbaren Fußstützen, Haltegriffe, Sitzgelegenheiten für die Dusche, Badewannensitze, -verkürzer oder Patientenheber und rutschfeste Dusch- und Badematten benötigt.

... die Orientierung im Raum: Günstigstenfalls gibt es blendfreies und dimmbares Licht. Eine elektrische Salzlampe oder verschiedenfarbige LED-Leuchten spenden vor allem nachts warmes Orientierungslicht. Keinesfalls sollte bewegtes Licht verwendet werden, weil es zumeist aufwühlend wirkt.

... das Zimmer der sterbenden Person: Die Position des Bettes richtet sich nach dem gewünschten Blickfeld der zu pflegenden Person. Zudem bedarf es einer Vorrichtung zum Beschatten und Verdunkeln des Raumes und eines Schrankes, um Utensilien für die Körper- und Intimpflege griffbereit und blickgeschützt aufzubewahren.

Sanitätshäuser informieren überdies über Greif-, Schreib-, Lese-, Ess-, Trink- und Anziehhilfen sowie über das eventuell benötigte Zubehör für die enterale bzw. parenterale Infusions- und Ernährungstherapie.

Die Hausapotheke sollte die verordnete Medikation beinhalten, ebenso diverse Bedarfsmedikamente, ein funktionierendes Fieberthermometer, Vlieskompressen und andere Verbandsmaterialien.

Wichtige Telefonnummern und Informationen sollten griffbereit liegen: Rufnummer der Hausärztin/des Hausarztes, eine Übersicht über den monatlichen Bereitschaftsdienst des hausärztlichen Notdienstes und des Rettungsdienstes, die Rufnummer der Apotheke, der Aufnahmekalender der umliegenden Krankenanstalten, die Kontaktdaten der mobilen Pflegedienste, ehrenamtlich Tätigen von Hospizteams, Seelsorgenden, des pfarrlichen Besuchsdienst usw.

Werte pflegende Angehörige, nehmen Sie bitte zeitgerecht Hilfe an!

Beispielsweise führt der Verlauf einer Demenzerkrankung schleichend zu einer erhöhten Unterstützungs und Pflegebedürftigkeit der Betroffenen. Die Erkrankten können bald nicht mehr für ihre körperliche Unversehrtheit sorgen und die Tätigkeiten des täglichen Lebens ausführen, weshalb mitunter eine Rund-um-die-Uhr-Betreuung notwendig wird. Wie würde es sich auf das Miteinander auswirken, wenn Sie die Betreuung und Pflege überwiegend allein, Tag und Nacht, über Monate und Jahre hinweg durchführen, ohne Hilfe von außen? Wie viel Geduld und Empathie könnten Sie langfristig aufbringen, wenn Sie nicht mehr ausreichend schlafen, nicht mehr genügend Zeit für sich selbst haben, sich ausgelaugt und erschöpft fühlen?

Denken Sie darüber nach, worin die Überzeugung, alles allein schaffen zu müssen, möglicherweise ihren Ursprung hat und überprüfen sie diese bezüglich der momentanen Situation.

Die alleinige Betreuung und Pflege kann Sie überfordern! Vertrauen Sie sich frühzeitig verständnisvollen Menschen an, die Ihnen gerne und aufmerksam zuhören, denn Reden befreit! Warten Sie nicht, bis Sie das Gefühl haben, die Lebenssituation nicht mehr ertragen zu können. Sie dürfen sich auch in Ihrem Schwachsein wahrhaftig zeigen! Lassen Sie den erlösenden Tränenfluss zu. Das Erzählen entlastet ungemein. Sprechen Sie offen über Ihre Gefühle und Ängste. Emotionen zu zeigen, ist keine Blamage, sondern Ausdruck dafür, wie Sie das Leben wahrnehmen. Sprechen Sie darüber, was Sie berührt, traurig oder nachdenklich stimmt, was in Ihnen Widerstand oder Zweifel hervorruft, was Sie als mühsam empfinden oder was Sie zu zerreißen droht. Erzählen Sie, was Sie erfreut, zuversichtlich und hoffnungsvoll stimmt. In der mitfühlenden zwischenmenschlichen Begegnung erleben Sie heilsame Erneuerung, weil Sie sich dessen gewahr werden, was nährt und lebendig erhält und an welchen Herausforderungen Sie wachsen und neue Einsichten gewinnen dürfen.

Selbsterfahrung zum Thema:
„Erschwerende Umstände bei der
häuslichen Pflege"

Markieren Sie jene Punkte, die die Pflege des sterbenden Menschen im häuslichen Umfeld möglicherweise erschweren könnten:

☐ Die eigene körperliche Gebrechlichkeit und/oder psychische Labilität

☐ Eine Grundhaltung, dass die Übernahme der Pflege eine notwendige Pflicht ist

☐ Der Wille zum Machen

☐ Der Wunsch nach Selbstbehauptung

☐ Übermäßige Selbstkritik

☐ Das Gefühl von Überforderung und Erschöpfung

☐ Das Gefühl von Verbitterung

☐ Die Unvereinbarkeit von Beruf, familiären Aufgaben und häuslicher Pflege

☐ Tiefes Mitleid

☐ Quälende Sorgen

☐ Abgleiten in Trägheit

☐ Die Angst vor unvorhersehbaren Entwicklungen

☐ Eine hohe körperliche Symptomlast

☐ Die fehlende fachliche Unterstützung

☐ Die fehlende Kooperation mit der Hausärztin/dem Hausarzt

☐ Die fehlende Bereitschaft, eine „fremde" Person zwecks Übernahme der Pflege in den eigenen Räumlichkeiten willkommen zu heißen

☐ Das fehlende soziale Netz

☐ Konflikte zwischen den Familienmitgliedern

☐ Ungenügendes gegenseitiges Vertrauen

☐ Die Verharmlosung bzw. Tabuisierung von Verschlechterung, Vulnerabilität und Todesnähe

☐ Gefühle von Unbehagen, Abneigung bzw. Ekel bei der Pflege intimer Körperareale

☐ Finanzielle Engpässe

☐ Sonstige erschwerende Umstände

✎ ...

Selbsterfahrung zum Thema:
„Möglichkeiten und Grenzen von pflegenden Angehörigen"

Welche Personen, Pflichten, Umstände usw. rauben mir Kraft? Durch welche Umstände fühle ich mich müde, verärgert, manipuliert, nicht ernst genommen, vom Wesentlichen abgelenkt usw.?

✎ ...

Wo liegen meine Kraftquellen? Durch welche Personen, Aufgaben und Umstände erfahre ich Liebe, Halt, Freude, Leichtigkeit, Ermutigung, Wohlbefinden usw.?

 ...

Woran merke ich, dass ich an die Grenzen meiner Belastung komme? Etwa durch erhöhte Reizbarkeit, Schlafstörungen, Rückzug von sozialen Aktivitäten, Niedergeschlagenheit, Vernachlässigung des eigenen Äußeren, einen ungesunden Lebensstil usw.?

 ...

Was hält und trägt mich im Kern, wenn der Schmerz des Abschiednehmens mich zu zermürben droht, wenn mich Kummer, Angst und Hoffnungslosigkeit beherrschen?

 ...

Das Leben unterliegt nicht nur der Machbarkeit, es ist ebenso von Vulnerabilität, vom Angewiesensein auf andere charakterisiert. Welche Entwicklungen und Gegebenheiten sollte ich annehmen, weil sie nicht (mehr) meinem Einfluss unterliegen und sie sich nicht (mehr) verändern lassen?

 ...

Welche Umstände erleichtern mir die Situation? Eventuell dadurch, dass jemand die nächtliche Aufsicht der sterbenden Person übernimmt, oder durch die wöchentliche Visite der Hausärztin/des Hausarztes?

 ...

Welche Unterstützungsangebote könnte ich (noch) in Anspruch nehmen? Beispielsweise die Einbindung von Angehörigen, Freund*innen, der Nachbarschaftshilfe, von ehrenamtlich Tätigen, Essen auf Rädern, einer Selbsthilfegruppe für pflegende Angehörige. Oder durch eine psychologische Beratung, durch die Hilfe bei der Haus- und Gartenarbeit, eine Kurzzeitpflege im Altenpflegeheim und durch die Inanspruchnahme von Urlaub währenddessen usw.

 ...

Goldene Regeln für Pflegende

Ich ...

◊ erkenne das Sterben als einen dem Leben zugehörigen natürlichen Prozess an,

◊ führe die Pflege in Teilschritten durch,

◊ stärke, was sich bewährt hat und funktioniert,

◊ weiß, dass „weniger" oft „mehr" bedeutet,

◊ habe die mehrdimensionalen Ressourcen des sterbenden Menschen im Blick,

◊ reflektiere mein Handeln und Unterlassen,

◊ sorge für Erholung, für innere Ruhe und Konzentration,

◊ bin mir meiner Möglichkeiten und Grenzen bewusst,

◊ nehme erforderlichenfalls Hilfe in Anspruch,

◊ weiß um die Herausforderung, die Balance zwischen den eigenen Wünschen und den Bedürfnissen des pflegebedürftigen Menschen auszuloten,

◊ vertraue und genüge mir,

◊ begegne mir selbst liebevoll und barmherzig,

◊ spreche offen über meine Gefühle und Gedanken,

◊ bin in Kontakt mit meinem Gewissen,

◊ nehme meine Emotionen ernst und denke über ihre Bedeutung für die momentane Situation, für die Beziehung zueinander und für die Gestaltung der Pflege nach.

◊ Weitere goldene Regeln: ✎ ...

Wer sich erschöpft und hilflos
fühlt, braucht selbst Un-
terstützung. Zu spüren,
dass dich die Pflege überfordert, beschämt und belastet mich.

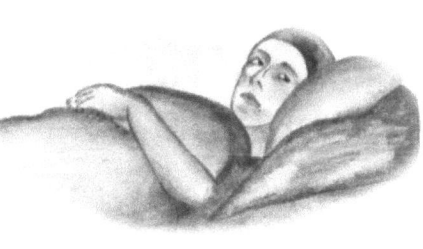

Wie du dir bestimmt vorstellen kannst, hoffe ich auf deinen Beistand ohne
Betulichkeit, auf deine Hilfsbereitschaft frei von Perfektionsstreben, Zwang
und Gewalt, vor allem schätze ich die Klarheit deiner Worte.

Wenn du nur noch mit Belangen rund um die Organisation und mit der
Durchführung der Pflege beschäftigt bist, bleibt kaum noch Zeit und Kraft,
um einander in der vertrauten liebevollen Zugewandtheit zu begegnen. Ich
käme außerdem in die heikle Lage, dich zu schonen, wo es nur möglich ist,
obwohl ich pflegerische Unterstützung benötige. Bitte prüfe, welches Aus-
maß an Pflege für dich wirklich angemessen ist und lasse uns offen darüber
sprechen. Um eine reflektierte Entscheidung zu treffen, bedarf es des ernst-
haften mutigen Entschlusses, sich mit der aktuellen Herausforderung intensiv zu befassen. Voraussetzend ist die Bereitschaft, von gewohnten Denkril-
len Abstand zu nehmen, um andere, auch völlig neue Lösungswege zuzulassen.

Selbst Hilfe anzunehmen, ist nicht ein Zeichen von Schwäche, vielmehr Ausdruck von persönlicher Reife. Wenn es dir schwerfällt, Unterstützung in Anspruch zu nehmen, sieh mich an und vergegenwärtige dir, wie sehr auch ich Tag für Tag darin gefordert bin, Hilfe anzunehmen. Ich möchte nicht von einem perfekten, leistungsgetriebenen Menschen betreut werden, weil mir dadurch mein eigenes Unvermögen nur noch mehr zu Bewusstsein käme.

Lauretta

✿ ◆ ✿ ◆ ✿ ◆ ✿ ◆ ✿ ◆ ✿ ◆ ✿ ◆ ✿ ◆ ✿ ◆ ✿ ◆ ✿

Das individuell richtige Maß an Pflege

„Die Aufgabe wechselt nicht nur von Mensch zu Mensch – entsprechend der Einzigartigkeit jeder Person –, sondern auch von Stunde zu Stunde, gemäß der Einmaligkeit einer Situation."
(Frankl, 1946, S. 43)

Die Schutzlosigkeit Sterbender verpflichtet zum Verzicht auf jegliche Form von Überforderung! Pflegerische Zuwendungen müssen sich ausschließlich an den Möglichkeiten der Betroffenen orientieren. Deren Belastungsgrenzen sind unter allen Umständen zu respektieren.

Entschleunigen – Beobachten – Einfühlen

Empathie meint nicht nur die Fähigkeit, zu fühlen, was andere spüren, sondern auch zu verstehen, was andere möglicherweise wünschen oder brauchen (de Waal, 2009, S. 269). Um den zu Pflegenden empathisch zu begegnen und daraus das individuell richtige Maß an Pflege abzuleiten, bedarf es zunächst der Bereitschaft, sich von der eigenen Gedankenfülle zu distanzieren, der Intuition in Ruhe nachzuspüren und sich auf das aufmerksame Beobachten des sterbenden Menschen zu konzentrieren.

Es gibt viele Wege, dem Wesentlichen innerhalb kurzer Zeit gewahr zu werden, z. B. das langsame tiefe Ein- und Ausatmen, das schluckweise Trinken von Wasser vor dem Betreten des Krankenzimmers oder das Imaginieren eines beruhigend wirkenden Naturschauspiels, beispielsweise das harmonische Farbenspiel am abendlichen Himmel oder der Blick auf die ruhige See. Auch die Vorstellung, die eigenen Belastungen in einen Rucksack zu packen und sie für eine Weile vor dem Krankenzimmer abzustellen, ist der emotionalen Präsenz dienlich. Vor allem intensiviert das Verbalisieren der personenzentrierten Haltung die zwischenmenschliche Begegnungsqualität, beispielsweise der Satz: *Ich bin vollkommen ruhig und für das ganzheitliche Wahrnehmen im Hier und Jetzt offen und bereit.*

Cicely Saunders fragt den sterbenden Menschen: „Was kann ich für dich tun?"

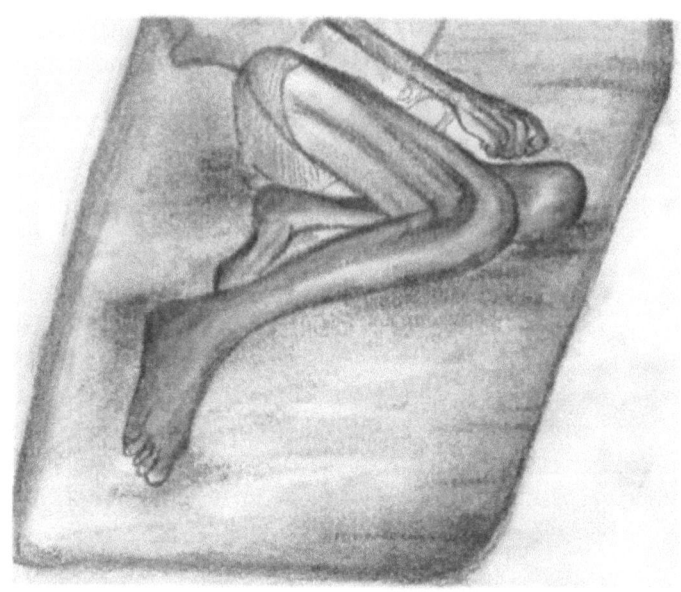

Abbildung 19: Liselotte ist bettlägerig und hat schmervolle Kontrakturen

Pflegenden kommen beim Anblick eines sterbenden Menschen viele Handlungen in den Sinn, die für ihn wichtig sein könnten: Körperpflege, Umpositionieren, Bettwäschewechsel usw.

Die Zeichnung zeigt den Unterleib und die Beine der hochaltrigen an Demenz erkrankten Liselotte. Nach dem zweiten Schlaganfall

102

wurde sie bettlägerig. An den Kniegelenken bildeten sich schmerzhafte Versteifungen, einhergehend mit einer Verkürzung von Sehnen, Muskeln und Bändern. Die alte Dame wurde zusehends schwächer, auch tagsüber schlief sie viele Stunden.

Cicely Saunders ermutigte Betreuende zum Innehalten am Sterbebett, ehe sie „Hand anlegen". Die Ärztin verwies auf die Notwendigkeit der reflektierten Vornahme oder Unterlassung von pflegerischen und therapeutischen Maßnahmen. Es gilt zu erkennen, unter welchen Voraussetzungen dem zunehmend schwächer werdenden Menschen eine Pflegehandlung zumutbar ist, damit er keine unnötige Überforderung und Entkräftung erfährt. Die physische Schwäche geht mit einer Verminderung der geistigen Leistungsfähigkeit einher, das Aufnehmen und Reagieren auf Sinnesangebote erfolgt langsamer. Saunders wies dezidiert darauf hin, nicht etwa die eigenen Bedürfnisse nach Ästhetik und Wohlgeruch zu erfüllen, sondern das Wohlbefinden der Sterbenden in das Zentrum aller Bemühungen zu stellen.

Wie würde Liselotte auf die Frage von Saunders, *„Was kann ich für dich tun?"*, vermutlich antworten? Würde Sie wirklich wollen, täglich von Kopf bis Fuß gewaschen zu werden, auch dann, wenn sie sich schwach und schläfrig fühlt? Würde sie einem Positionswechsel zustimmen, obwohl das Bewegen der Gliedmaßen schmerzvoll ist?

Nein, all das würde sie erfahrungsgemäß höchstwahrscheinlich ablehnen. Hingegen würde sie erwarten, dass Pflegehandlungen nur dann vorgenommen werden, wenn sie unbedingt erforderlich sind. Sie wäre beispielsweise für die Befeuchtung des Mundes dankbar, so die Mundschleimhaut trocken ist, bei muskulärer Verspannung würde sie einer sanften Einreibung und einem langsamen Positionswechsel zustimmen und nach dem Abgang von Harn und/oder Stuhl wäre sie dazu bereit, die Pflege des Intimbereichs zuzulassen. Wahrscheinlich möchte Liselotte weitestgehend in Ruhe gelassen werden und zu manchen Zeiten ihre Liebsten an ihrer Seite wissen.

Die Zielsetzungen des pflegerischen Handelns ändern sich

Erlebt ein Mensch die letzte Lebensphase, ändert sich die Zielrichtung des pflegerischen Handelns. Während zuvor noch aktivierende Maßnahmen vordergründig wichtig waren, werden zunehmend lindernde und wohltuende Pflegehandlungen bedeutsam. Jede noch so harmlose kurzdauernde Maßnahme unterliegt dem Anspruch einer Adaptierung an die individuellen Begehren des sterbenden Menschen, ganz im Sinne einer ummantelnden palliativen Betreuung. Vorbeugende, wohltuende und symptomlindernde Maßnahmen bedürfen demnach der sorgfältigen Abwägung dahingehend, inwieweit die Betroffenen dadurch einen Zuwachs an Wohlbefinden und somit an Lebensqualität im Sterben erfahren, oder ob sie möglicherweise einer Mehrbelastung ausgesetzt sind. Absolut notwendige Pflegeinterventionen, etwa wenn Stuhl ausgeschieden wird und der Unterleib gereinigt werden muss, sind zwar unvermeidlich und für die Betroffenen unangenehm, dennoch tragen diese Maßnahmen der pflegerischen Grundversorgung, wenn sie besonders schonend durchgeführt werden, zum Wohlgefühl bei.

Die Bedürfnisse Sterbender wechseln mitunter innerhalb kurzer Zeit, was eine Flexibilität seitens der Betreuenden erfordert. Was heute wohltut, kann morgen zu anstrengend sein, die Aufmerksamkeitsspanne am Vormittag wird nachmittags kürzer, der abendliche Wunsch nach körperlicher Nähe wandelt sich am darauffolgenden Tag unter Umständen in ein Distanzstreben.

Es gilt, situativ nach dem zu forschen, was den Betroffenen unmittelbar wohltut, und das zu verwirklichen. Die Betreuenden müssen sich nach den Möglichkeiten der Erkrankten richten, denn diese können sich nicht mehr an die Routinen und Bedürfnisse ihres Umfeldes anpassen. Für das richtige individuelle Maß an Pflege gibt es also kein „Richtig" oder „Falsch", sondern bestenfalls ein Forschen nach dem, was im Moment gewollt und zuträglich ist.

Ich bitte dich, von pflegerischen Routinen Abstand
zu nehmen, wenn ich
mich müde, schwach oder
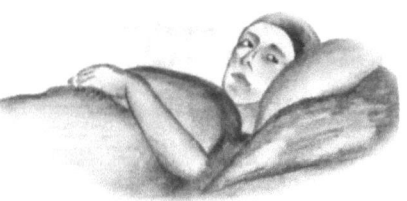
überfordert fühle. Halte inne, ehe
du mich berührst. Versuche herauszufinden, was in einem bestimmten Moment nach Erfüllung trachtet, ob die Pflege vorgenommen oder unterlassen
werden soll, ob für mich Ruhe und Schonung oder doch ein angemessenes
Maß an Aktivierung bedeutsam ist.

Dein aufgewühlter Geist schwächt deine Wahrnehmungsfähigkeit, ähnlich
dem Wellengang auf hoher See, der dich ständig vom Wesentlichen ablenkt
und dich nicht zur Ruhe kommen lässt.

Falls du mich zu etwas überreden oder von etwas überzeugen möchtest,
denke bitte darüber nach, wessen Bedürfnisse du gerade im Begriff bist, zu
erfüllen, meine oder deine?

Für mich ist das Gefühl von Sicherheit, Geborgenheit und Getragen-Sein bedeutsam. Bitte versetze dich in meine Lage und entscheide dann, wann und
wie oft wie viele Pflegehandlungen in welcher Weise und mit welcher Zielsetzung tatsächlich durchgeführt werden sollen.

Lauretta

*„[...] die meisten Ereignisse sind unsagbar, vollziehen sich in ei-
nem Raume, den nie ein Wort betreten hat [...]."*

(Rilke, 1929, S. 9)

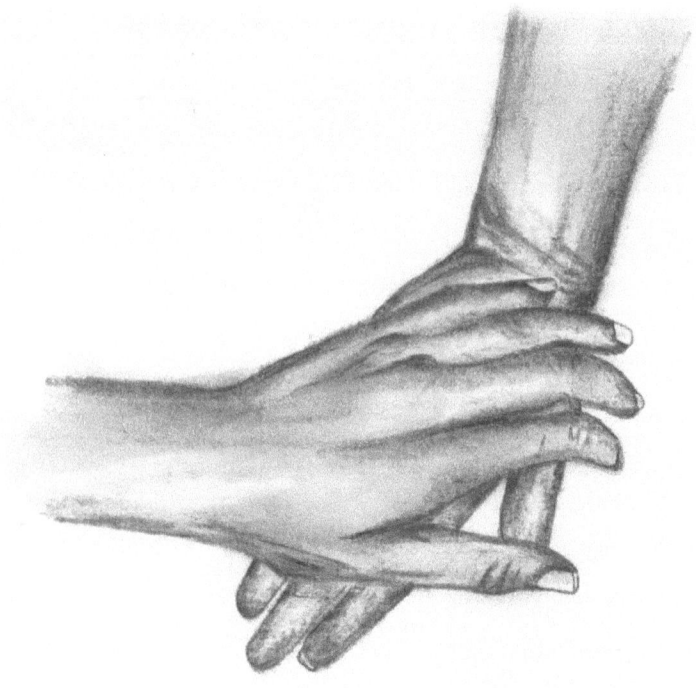

Abbildung 20: Berührung berührt

Weil der Mensch ein leibliches und fühlendes Wesen ist, gebührt ihm der unbedingte Respekt vor seinem individuellen Person-Sein, ob im Leben oder im Sterben, ob verbal oder über die Berührung.

Selbsterfahrung zum Thema: „Bettlägerig und auf Berührungen anderer angewiesen"

Die Selbsterfahrung „Bettlägerig und auf Berührungen anderer angewiesen" rückt die eigenen Bedürfnisse im Hinblick auf das Berührt-Werden durch andere, etwa im Falle von Pflegebedürftigkeit, in den Vordergrund.

Nehmen Sie eine angenehme Körperposition ein und schließen Sie für einige Minuten die Augen. Stellen Sie sich vor, Sie wären bettlägerig und auf die pflegerische Unterstützung durch andere angewiesen. Weil Sie schwach sind, fehlt weitgehend die Kontrolle über ihre Körperfunktionen. Reize, die auf Sie einströmen, können Sie nicht mehr richtig einordnen. Wünsche und Bedürfnisse verstehbar zu kommunizieren, ist kaum noch möglich. Halten Sie aus dieser Perspektive Ihre Gedanken und Wünsche zu den folgenden Fragen fest:

Welche Rahmenbedingungen brauchen Sie, um Pflegehandlungen, etwa die Reinigung intimer Körperregionen, frei von Scham und Angst zulassen zu können? Beispiele: Ungestörtheit, Sichtschutz, (zügige) Durchführung durch eine gleichgeschlechtliche Person usw.

Meine Gedanken und Wünsche:

🖎 ...

Welchen Personen würden Sie es erlauben, im Zuge von Pflege-handlungen Ihre privaten und intimen Körperbereiche zu berüh-ren? Beispiele: Fachpersonal, zuvor dazu ermächtigte Angehörige, bestimmte Vertrauenspersonen usw.

Meine Gedanken und Wünsche:

 ...

Wie wollen Sie berührt werden? Unter welchen Voraussetzungen ist das Berührt-Werden durch andere für Sie angenehm? Beispiele: sanft oder fest, langsam oder schnell, einfühlsam oder funktional, mit kühlen oder warmen Händen usw.

Meine Gedanken und Wünsche:

 ...

Wie soll das Zimmer, in dem Ihr Bett steht, aussehen? Denken Sie an die Position des Bettes und an das Blickfeld, an Licht- und Tem-peraturverhältnisse, an Medien und wichtige Gegenstände, die Sie in Reichweite haben wollen usw.

Meine Gedanken und Wünsche:

 ...

Sollen die Hände, die Sie berühren, mit Latexhandschuhen überzogen sein, oder wünschen Sie eine direkte Kontaktaufnahme über die Haut, ohne mechanische Schutzbarriere, die Berührung der Intimregion ausgenommen?

Meine Gedanken und Wünsche:

 ...

Für die letzte Sequenz dieser Selbsterfahrung, sie besteht aus drei Teilen, benötigen Sie eine zweite Person. Ihnen kommt weiterhin die Rolle der pflegebedürftigen Person zu, die andere Person stellt die Pflegekraft dar. Nehmen Sie beide eine angenehme Position ein. Achten Sie vor allem darauf, dass Ihre Arme entspannt auf einer Unterlage liegen.

Erster Teil: Die Pflegeperson legt für einige Minuten ihre Hand auf Ihre Handfläche.

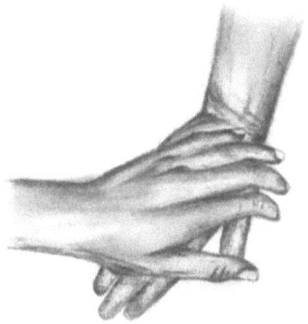

Abbildung 21: Berührung der Handflächen

Meine Wahrnehmungen, Gedanken und Wünsche:

✏ ...

Zweiter Teil: Die Pflegeperson umfasst für einige Minuten mit beiden Händen Ihre Hand.

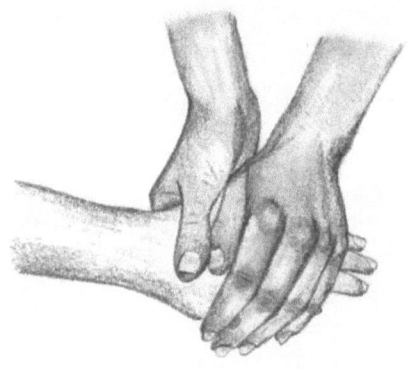

Abbildung 22: Die Hand des Gegenübers wird von beiden Händen umhüllt

Meine Wahrnehmungen, Gedanken und Wünsche:

✏ ...

Dritter Teil: Tauschen Sie abschließend Ihre Erfahrungen aus und halten Sie die Ergebnisse fest:

 ...

Berührung berührt

Die Qualität der Berührung ist für die Wahrnehmung sterbender Menschen von elementarer Bedeutung. Der französische Psychoanalytiker Didier Anzieu, 1918–1999, sprach vom *„Haut-Ich"* (1998, S. 114), wonach eine Berührung neben der äußeren Wahrnehmung auch einen inneren Eindruck hinterlässt. Der Ursprung des Wortes „berühren" findet sich im mittelhochdeutschen „berüeren", das bedeutet „anfassen", „antreiben", „bewegen". Dem Wort untergeordnete Begriffe sind beispielsweise „streifen" oder „tätscheln", Gegensatzwörter sind „loslassen", „totschweigen" und „kalt lassen" (Wortbedeutung.info, o. J.b, o. S.).

In der Finalphase des Lebens kann über eine achtsame Berührung mitunter mehr vermittelt werden als über das Gesprochene. Ob das Berührt-Werden positiv erfahren wird, ist zu einem großen Teil von der inneren Haltung und Vorgehensweise der Person, von der die Berührung ausgeht, abhängig. Je mehr sie dem sterbenden Menschen liebevoll zugewandt ist und mit wachem Interesse seine momentanen Bedürfnisse zu erfüllen trachtet, desto eher erfolgt der zwischenmenschliche Kontakt feinfühlig und bedürfnisgerecht.

In der Gesundheits- und Krankenpflege hat sich bedauerlicherweise das unreflektierte Tragen von Latexhandschuhen eingebürgert, auch dann, wenn an der Haut der Pflegebedürftigen keine

Auffälligkeiten zu beobachten sind und es zu keinem Kontakt mit Körpersekreten kommt. Auf die Frage, wovor diese mechanische Barriere, etwa bei der Waschung des Gesichts, denn schützen solle, antworten Pflegekräfte häufig achselzuckend: *„Das ist Routine, wir sind es gewohnt, Handschuhe zu tragen."* Vor allem jene Menschen, die wenige oder keine Angehörigen mehr haben, sind auf den zwischenmenschlichen Hautkontakt angewiesen. Wenn sie sich nach einer Waschung mit behandschuhten Händen bestenfalls körperlich sauber fühlen, bleibt ihr Seelenleben unberührt, weil es sich lediglich um ein „Anfassen" von Körperteilen mit einer Schutzbarriere aus Latex handelt. Berührung, falls sie einen nicht kalt lassen soll, ist viel mehr als bloßes Anfassen oder beiläufiges Tätscheln. Berühren hat mit dem Berührt-Werden im emotionalen Sinn zu tun. Wer unreflektiert zu Handschuhen greift, ignoriert das Bedürfnis nach menschlicher Nähe durch Hautkontakt, und die zwischenmenschliche Beziehung bleibt unterkühlt.

Während meiner Ausbildung zur Gesundheits- und Krankenpflegerin bekam ich von einer Lehrperson ein Gedicht geschenkt, in dem von der Hand als ein wertvolles „Werkzeug" für die Pflege die Rede ist. Ich möchte es mit Ihnen, liebe Lesende, teilen.

Deine Hand so weich und warm,
nimmt die meine zum Gruße an,
oder auch zum festen Griff.

Neben Halten und Gehalten-Werden,
zwischen Geben und Nehmen,
und ohne Ahnung für die meisten von uns,
ist der Gebrauch der Hand in der Pflege die größte Kunst.

Ohne aber hinzuspüren,
wenn sich Haut und Hand berühren,
oft die Schmerzen größer sind.

Zeig dir selbst, wenn es dir gelingt,
wie anders jetzt ich reagiere, wenn ich deine Liebe spüre.
Weil deine Hand das Werkzeug ist,
mit der du all dein Tun vermittelst […].

Oft ziehst du den Handschuh an,
weil Hygiene Vorschrift ist.
Weißt du, dass es schrecklich ist,
wenn meine Haut nur Plastik spürt?
Es ist so selten geworden, dass mich jemand berührt.

Oder hast du Angst, mit Gefühl mir zu begegnen?
Offensichtlich die Barriere ist,
weil du nie die Distanz vergisst.

Nähe ist nicht leicht für dich,
ohne Angst nicht zu ertragen.
Worte können niemals sagen,
was deine Hände wortlos geben:
Sie sind ein Fluch oder der größte Segen.
(Verfasser*in unbekannt)

Sterbende reagieren häufig nonverbal

Ist eine verbale Kommunikation nicht mehr möglich, erfolgt die Resonanz des sterbenden Menschen sowohl auf die Berührung als auch auf die Person, die ihn berührt, über nicht sprachliche Reaktionen, die individuell und situativ interpretiert werden müssen. Während die Kontaktaufnahme an der Wange durch eine vertraute Person beruhigend wirkt, löst das Streicheln an derselben Körperstelle Abwehrreaktionen aus, wenn eine konfliktbeladene Beziehung zwischen der sterbenden Person und dem Menschen, der die Berührung ausführt, vorliegt. Widerstand und Ablehnung zeigen sich etwa durch eine rasch auftretende Hautrötung, eine oberflächliche beschleunigte Atmung, eine vermehrte Schweißsekretion oder durch motorische Unruhe. Wird eine taktile Kontaktaufnahme zuvor nicht angekündigt bzw. erfolgt sie frei von emotionaler Beteiligung, ruft sie im ungünstigsten Falle körperliche Anspannung, Agitation oder Angst hervor.

Taktile Begrüßung und Überbringen von geistigem Gedankengut

Fröhlich empfiehlt, stets an derselben (öffentlichen) Körperstelle eine initiale Berührung durchzuführen, ehe dort eine Pflegehandlung durchgeführt wird, beispielsweise an der Hand oder an der Schulter (Fröhlich in Nyhdal & Bartoszek, 2003, S. 108). In dieser Weise werden die Betroffenen begrüßt und auf eine Intervention sanft vorbereitet. Somnolente Menschen und jene mit kognitiven Beeinträchtigungen benötigen mehr Zeit, um eine Berührung wahrzunehmen und darauf zu reagieren. Das ruhige Auflegen einer warmen Hand im Bereich der oberen Hälfte des Brustbeins, in einer Haltung der inneren Zugewandtheit, löst bei der sterbenden Person durchweg das Empfinden von Behütet-Sein, Verbundenheit und Trost aus. Eignet sich der Oberkörper für die Handauflegung nicht, eventuell weil dieses Körperareal für den sterbenden Menschen eine Intimzone ist, kann stattdessen eine Stelle am Arm berührt werden.

Der Handauflegung kommt auch im religiösen Kontext eine heilsame Bedeutung zu. Jesus von Nazareth *„legte einem jeden die Hände auf und machte sie* [Kranke und Aussätzige] *gesund"* (Bibleserver, 2016, Lukas 4,40). Gesund-Sein bedeutet nicht unbedingt frei von Krankheit zu sein: Selbst ein schwer erkrankter und von schwerem Schicksal beladener Mensch kann seelisch und geistig heil sein, etwa wenn er die Kraft aufbringt, die Realität anzunehmen, sich dem Unvermeidbaren vertrauensvoll hinzugeben, den schwierigen Umständen und Ungewissheiten zum Trotz. Er kann demnach „gesünder" sein als eine körperlich unversehrte Person. Über die körperliche Berührung ist es zudem möglich, einander wertvolles geistiges Gedankengut zu schenken: *„Oder habt ihr etwa vergessen, dass euer Körper ein Tempel des Heiligen Geistes ist [...]?"* (BibleServer, 2016, 1. Korinther 6,19). Die Hände überbringen gleichsam die geistige Haltung eines

Menschen: Mitgefühl und Trost, Verbundenheit und Liebe, Ruhe und Hoffnung.

Wessen Bedürfnis wird erfüllt?

Für einen sterbenden Menschen macht es einen Unterschied, welche Ziele die Pflegenden intendieren: Stehen der saubere Körper, das gepflegte äußere Erscheinungsbild, die faltenfreie Bettdecke und der Wohlgeruch im Zimmer im Fokus der Aufmerksamkeit oder sind sie vom Wunsch, die Bedürfnisse der zu Pflegenden wahrzunehmen, zu erfühlen und zu erfüllen, beseelt? Eine Berührung, die tendenziell mechanisch und zweckorientiert erfolgt, lässt den Menschen in seiner Feinfühligkeit und Verletzbarkeit außer Acht, führt zur Leidvermehrung und ist mit einer ganzheitlichen würdevollen Pflege unvereinbar. Pflegende, ob im privaten oder beruflichen Kontext, sollten sich kritisch hinterfragen, wessen Bedürfnisse sie wirklich zu erfüllen trachten: die der sterbenden Person oder die eigenen?

Das Leben in Todesnähe verändert das Bedürfnis nach Körperkontakt

Das Leben in Todesnähe unterliegt einem tiefgreifenden Wandel: Der hinscheidende Mensch zieht seine Aufmerksamkeit zunehmend von der Außenwelt ab, um sich mehr und mehr dem inneren Raum zuzuwenden. Dies hat Auswirkungen auf das Wahrnehmen von Berührungen. Auf taktile Begegnungsangebote reagieren Sterbende empfindsamer, etwa indem sie stöhnen, das Gesicht verziehen, behagliche oder leidvolle Laute von sich geben. Die körperliche Nähe, die vielleicht jahrzehntelang das Zusammenleben eines Paares bereicherte, kann in den letzten Lebenstagen als zu distanziert oder zu nahe, als zu kurz oder zu lange, als zu sanft oder zu intensiv wahrgenommen werden. Mitunter wechselt im Sterbeprozess das Bedürfnis nach Nähe und Distanz binnen weniger Minuten. Was zuvor noch angenehm war, erweist sich im nächsten Moment als irritierend.

Während Marie wochenlang Umarmungen und zärtliche Berührungen durch Familienangehörige ersehnte, empfand sie in den letzten Lebensstunden schon das behutsame Berühren der Hände als leidig und störend. Sie zog die Arme unter die Bettdecke, legte die Stirn in Falten, drehte den Kopf zur Seite und gab ein tiefes sonores „Nein" von sich.

Eine andere Frau in Todesnähe, Georgine, in der Regel wollte sie vom Ehegatten in den Armen gehalten und gewiegt werden, schloss die Augen und wandte sich von ihm ab, sobald er sich ihr näherte. Für begleitende Angehörige sind diese Reaktionen verstörend, jedoch sind sie gewiss nicht als persönliche Zurückweisung zu verstehen; sie sind vielmehr Ausdruck der Lossagung von äußeren Belangen und des Rückzugs nach innen. Statt in den Schmerz der Kränkung durch Ablehnung zu gehen oder in Betriebsamkeit und Ablenkung zu flüchten, führt das bedingungslose Annehmen des So-Seins im jeweiligen Augenblick zur Entlastung, auch wenn dies den eigenen Hoffnungen widerspricht.

Berührung kann für Sterbende unannehmbar und für Pflegende undurchführbar sein

---

Berührung ist mitunter nicht nur für den sterbenden Menschen unannehmbar, sie kann auch für betreuende Angehörige undurchführbar sein, z. B. wenn ein erwachsenes Kind den zu pflegenden Elternteil zuvor nie nackt gesehen hat oder eine emotionale Barriere zu ihm besteht. Bei einem Liebespaar kann auch Scham eine Rolle spielen, etwa dann, wenn die Intimregion, die bislang beim Liebesakt lustvoll wahrgenommen wurde, plötzlich entblößt wird, um Exkremente zu entfernen oder den Wechsel der Inkontinenzversorgung durchzuführen. Es ist kein Ausdruck von persönlicher

116

Unzulänglichkeit oder von Versagen, vielmehr von Persönlichkeitsstärke, wenn pflegende Angehörige die Körperreinigung oder die Intimpflege Sterbender, weil sie beispielsweise spüren, dass sie die gewohnte wohltuende Distanz empfindsam stören und Verlegenheit erwirken würden, fachlich geschulten Personen zu überlassen.

Durchführung der Intimpflege bei Menschen mit sexuellen missbräuchlichen Erfahrungen

Kulturelle, religiöse und weltanschauliche Vorstellungen, ebenso missbräuchliche sexuelle Erfahrungen, beeinflussen die subjektive Wahrnehmung von Berührungen durch andere. Maida, eine palliativ erkrankte dreißigjährige kroatisch sprechende Patientin, wurde auf der Palliativstation betreut. Sie reagierte panisch und schrie gellend, sobald ihr eine Pflegekraft andeutete, die Intimpflege durchführen zu wollen. Blitzschnell zog sie die Bettdecke zum Kinn und krallte sich daran fest. Die Augen waren weit offen, der Blick ängstlich, die Muskulatur angespannt, sie kreuzte die Beine mit aller Kraft. Weil sie panisch reagierte, konnte der Arzt für Untersuchungszwecke kein Blut entnehmen, weil die Venen nahezu blutleer waren.

Andere reagieren beispielsweise mit körperlicher Reglosigkeit, die keinesfalls als ein Ausdruck von Zustimmung und Wohlergehen zu werten ist. Es ist nicht zwingend erforderlich, über die Lebensgeschichte eines Menschen in allen Details Bescheid zu wissen. Vermutlich war bei Maida das Ausgeliefert-Sein infolge der terminalen Schwäche der Auslöser für das Erinnern sexueller missbräuchlicher Erfahrungen.

Um Maida den maßgeblichen Respekt entgegenzubringen und den Schutz ihrer intimen Sphäre zu garantieren, wurde ihr ein großes weiches Kissen gereicht, das sie sogleich auf den Unterleib legte. *„Maida, ja, diese Körperregion ist besonders empfindsam und schützenswert",* wurde ihr in sanftmütigem Tonfall gesagt. Die zentrale Aufgabe lag darin, zu Maida eine vertrauensvolle Beziehung aufzubauen, weshalb so lange wie möglich auf die Intimpflege verzichtet wurde. Weil es ihr auch nach mehreren Tagen nicht möglich war, sich von der Angst zu distanzieren und die Waschung des Genitalbereichs zuzulassen, verordnete der Arzt eine subkutane Kurzinfusion mit dem Medikament Midazolan®. Nach wenigen Minuten entfaltete das Benzodiazepin seine angstlösende und schlaffördernde Wirkung und Maida schlief eine halbe Stunde lang. In dieser Zeit wurde die Körperpflege sowie der Wechsel der Kleidung und der Bettwäsche durchgeführt. Im Pflegeteam wurde mit Bedacht darauf geachtet, dass Maida nach Möglichkeit immer von derselben Pflegekraft betreut wurde, um sie keinem unnötigen Stress durch einen Personalwechsel auszusetzen. Individuelle Vorlieben und Gewohnheiten, von ihr bevorzugte Pflegeprodukte und bewährte Handlungsabläufe, wurden respektiert und sorgfältig dokumentiert, um auch in diesem Punkt eine höchstmögliche Kontinuität zu garantieren. Schließlich schöpfte Maida doch zunehmend Vertrauen.

Mit jemandem in der Muttersprache sprechen zu können, verleiht einen Hauch von Heimatgefühl. Unverzichtbar erwies sich der Dienst der Dolmetscherin, die Maidas Heimatdialekt beherrschte und bald ihre engste Vertraute wurde. Damit insbesondere die Pflege der Intimregion weitestgehend durch Maida selbst erfolgen konnte, wurde ein nasser Lappen über ihre Hand gestreift und von einer Pflegeperson geführt. In dieser Weise berührte nicht die Pflegende das sensible Körperareal, die Patientin berührte es selbst. Zwischen den Schamlippen hatten sich Krusten mit eingetrocknetem Scheidensekret gebildet. Um die Verkrustungen schmerzfrei zu lösen, um einer Keimbesiedelung und einem Harnwegsinfekt vorzubeugen, wurde ihr eine lauwarme Spülung mit Kamillentee angeboten, derweil ihr Gesäß auf einem weich gepolsterten Steckbecken lag. Anschließend tupfte sie selbst, wiederum mit der geführten Hand, die Haut mit einem warmen weichen Baumwolltuch trocken. Als sie dazu zu schwach war, verfolgte sie die Intimpflege mit einem Handspiegel. Irgendwann „vergaß" sie den Spiegel und ließ die Pflege durch andere vertrauend zu. Maida war es möglich geworden, Angst in Zutrauen zu wandeln, was bei Weitem nicht nur für die Ermöglichung der Intimpflege bedeutsam war, sondern vor dem Hintergrund ihrer Erlebensgeschichte die Überwindung einer das Dasein betreffenden Herausforderung bedeutete. Ungeachtet der furchterregenden gräulichen Erfahrungen im Leben eines Menschen wirkt die ehrliche liebende Zuwendung selbst bei tiefen seelischen Wunden trostreich und heilsam.

(Nächsten-)Liebe drückt sich durch Zärtlichkeit aus

Sterbende sehnen sich nach Zärtlichkeit, einem Ausdruck *„unmittelbarer Nächstenliebe"* (Fromm, 2008, S. 68). Die wenigsten sprechen dieses Bedürfnis aus. Werden sie danach gefragt, berichten viele Sterbende, dass sie kaum noch zärtliche Berührungen erfahren. Zartsinnigkeit, die sich körperlich und geistig offenbart, etwa durch die erotische Liebe zwischen zwei Personen, ist am starken Wunsch erkennbar, sich mit einem Menschen zu vereinen, was über den körperlichen Ausdruck und ebenso auf geistigem Wege erfolgen kann. Liebe versucht, die andere bzw. den anderen in ihrem bzw. seinem Innersten zu erfahren, um ihr bzw. ihm aus dem eigenen Wesen heraus die eigene Liebe zu schenken.

Das innige Beisammensein lebt ebenso von zärtlichen körperlichen Zuwendungen wie Umarmungen, das Einander-in-den-Armen-Wiegen, Streicheln, Küssen oder liebevolles Salben mit wohlduftenden Lotionen. Die feinsinnige Liebe wird dann spürbar, wenn die Hand der bzw. des einen auf dem Brustkorb der bzw. des anderen ruht, um gegenseitig die innige Zugewandtheit und den Atem des Lebens zu spüren. Das Hormon Oxytocin, das bei Zärtlichkeit ausgeschüttet wird, verleiht Gefühle von Geborgenheit und Bindung. Nachweislich senkt sich die körperliche Spannung.

Nachdem sich Irene unbekleidet zu ihrem im Sterben liegenden geliebten Mann ins Bett gekuschelt hatte, atmete er ruhiger und er konnte sich körperlich entspannen. *„Am liebsten wäre ich in ihn hineingekrabbelt"*, erzählte sie. Die Liebe lebt vom Aufgehen in den Augen-Blicken der geliebten Person, vom dankbaren einander Zunicken, von vertrauten Gesten als Ausdruck gegenseitigen Einverständnisses. Falls Sie mehr über „Zärtlichkeit und Intimität bei schwerer Krankheit" wissen wollen, steht Ihnen hierzu mein 2022 erschienenes Buch zur Verfügung.

Jede Berührung kann die letzte sein

Jede Berührung von palliativ erkrankten Menschen kann die letzte sein. In Dankbarkeit erinnere ich mich an die letzte Waschung meines schwer kranken Vaters, die ich mit Einbruch der Dämmerung zelebrierte und bei der ich mich von ihm bewusst verabschiedete. Zu diesem Zeitpunkt war mein Vater extrem geschwächt. Ganz langsam wusch, trocknete und salbte ich seinen Leib. Er nahm dies dankbar an, seufzte tief als Zeichen von Entspannung. Insbesondere bei der Pflege der Augen, deren liebevoller und gütiger Blick für mich unvergesslich ist, und noch mehr bei der Berührung seiner großen Hände, die so viele gute Werke vollbracht haben, hielt ich lange inne.

Liebe Lesende, vertrauen Sie Ihrer Intuition und handeln Sie danach. Tun Sie all das, wovon Sie spüren, dass es wichtig für Sie ist. Bedenken Sie, dass jede Stunde und jede Gelegenheit des Zusammenseins mit dem sterbenden Menschen einmalig ist und kein zweites Mal kommt.

Basale Kommunikations- und Begegnungsangebote

Das Bedürfnis nach Berührung ist bei jedem Menschen unterschiedlich stark ausgeprägt. In Todesnähe schwindet die Fähigkeit, Sinneseindrücke realitätsnah einzuordnen, weshalb Reizangebote und Wahrnehmungskanäle mit Bedacht zu wählen sind. Weil für Sterbende Gefühle von Sicherheit und Geborgenheit zentral sind, kommt insbesondere der Orientierung am eigenen Körper und der Wahrnehmung der Leibespositur im Raum eine Bedeutung zu.

Andreas Fröhlich entwickelte in den 1970er-Jahren das Konzept der Basalen Stimulation®, bei dem unter anderem die Berührungsqualität zentral ist (Bienstein & Fröhlich, 2007, S. 46). Das Konzept beruht darauf, dass jeder noch so wahrnehmungsbeeinträchtigte Mensch über eine Restwahrnehmungs- und Erlebensfähigkeit verfügt, somit wahrnehmungs- und erlebnisfähig ist, auch wenn dies für Außenstehende nicht erkennbar ist. Die Aufnahmefähigkeit von Sinneseindrücken kann bis zuletzt, auch bei motorisch unruhigen und desorientierten Menschen, gefördert werden.

Bei einer Wahrnehmungsstörung liegt keine Schädigung der Sinnesorgane vor. Vielmehr handelt es sich um die Beeinträchtigung der sinngebenden Wahrnehmung von Sinneseindrücken im Gehirn. „Basal" bedeutet „grundlegend" und „voraussetzungslos". Die auf Wahrnehmungsförderung angewiesenen Personen müssen vorab keinerlei Voraussetzungen erfüllen oder bestimmte Fähigkeiten mitbringen. Mit „Stimulation" ist die Anregung bzw. Erregung von Sinnesreizen über die verschiedenen Sinneskanäle gemeint. Dadurch wird ein nicht sprachlicher Dialog zwischen den Erkrankten und den Betreuenden möglich, über Berührungen, über den Gleichgewichtssinn, über das Sehen, Riechen, Schmecken oder Hören (Bienstein & Fröhlich, 2007, S. 41).

Selbsterfahrung zum Thema:
„Vier Bereiche meines Körpers"

Diese Selbsterfahrung, „Vier Bereiche meines Körpers", hat die Bewusstmachung der verschiedenen Körperbereiche zum Ziel. Pflegende sollen hierdurch die hohe Relevanz dieses Themas erfahren und maßgebende Folgerungen für die Pflege der Sterbenden ableiten. Fröhlich (1997, S. 53) unterscheidet vier Körperbereiche: öffentliche, halböffentliche, private und intime.

◊ Bemalen Sie jene Bereiche Ihres Körpers mit **grüner** Farbe, die „öffentlich" sind, an denen Sie nahezu alle Menschen berühren dürfen.

◊ Jene Bereiche, die für Sie „halböffentlich" und beispielsweise für gute Bekannte zugänglich sind, werden mit **blauer** Farbe bemalt.

◊ „Private" Bereiche sind Körperpartien, die nur nahestehende Personen, Familienangehörige und enge Freunde, berühren dürfen. Kennzeichnen Sie diese mit **violetter** Farbe.

◊ Bemalen Sie „intime" Areale, all jene, die z. B. nur im Rahmen einer erotischen Liebesbeziehung von der Partnerin*vom Partner berührt werden dürfen, mit **roter** Farbe.

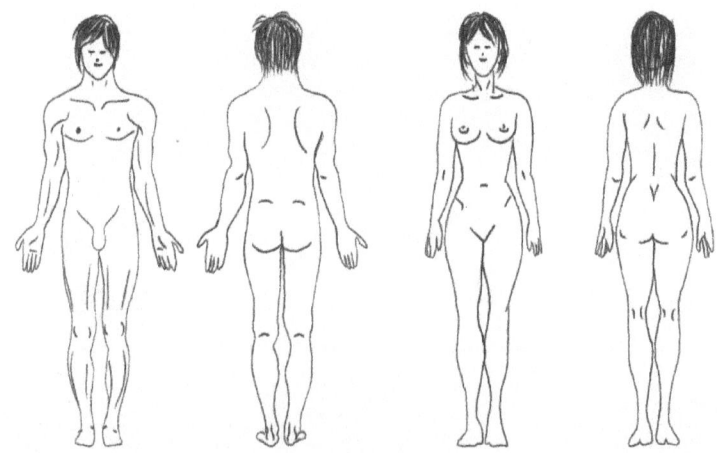

Abbildung 23: Die vier Körperbereiche des Menschen

Färben Sie die Ihrem Geschlecht entsprechende Körpervorder- und -hinterseite. Vergleichen Sie anschließend die angemalte Skizze Ihres Körpers mit der eines Mitmenschen und forschen Sie nach

122

Gemeinsamkeiten und Unterschieden. Sie werden vielleicht feststellen, dass die Hände für sie beide öffentliche Areale sind, hingegen können Bereiche, die für Sie bereits privat oder gar intim sind, für die andere Person noch halböffentlich sein.

Je weniger Sinne einem Menschen zur Verfügung stehen, desto wichtiger erweist sich ein Mehrverständnis über die vier Körperbereiche. Ehe ein Schaumstoffstäbchen zwecks Befeuchtung der Schleimhaut in die intime Mundhöhle eingeführt wird, wird zuvor günstigstenfalls eine vertrauensbildende Maßnahme, beispielsweise eine beruhigende Einreibung der Hände, angeboten. Oder, um ein weiteres Beispiel zu nennen, bevor die Bettdecke entfernt und der Intimbereich zwecks Reinigung entblößt wird, erfolgt zuerst die Pflege einer öffentlichen und halböffentlichen Körperregion. Durch diese langsame Kontaktanbahnung kann die sterbende Person die Pflege intimer Bereiche eher zulassen, möglichst frei von Unbehagen und Angst.

Die Wahrnehmung der Körpergrenzen und der Leibespositur im Raum

Über den Lage-, Stell- oder Positionssinn, eine Wahrnehmungsqualität aus dem Bereich der Tiefensensibilität, erhält ein Mensch Informationen über die aktuelle Position des Körpers im Raum, ob er z. B. steht oder sitzt, ob der Oberkörper erhöht oder flach positioniert ist. Das Gefühl für die Positur des Körpers im Raum kommt Sterbenden schleichend abhanden. Unbewusst „suchen" sie die körperliche Begrenzung, etwa indem sie sich im Bett, unter hohem Kraftaufwand, solange bewegen, bis sie sich an einer Wand oder an der Seitensicherung der Liegestatt anlehnen und sich dadurch besser spüren können.

Das Lageempfinden des Körpers kann verbessert werden, indem die Außenseiten des Brustkorbes und/oder des Rückens mit den flach aufliegenden Händen und mit eher festem Druck ausgestrichen werden. Bei der Pflege der Extremitäten soll die Pflegeperson je einen Waschlappen über die Hände stülpen und die Gliedmaßen jeweils von den Schultern bis zu den Fingerkuppen und von den Hüften bis zu den Zehenspitzen in einem Zug waschen. Abtrocknen und Eincremen erfolgen in derselben Weise. Die Körperwahrnehmung wird auch durch das körpernahe Anlegen von Kleidung verbessert. Durch das Anziehen von Socken mit weitem elastischem Bund „weiß" die wahrnehmungsbeeinträchtigte Person, wie lang der Körper ist und wo er endet.

Was geschieht, wenn das Bewusstsein für die Körpergrenzen verloren geht?

Werden die Körpergrenzen weder durch gezielte Berührungen noch durch anliegende Kleidung bewusst gemacht, nehmen Individuen, die nur noch über wenig Kraft zur Eigenbewegung verfügen, den Körper länger, breiter und schwerer wahr, als er tatsächlich ist.

Die Skizze zeigt, wie sich das Körpergefühl nach einem dreißigminütigen bewegungslosen Liegen und nach einer Stunde verändert. Die vertikalen Linien markieren die Breitseite eines Bettes. Zuerst verschmelzen die Arme und Hände, dann die Beine und Füße zu einer Masse. Auch die gefühlte Körpergröße stimmt mit der Realität nicht mehr überein. Bald werden alle Körperstrukturen nur noch undifferenziert

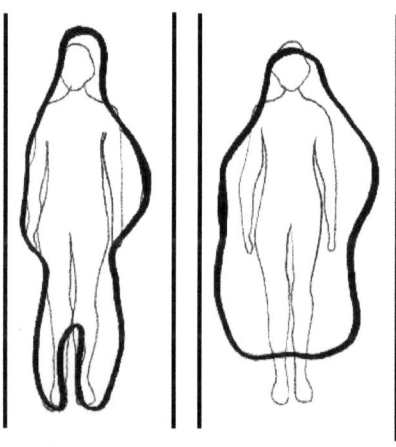

Abbildung 24: Die Veränderung der Körperwahrnehmung
a) nach 30 Minuten (linke Skizze),
b) nach einer Stunde (rechte Skizze)

wahrgenommen. Der Körper gleicht einem schweren Klumpen, der das ganze Bett ausfüllt. Je weicher eine Matratze ist, desto rascher kommt es zu dieser leidvollen Wahrnehmung. Fröhlich spricht in diesem Zusammenhang von einer *„degenerierenden Habituation"* (Fröhlich in Nyhdal & Bartoszek, 2003, S. 19). Werden Bettlägerige mit dieser gestörten Körperwahrnehmung zur Seite gedreht, etwa um das Bettlaken zu wechseln, reagieren sie verständlicherweise angespannt und gestresst, weil sie Angst haben, aus dem Bett zu stürzen. Eine Superweichlagerung, etwa durch eine Wechseldruckmatratze, beschleunigt insbesondere dann das unerwünschte Schwinden der differenzierten Körperwahrnehmung, wenn die Körpergrenzen nicht regelmäßig fühlbar gemacht werden.

Wirkt eine Person besonders unruhig oder ängstlich und ist sie zudem bettlägerig, kann nach vorausgehenden beruhigenden Streichungen ein Kopftuch angelegt werden, weil dadurch ein Gefühl des Gehalten- und Getröstet-Seins vermittelt wird. Das Kopftuch unter dem Kinn zu verknoten, ist nicht erforderlich. Das Tuch, ebenso das Streichen über das Kopfhaar, erinnern unbewusst an die in der frühen Kindheit erfahrenen wohltuenden Berührungen der Mutter und lösen ein ähnliches Wohlgefühl aus.

Umgrenzende Lagerung –
Liegen wie in einem Nestchen

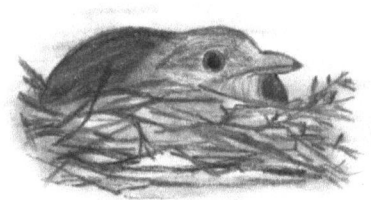

Eine umgrenzende Lagerung fühlt sich für einen Menschen an, als liege er in einem warmen Nestchen.

Abbildung 25: Rundum begrenzt, wie ein Vögelchen im Nest

Indem zusammengerollte Decken entlang der rechten und linken Körperseite gelegt werden, auch der Kopf und die Arme kommen auf ihnen zu liegen, führt das zu einem intensiven Gefühl des Gehalten-Seins und das Bewusstsein für die Körpergrenzen wird gestärkt.

Achtung Spitzfußrisiko!

Die Bettdecke wird zwecks Bewusstmachung der Körpergrenzen entlang der Körperaußenseiten modelliert. Keinesfalls darf sie straff über die Füße gespannt werden! Dies oder der anhaltende Druck der Bettdecke auf den Füßen kann zu schmerzhaften Deformitäten, Spitzfüße, führen. Hierbei sind die Vorfüße pathologisch gestreckt. Vorbeugend soll im Rahmen der Krankenpflege und Physiotherapie die Eigenbewegung der Füße gefördert werden,

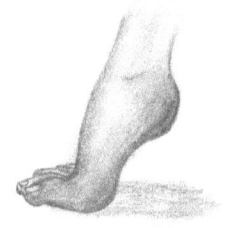

Abbildung 26: Spitzfuß

etwa durch Kreisen, Strecken und Beugen der Zehen und Fußgelenke, durch das Aufstellen der Beine und das zielgerichtete Treten nach harten Gegenständen. Beim Aufsitzen sollten die Füße mit den ganzen Fußsohlen im 90-Grad-Winkel auf dem Boden oder auf einem Fußschemel stehen.

Stimulation über den Gleichgewichtssinn

Die Stimulation über den Gleichgewichtssinn, „vestibuläre Stimulation", erfolgt z. B. durch das sanfte Wiegen des Kopfes in einem Handtuch. Ebenso können die Hände zu Schalen geformt und das Haupt darin sanft hin und her bewegt werden. Nachdem eine Extremität auf ein Badetuch gelegt wurde, wird das Tuch angehoben

126

und der Arm oder das Bein darin sanft gewiegt. Überhaupt unterstützt das Wiegen eines Menschen, ob in den Armen einer Person oder im Tragetuch, die Funktion des Lagesinns.

Die sanften Klänge und Schwingungen von Sansula, Klangei und Klangeiliege

Die Sansula, ein aus Afrika stammendes Musikinstrument, gehört zur Gruppe der Kalimba, diese wiederum zählen zu den Lammelophonen. Beim Anspielen erzeugt jede Lamelle ein weiches und obertonreiches Schwingungsprofil, das durch die Membran und den Resonanzkasten verstärkt wird.

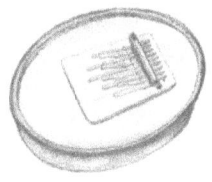

Abbildung 27: Sansula

Egal, welche Lamellen gezupft werden, alle Töne harmonieren miteinander. Durch leichtes Heben und Senken des Rahmens wird die Klangfarbe moduliert. Das Spielen dieses Instruments erfordert keine Schulung.

Die Schwingungen des Klangeis entfalten ihre beruhigende, harmonisierende und tiefenentspannende Wirkung entweder durch die Beschallung des Raumes oder direkt spürbar am Körper. In der Initialphase des Sterbeprozesses kann das Ei beispielsweise auf das Nachtkästchen oder auf die Bettmatratze gestellt werden. Im Handel wird ein umfangreiches Repertoire an sanften magischen Klangwelten angeboten.

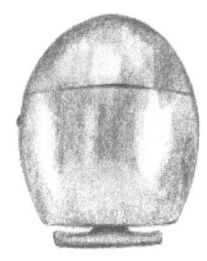

Abbildung 28: Klangei

Auf der Klangeiliege werden die Schwingungsübertragung und das Klangerlebnis besonders intensiv wahrgenommen.

127

✿ ◆ ✿ ◆ ✿ ◆ ✿ ◆ ✿ ◆ ✿ ◆ ✿ ◆ ✿ ◆ ✿ ◆ ✿ ◆ ✿

Bedenke, dass jede körperliche Berüh-
rung auch emotional berührt.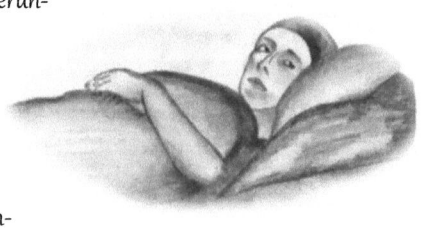
Sie ist das Fundament jeder
Beziehung, sowohl zu dir
selbst als auch zu deinen Mitmenschen.

Bitte sieh von einer überhasteten Arbeitsweise ab, ebenso von punktuellen,
oberflächlichen und abgehackten Berührungen. Sie sind nichtssagend und
vermitteln Beiläufigkeit.

Wer oder was bin ich für dich, wenn du auch beim Berühren meiner Hände
oder meines Gesichtes eine Latexbarriere zwischen uns errichtest? Ein
Mensch oder ein Stück Holz? Wenn du mich prinzipiell mit Handschuhen
berührst, fühle ich mich wie ein Stück Holz oder wie ein Klumpen Fleisch,
vor dem du dich womöglich ekelst.

Wenn du es versäumst, mir meine Körpergrenzen spürbar bewusst zu machen, habe ich Angst, beim Seitwärtsdrehen aus dem Bett zu stürzen. Ich
nehme meinen Leib dann länger, breiter und schwerer wahr, als er es tatsächlich ist.

Überdies ist es mir nicht möglich, Berührungen von jeder Person und zu jeder Zeit gleichermaßen zuzulassen, das betrifft insbesondere die Waschung
meiner intimen Körperzonen. Umgekehrt ist es für mich nachvollziehbar,

wenn du eine andere Person um die Durchführung der Pflege meines Körpers bittest, wenn dir diese Pflegehandlung unangenehm ist. Weder brauchst du dich deswegen zu erklären noch zu rechtfertigen.

Und noch etwas solltest du von mir wissen. Immer noch bin ich ein fühlendes Wesen. Die Möglichkeit des ungestörten Zusammenseins mit meinem Partner ist für uns beide unverzichtbar. Wir wollen einander die zärtliche Liebe schenken, ganz in unserer Weise.

Lauretta

❀ ◆ ❀ ◆ ❀ ◆ ❀ ◆ ❀ ◆ ❀ ◆ ❀ ◆ ❀ ◆ ❀ ◆ ❀

Die Körperwaschung

„Einer Person, die nur unseren Körper sieht, bleiben unser Herz,
unsere Seele und unser wahres Selbst verborgen.
Wir werden zu einem Stück Holz, das ins Feuer geworfen wird,
um den Befriedigungsmechanismus der anderen anzuheizen.“
(Levine, 2001, S. 177)

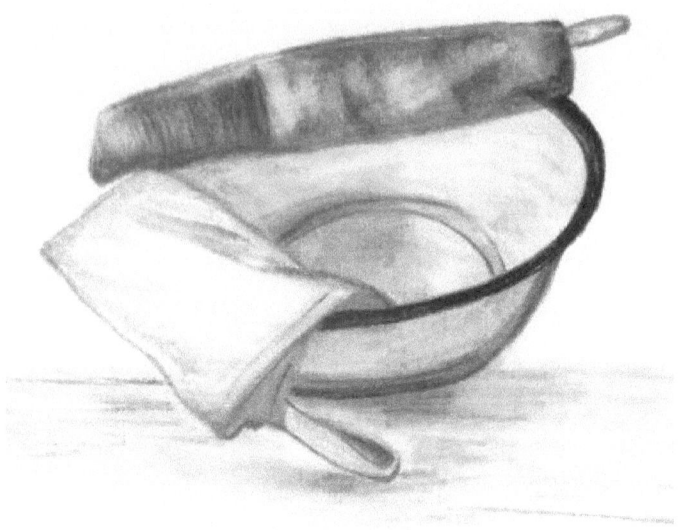

Abbildung 29: Die Körperwaschung verleiht ein Wohlgefühl

Die Waschung des sterbenden Menschen hat weniger die Reinigung, vielmehr die Steigerung des Wohlbefindens und den unverzichtbaren Schutz der Intimsphäre zum Ziel.

Die Körperwaschung

Eine reinigende Körperwaschung erfolgt zu den gewohnten Zeiten und ist zusätzlich beispielsweise bei Fieber, bei einer starken Schweißsekretion sowie bei einem Harn- und/oder Stuhlabgang erforderlich. Durch das Waschen, sorgfältige Abtrocknen und Eincremen der Haut wird ein feuchtes Hautmilieu in den Hautfalten vermieden, wodurch einer Hautentzündung, der Bildung von Ekzemen und dem Risiko von Intertrigo und Dekubitus vorgebeugt wird. Ist eine Ganzkörperwaschung zu anstrengend, wird die Körperpflege in mehreren Schritten und über den Tag verteilt durchgeführt. Diese „kleinen Waschungen" verleihen überdies das Gefühl des durchgängigen Gepflegt-Seins.

Intertrigoprophylaxe

Intertrigo, das „Wund-Sein", entsteht, wenn Haut auf Haut liegt. Die Haut kann nicht mehr „atmen", es bildet sich eine feuchte Kammer. Für Intertrigo besonders anfällige Areale sind die Achselhöhlen, die Haut unter den Brüsten, die Bauch- und Leistenfalten, der Genitalbereich und die Analfalte. Die Pflege dieser Hautregionen sollte nur mit Wasser erfolgen, anschließend wird die Haut schonend trocken getupft. Bei einer erhöhten Schweißabsonderung wird saugendes Material, ein dünnes Leinentuch oder eine Vlieskompresse, faltenfrei in die gefährdete Hautfalte gelegt.

Ein Gemisch aus Reispulver, es wirkt kühlend, beruhigend und ist flüssigkeitsbindend, und hochwertige ätherische Essenzen wie Palmarosa, Vetiver oder Lavendel wirken bei starker Schweißsekretion prophylaktisch im Hinblick auf die Entstehung von Intertrigo. Die Mischung wird in eine Puderdose oder in einen gläsernen Gewürzstreuer gefüllt und einige Tage zum Durchziehen stehen gelassen. Zur schonenden Entfernung des Pulvers eignet sich Rosen- oder Lavendel-Hydrolat.

Dekubitusprophylaxe

Ein Dekubitus, auch Druckgeschwür oder Wundliegen genannt, entsteht, wenn ein Hautbezirk über längere Zeit dem Druck durch das Eigengewicht des Körpers ausgesetzt ist. Folgend kommt es zur Mangeldurchblutung des Gewebes, das nicht mehr ausreichend mit Sauerstoff und Nährstoffen versorgt wird. Ob kurzzeitig ein starker Druck oder über einen längeren Zeitraum ein leichter Druck auf das Gewebe ausgeübt wird, ist unbedeutend.

Wirken zudem Scherkräfte, kommt es zur Verschiebung der obersten Hautschicht bei gleichzeitigem Nichtverschieben der unteren Hautlagen. Die Gefahr der Gewebeschädigung steigt dadurch noch mehr, weshalb bei einer Umpositionierung auf jegliches Ziehen und Zerren am Körper oder an der Bettwäsche verzichtet werden muss.

Jeder bewegungseingeschränkte Mensch, ob über-, normal- oder untergewichtig, kann ein Druckgeschwür entwickeln. Viele Erkrankungen, beispielsweise Lähmungen, Sensibilitätsstörungen oder Diabetes mellitus, begünstigen das Wundliegen. Gefährdete Körperstellen sind, je nach Körperposition, die Ohren, die Jochbeine, das Hinterhaupt, die Schultern, die Wirbelsäule, die Ellenbogen, die Beckenkämme, die Sitzbeinhöcker, die Kniegelenke, die Schienbeine, die Fersen und die Fußknöchel. Die Betroffenen empfinden lokal umgrenzte Schmerzen, die Haut zeigt eine rötlich-violette Färbung. Mit dem einfachen Fingertest kann die Dekubitus-Diagnose rasch gestellt werden. Hierzu wird mit einem Finger für die Dauer von etwa fünf Sekunden auf die gerötete Hautstelle gedrückt. Ist danach die Haut kurzzeitig weißlich, besteht das Risiko eines Dekubitus. Kann eine Rötung mit dem Finger nicht weggedrückt werden, liegt bereits ein Druckgeschwür vor. Eine wichtige Maßnahme ist die Druckentlastung, die bei sterbenden Menschen grundsätzlich reflektiert und schonend erfolgen muss, siehe Kapitel „Eine angenehme Körperposition einnehmen".

Die Körperpflege erfolgt bedürfnisorientiert

Der Zeitpunkt der Körperpflege sowie die Auswahl, Anzahl und Häufigkeit der Pflegemittel sind bei jedem Menschen unterschiedlich und die Varianten an individuellen Pflegeritualen sind vielfältig. Während sich die einen nur dann wohlfühlen, wenn sie täglich zweimal duschen, erachten andere die morgendliche Wäsche des Gesichtes, der Hände und des Intimbereichs für ausreichend.

Ebenso differieren die Wahl der Kleidung, die Häufigkeit des Wechsels und die Beschaffenheit der Körperwäsche. Ist das An- und Ausziehen von Nachtkleidern zu anstrengend, besteht die Möglichkeit, das Gewand an der Rückseite aufzuschneiden und die Kanten mit einem dünnen Satin- oder Samtband zu versäumen. Das Liegen auf den Nahtstellen soll vermieden werden, da dadurch die Entstehung schmerzhafter Druckstellen begünstigt wird.

Mit einer Information an die Familienmitglieder oder mit Hinweisschildern, die an der Tür angebracht werden, wird für Ungestörtheit während der Körperpflege gesorgt und der Schutz der Intimsphäre garantiert. Ein angenehm temperierter luftzugfreier Raum, und falls erwünscht, ein wohlriechender Raumduft oder leise Musik, machen die Pflege zu einer wertvollen behaglichen Körpererfahrung.

Wird die Körperwaschung im Bett vorgenommen, werden zwei Waschbecken vorbereitet, wobei eines für die Pflege des Intimbereichs vorgesehen ist. Warmes Wasser zum Nachfüllen steht in Thermosflaschen bereit. Damit die Pflegehandlung nicht unterbrochen werden muss, werden vor Beginn der Waschung alle Pflegeutensilien und die benötigte Körper- und Bettwäsche griffbereit vorbereitet.

Hautverträgliche Feuchttücher, zur schonenden Entfernung von eingetrockneten Sekreten oder Fäzes, können einfach selbst hergestellt und in einer verschließbaren Box aufbewahrt werden. Hierfür werden Leinentücher in der gewünschten Größe zurechtgeschnitten oder -gerissen und mit einem hochwertigen fetten Pflanzenöl, z. B. mit Kokosöl, übergossen.

Pflegenden Angehörigen wird die Möglichkeit zuteil, dem sterbenden Menschen liebend, behutsam und respektvoll zu begegnen, indem sie seine individuellen Wünsche achten. Unter diesen Voraussetzungen ist es der auf Pflege angewiesenen Person möglich, sich der Obhut und Pflege vertrauend zu überlassen und Hilfe anzunehmen.

So viel und so oft wie nötig,
so behutsam und so wenig wie möglich

Die Pflege der Sterbenden erfolgt in Teilschritten unter Einhaltung von Pausen zur besten Tageszeit und im Tempo der Betroffenen. Je näher der Tod kommt, desto eher gilt der Grundsatz, *so viel und so oft wie nötig, so behutsam und so wenig wie möglich.*

„Mein Vater hat stark geschwitzt", erzählte Karl, der den greisenhaften Vater pflegte, *„er muss dringend gewaschen werden."* Der alte Mann lag zufrieden im Bett, nichts deutete darauf hin, dass er sich wegen der vermehrten Schweißabsonderung unwohl fühlen würde. Oftmals sind die Angehörigen darin gefordert, das reduzierte Bedürfnis nach Pflege seitens der Schwerkranken und Sterbenden zu akzeptieren. Selbst bei vermehrtem Schwitzen ist eine pflegebedürftige Person nicht „unsauber" oder erfährt gar „Entwürdigung", wie es oft von den um größtmögliche Fürsorge bemühten Angehörigen vermutet wird.

Um das Ruhe- und Schlafbedürfnis nicht unnötig zu stören, werden Pflegemaßnahmen und Lageveränderungen nach Möglichkeit kombiniert: In Seitenlage werden beispielsweise der Rücken und der Intimbereich gewaschen und eingecremt. Sterbende Menschen sind für mehrere kleine Teilwaschungen über den Tag verteilt dankbar, weil die Pflege des ganzen Körpers häufig als zu anstrengend empfunden wird. Bei extremer Schwäche erwirkt das Auflegen von warmen und gut ausgewrungenen Tüchern das Gefühl des Gepflegt-Seins. Für den Fall, dass Pflegebedürftige mit einem ausgeprägten Schwächegefühl das Eincremen nach der Körperwaschung als überfordernd erfahren, kann stattdessen ein fettes Öl oder ein Pflegeprodukt auf Naturölbasis mit einem Emulgator vermengt und anschließend dem Waschwasser beigefügt werden, wie in dem Kapitel „Aromapflege" beschrieben. Auf diese Weise wird die Haut ebenso geschmeidig gehalten.

Scham

„Scham ist [...] die äußerste schmerzhafte Erfahrung zu glauben, dass wir fehlerhaft sind und deshalb keine Liebe und Zugehörigkeit verdienen." (Brown, 2017, S. 89)

In antiken griechischen Theatern trugen die Schauspieler*innen, Masken, weshalb auch vom „Maskentheater" gesprochen wurde. Weder der sichtbare Gesichtsausdruck der Darstellenden noch die individuelle Ausgestaltung ihrer Rollen waren erlaubt.

Carl Gustav Jung, 1875–1961, verglich die Beziehung zwischen dem individuellen Bewusstsein und der Sozietät mit einer Maske, *„Persona"*, die *„einerseits darauf berechnet ist, einen bestimmten Eindruck auf die anderen zu*

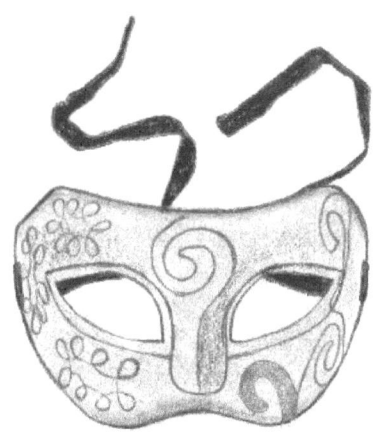

Abbildung 30: Begleitende brauchen Mut zur Authentizität

machen, andererseits die wahre Natur des Individuums zu verde-
cken [...]. Hinter der Maske entsteht [...], was man ,Privatleben'
nennt" (Jung in Roth, 2003, S. 69).

Wie auch andere Grundgefühle, Zorn, Freude oder Schuldgefühl,
ist Scham ein Wesensmerkmal von Menschen aller Kulturen, jeden
Alters und Geschlechts, wenn es individuell auch in unterschiedlicher Ausprägung auftritt. Scham wird von dem Gefühl verursacht,
bestimmte Werte, Regeln oder Ansprüche nicht zu erfüllen, sich
dadurch lächerlich zu machen und ausgegrenzt zu werden. Diese
Emotion ist Ausdruck des psychischen, kognitiven und spirituellen
Strebens nach Liebe und Zugehörigkeit, allesamt Gefühlswahrneh-
mungen, die den Sinn unserer Existenz begründen, so die Soziologin Brené Brown (2017, S. 89). Schamgefühle beschützen den
Innenraum eines Menschen. Sie bewahren ihn vor der Preisgabe
intimer Gedanken und Fantasien, was sich nach Ansicht des Psy-
choanalytikers Mario Jacoby, 1925–2011, als identitätsstiftend erweist (1999, S. 47). Nur der Mensch kann sich schämen, der sich
selbst achtet. Demnach kommt der Scham eine wichtige Rolle im
Hinblick auf einen achtsamen Umgang mit sich selbst zu. Nach
Ansicht von Viktor Frankl besteht die Aufgabe der Scham darin,
„zu verhüten, dass etwas schlechterdings Objekt werde – Objekt
von Zuschauern" (Frankl, 1990, S. 71).

Scham kann durch grenzüberschreitendes Verhalten im Zuge der
Körperpflege zu Gefühlen der Entwertung, Unzulänglichkeit und
Erniedrigung führen. Typischerweise ist das Schamempfinden von
körperlichen Reaktionen gekennzeichnet wie Zittern, Schwitzen,
Erröten oder von Verhaltensweisen, die dem Wunsch folgen, unsichtbar zu sein, etwa durch den unsteten oder verwehrten Blick-
kontakt, durch den zur Seite geneigten Kopf oder durch Hände,
die das Gesicht bedecken. Eventuell auftretende beschämende Situationen, die höchstwahrscheinlich mit einer Bedrohung der eigenen Autonomie oder mit Kontrollverlust einhergehen, sind zuweilen mit Angst assoziiert, bekannt als *„Scham-Angst"* (Jacoby,
1999, S. 19).

Formen der Scham

Folgend werden fünf Formen der Scham erläutert.

Die *soziale Scham* wird durch die Annahme ausgelöst, im Hinblick auf das körperliche Aussehen oder die körperhaften Fähigkeiten nicht den Erwartungen und Normen der Gesellschaft zu entsprechen. Personen, die über einen langen Zeitraum hindurch auf die Pflege anderer angewiesen sind, schämen sich ob ihrer Unfähigkeit, produktiv zu sein und stattdessen anderen zur Last zu fallen. Eine Patientin fühlte sich unattraktiv. Ihr Körper war infolge einer Kortisontherapie aufgeschwemmt, und aus Scham vermied sie es, sich ihrem Ehepartner nackt zu zeigen (Marks, 2019, S. 13).

Die *Intimitäts-Scham* dient dem Schutz der Intimsphäre gegenüber anderen. Den Blicken anderer unverhüllt ausgeliefert zu sein, ist für die meisten Menschen eine unerträgliche Vorstellung. Bei der Körperpflege, die feinfühlig und diskret erfolgt, wird daher nur das Körperareal entblößt, das momentan gewaschen wird (ebd.).

Pflegende Angehörige empfinden mitunter dann eine *personale Scham,* wenn sie infolge von Überforderung entgegen der persönlichen Werthaltung handeln. Dies ist der Fall, wenn sie sich dazu veranlasst fühlen, bei der Waschung ein an Demenz erkranktes Familienmitglied mit Gewalt festzuhalten oder mit Gurten zu fixieren (ebd.).

Die *empathische Scham* ist Ausdruck des Mitgefühls, etwa wenn wir Zeugin bzw. Zeuge der Beschämung anderer werden (ebd.).

Die *traumatische Scham* tritt auf, wenn die intimen Grenzen oder die Würde auf traumatische Weise verletzt wurden, etwa durch den fehlenden Schutz der intimen Sphäre, eine ungebührliche Wortwahl oder durch gemütsloses kaltherziges Vorgehen (ebd.).

Schamrelevante Situationen erkennen und vermeiden

Die Bandbreite schamrelevanter Situationen in der Pflege sterbender Menschen ist groß, ebenso vielfältig sind die Möglichkeiten zur Reduzierung des Schamerlebens, wie die folgenden Beispiele zeigen.

Während der Waschung des Leibes wird jeweils nur der zu pflegende Körperteil entblößt. Alle anderen Körperbereiche bleiben mit einem Badetuch bedeckt.

Werden Ausscheidungsgerüche nicht durch Lüften entfernt, empfinden das die Betroffenen oftmals als beschämend. Zudem ist darauf zu achten, dass die Utensilien für die Intimtoilette so verwahrt werden, dass Besuchende sie nicht sehen können, z. B. Toilettenpapier, Bettpfanne oder Stoma-Utensilien.

Um einem Kieferschwund entgegenzuwirken, sollte der Zahnersatz, ob Voll- oder Teleskopprothese, so lange wie möglich getragen werden. Schwerkranke erleben es als beschämend, wenn Krankenbesuche ohne vorherige Anmeldung erfolgen und sie dann beispielsweise keine Zeit mehr haben, die Prothese in den Mund einzusetzen.

Für die Beseitigung von Wundgerüchen gibt es neben der fachkundigen Versorgung palliativer Wunden, die sind beispielsweise durch exulzerierende Tumore verursacht, eine Vielzahl an Maßnahmen: Raumaromatisierung mit zu 100 % rein ätherischen Ölen, Kräuterduftkissen, mit einer auf den Wundverband gelegten Duftkompresse oder mit Riechstiften zur Trockeninhalation. Im Handel werden Riechstifte angeboten, die mit dem individuell bevorzugten Duft selbst befüllt werden können.

Erfahrungsgemäß ist es pflegebedürftigen Menschen in den Abend- oder Nachtstunden eher möglich, die Intimpflege zuzulassen. Der Raum ist dann nicht mehr vom Tageslicht hell durchflutet, die Intimregion ist den Blicken der Pflegenden weniger stark ausgesetzt.

Das Tragen von Unterwäsche ist für die Betroffenen zum Schutz der Genitalregion wichtig. Ist dies nicht mehr möglich, etwa weil Urin über einen transurethralen Verweilkatheter abgeleitet wird oder das An- und Ausziehen der Intimwäsche zu anstrengend ist, wird ein weiches Baumwolltuch zu einem Dreieck gefaltet und mit leichtem Zug über den Intimbereich gespannt, wobei die Spitze des Tuchs zwischen den Oberschenkeln gelegt wird. Diese Maßnahme verstärkt überdies die Wahrnehmung der Intimregion und trägt zur besseren Kontrolle der Blasenfunktion bei.

Sexuelle Reaktionen während der Intimpflege und der Umgang damit

Bei der Waschung des männlichen Glieds kann die Blutfülle im Schwellkörpergewebe ansteigen und eine Versteifung des Penis auslösen. Diese ungewollte, mitunter schmerzvolle Erektion, die frei von sexueller Lust und Ejakulation ist, tritt beispielsweise aufgrund von Verletzungen des Nervensystems oder des Rückenmarks auf. Auch eine volle Harnblase kann Auslöser einer Schwellkörperausdehnung sein. Die Betroffenen erleben diese Reaktion auf pflegerische Maßnahmen in der Regel als höchst peinlich, weshalb die Pflege unterbrochen oder auf einen anderen Zeitpunkt verschoben werden sollte. Die Pflegeperson ist dazu angehalten, unaufgeregt zu thematisieren, dass es sich um eine krankheitsbedingte Körperreaktion handelt, die sich der willentlichen Kontrolle entzieht. Selbstverständlich kommt es auch vor, dass eine Berührung durch Pflegepersonen missverstanden wird. Während die männliche Erektion offensichtlich ist, werden die erigierten Brustwarzen einer Frau oftmals nicht wahrgenommen.

Es verlangt Feinsinn, um die fast unmerklichen Unterschiede zwischen einer reinigenden Pflege und einer zärtlichen Berührung, zwischen Hilfsbedürftigkeit und Berührungswunsch, zu erkennen.

In Abhängigkeit von den situativen Bedingungen bedarf es des Verständnisses für die sexuellen Bedürfnisse der Patient*innen und der Kenntnis über individuelle Abgrenzungsmöglichkeiten. In diesem Fall ist es für Pflegekräfte bedeutsam, zwischen der persönlichen Beziehung zu den Pflegebedürftigen und den notwendigerweise durchzuführenden Maßnahmen im Zuge der fachkundigen und sorgenden palliativen Pflege zu unterscheiden.

Beruhigendes, belebendes und entfaltendes Waschen oder Salben

---

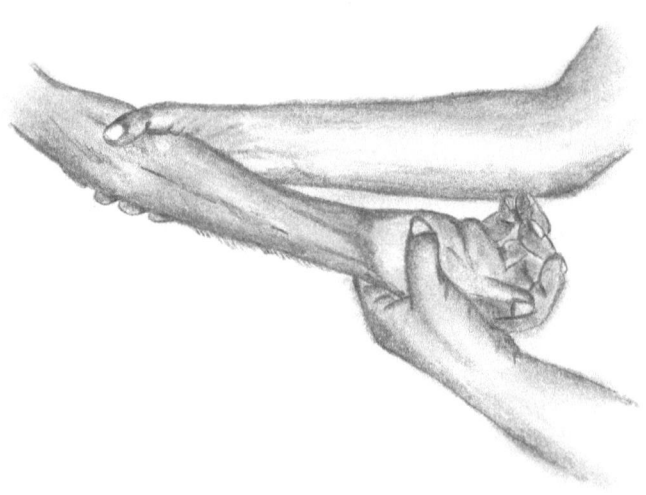

Abbildung 31: Für bewusstseinsbeeinträchtigte Personen ist die Berührungsqualität immens bedeutsam

Eine Waschung oder Salbung kann beruhigend, belebend oder entfaltend erfolgen. Um auch bewusstseinsbeeinträchtigten Menschen zu vermitteln, ob eine Pflegehandlung noch im Gange oder bereits beendet ist, lässt die Pflegeperson stets eine Hand auf einer seiner Körperstellen liegen. Das Gewicht des zu pflegenden

Körperteils wird an die Unterlage abgegeben. Hierzu wird beispielsweise eine Extremität mit einem Kissen unterlagert. Folgend
werden die verschiedenen Vorgehensweisen bei einer Waschung
beschrieben. Gemäß den Linien in den Zeichnungen wird die Haut
gewaschen und/oder gecremt.

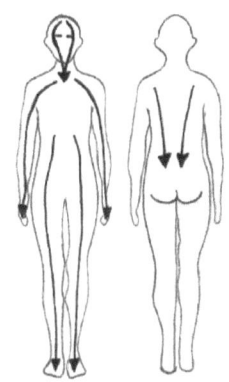

Erfolgt eine Teilkörper- oder Ganzkörperwaschung in Haarwuchsrichtung,
wirkt sie beruhigend und schlaffördernd.
Hierbei sind sowohl die Hände der Betreuenden als auch die Wassertemperatur angenehm warm.

**Abbildung 32: Berührung in
Haarwuchsrichtung**

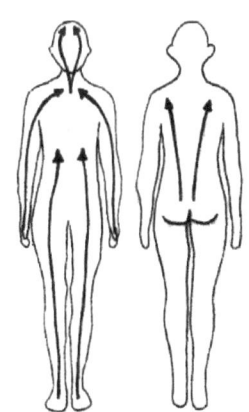

Erfolgen die Berührungen entgegen dem
Wuchs der Körperbehaarung und ist die
Wassertemperatur eher kühl, erfahren
die zu Pflegenden Belebung. Diese aktivierende Pflege wird von ihnen nach
dem Erwachen oder vor dem Empfan-
gen von Besuch gewünscht. Die Berührung beginnt bei den Fingern oder Zehen und setzt sich über die Schultern
oder Hüften fort. Der Rücken kann in
Seitenlage aktivierend gewaschen werden.

**Abbildung 33: Berührung ge-
gen den Haarwuchs**

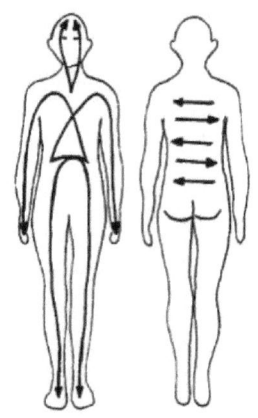

Bei der entfaltenden Waschung verlaufen die Berührungslinien vom Körperstamm in Richtung Peripherie. Dabei werden gleichzeitig beide Arme und dann beide Beine in Haarwuchsrichtung gewaschen. Um den Rücken entfaltend zu berühren, werden die Betroffenen zur Seite gedreht. Mit beiden Händen wird gleichzeitig in gegensätzlicher Richtung von Seite zu Seite gewaschen, bei den Schultern beginnend bis zum Gesäß.

Abbildung 34: Die Berührung erfolgt von zentral nach peripher

Eine Berührung soll dynamisch und nicht statisch erfolgen, das heißt, die Pflegeperson setzt nicht nur ihre Arme ein, sondern sie bewegt aktiv ihren ganzen Körper, unabhängig davon, ob sie eine Person mit dem Ziel von Beruhigung, Belebung oder Entfaltung berührt.

Teil- und Vollbäder

Die Reinigung von Händen und Füßen kann durch entspannungsfördernde Teilbäder in dafür vorgesehenen Waschbehältnissen erfolgen. Finger- und Zehenzwischenräume werden in dieser Weise schonend gesäubert, das Schneiden der aufgeweichten Nägel ist leicht möglich. Unter Zuhilfenahme von Hebevorrichtungen kommen Kranke und Sterbende in den Genuss von Teil- oder Vollbädern. Für den häuslichen Bereich stehen Wand- und Deckenlifter und Hebetücher sowohl für noch sitzfähige als auch für immobile Personen mit und ohne Kopfstützen zur Verfügung.

Bärbel erfährt körperliche Entspannung durch ein Wannenbad

Im Wasser entspannt sich der gesamte Muskelapparat. Infolgedessen erfährt eine Person emotionale Beruhigung und Linderung von muskulären Verspannungen. Für Bärbel, sie erlebte die letzten Lebenstage auf der Palliativstation, bedeuteten die Körperpflege und die Positionsveränderungen längst eine Überforderung. Die körperliche Erschöpfung, die sie dadurch erfuhr, drückte auch auf ihre Stimmung. Alternativen wurden überlegt. Schließlich entschied Bärbel, zwei- bis dreimal in der Woche ein Wannenbad zu nehmen. Schon der umhüllende Halt und das sanfte Wiegen im Tragetuch des Patientenhebers taten ihr wohl. Weil sie im warmen Badewasser schläfrig wurde, wurden die Bäder in die Abendstunden verlegt. Wenn Bärbel wieder im frisch bezogenen Bett lag, wurde sanft das durchblutungsfördernde und wärmende Arnika-Öl in ihre Haut eingerieben. Das Pflegeprodukt eignet sich vor allem für die Hautpflege von bewegungseingeschränkten Personen, die häufig über Verspannungen und Muskel- und Gelenkschmerzen klagen. An den übrigen Tagen wurden nach dem Erwachen nur Teilwaschungen durchgeführt, vorzugsweise die Gesichts- und Mundpflege sowie Hand- und Fußbäder.

Ich bitte um die bedachte und
schonende Durchführung
der Körperpflege, vorzugsweise mit meinen eigenen
Pflegeprodukten.

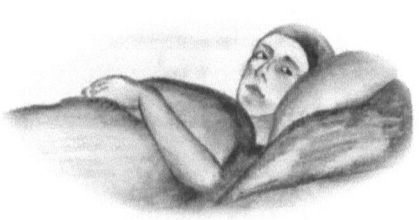

Ermögliche mir die Mitwirkung an der Pflege meines Leibes, wenn ich dazu noch imstande bin. Je geschwächter ich bin, desto anstrengender erfahre ich eine Ganzkörperwaschung. Pflege mich nur so viel und so oft wie nötig und so respektvoll und behutsam wie möglich.

Beginne erst dann mit der Leibespflege, wenn alle nötigen Utensilien bereitstehen, der Sichtschutz gewährleistet und der Raum angenehm temperiert ist. Wenn du zwischenzeitlich den Raum verlassen musst, etwa um frische Wäsche zu holen, verstört mich das. Je reduzierter meine Wahrnehmungsfähigkeit ist, desto mehr bin ich auf den Schutz meiner Intimsphäre angewiesen. Ich möchte deinen Blicken nicht völlig nackt und schutzlos ausgeliefert sein. Tue das dir Mögliche, damit ich erst gar nicht in eine für mich prekäre Lage gerate.

Achte während der Pflege auch auf meine nonverbale Ausdrucksweise, die eventuell auf Scham, Überanstrengung oder Schmerz hinweist.

Bäder wirken entspannend, auch Teilbäder, zudem kann ich mich im Wasser leichter bewegen.

144

Das Recht auf Selbstbestimmung impliziert auch das Recht auf Ablehnung! Gestehe mir zu, eine noch so bewährte oder gut gemeinte Pflegemaßnahme abzulehnen, ohne Angst haben zu müssen, dass du dich deswegen beleidigt von mir zurückziehst.

Lauretta

❀ ◆ ❀ ◆ ❀ ◆ ❀ ◆ ❀ ◆ ❀ ◆ ❀ ◆ ❀ ◆ ❀ ◆ ❀

Die Haut und ihre Pflege

Um die Haut bei ihren vielfältigen Aufgaben effektiv zu unterstützen, bedarf es des überlegten Einsatzes von Hautpflegeprodukten.

Wissenswertes über die Haut

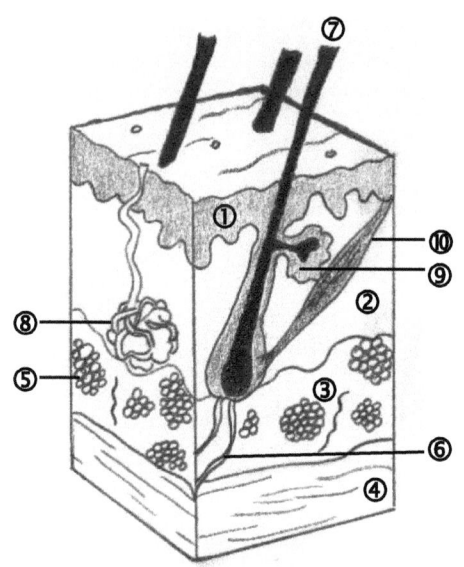

Abbildung 35: Die Haut besteht aus der Ober-, Leder- und Unterhaut

Die Haut übernimmt wichtige Schutzfunktionen; freie Nervenendungen fungieren als Rezeptoren für die einzelnen Sinnesqualitäten. Mit der Größe von 1,5 bis 2 m² und dem Gewicht von 5 bis 10 kg ist sie das größte menschliche Sinnesorgan (Menche, 2003, S. 139). Sie besteht aus drei Schichten: aus der Oberhaut ①, „Epidermis" genannt, aus der Lederhaut ②, „Dermis" oder

„Corium", und der Unterhaut ③, „Subkutis". Die Ober- und Leder-haut werden als „Kutis" bezeichnet.

Die Oberhaut ① ist frei von Blutgefäßen und wird von einem dün-nen Hydrolipidfilm, das ist eine Wasser-Fett-Schicht, überzogen. Sie besteht aus Talg, Schweiß, Hautstoffwechselprodukten und verhornten abgestorbenen Hautzellen. Der Säureschutzmantel, dieser bildet sich durch die Schweiß- und Talgdrüsensekretion ⑨, schützt vor chemischen Reizen und dient der Abwehr von schädli-chen Bakterien. Die Lederhaut ② gliedert sich in die gefäß- und nervenreiche Papillarschicht und in die Netzschicht, deren zugfeste Fasern einer übermäßigen Dehnung der Haut entgegenwirken. Verliert ein Mensch zu viel Wasser, z. B. aufgrund von Durchfall oder Erbrechen, verliert auch die Haut an Elastizität. Die Papillar-schicht ermöglicht überdies gemeinsam mit dem Unterhautfettge-webe ⑤, dem Haarkleid ⑦ und der Schweißsekretion ⑧ die Wär-meregulation. Zur Aufrechterhaltung des Wärmehaushalts wird Blut, unter Umgehung der Kapillaren, von den Arterien direkt in die Venen geleitet ⑥.

Die Unterhaut ③ besteht aus lockerem Bindegewebe. Sie ist die Verschiebeschicht zu den darunter befindlichen Strukturen wie Muskelscheiden ④ und Knochenhaut. Weil sie nur gering durch-blutet ist, eignet sich das in diesem Hautbezirk gelegene Fettge-webe ⑤ zur subkutanen Injektion von Medikamenten. Viele Arz-neien, die palliativ Erkrankte zur Symptomlinderung benötigen, werden subkutan verabreicht, z. B. Vendal®, das ist ein stark wirk-sames Opiat. Das Fettgewebe schützt zudem die inneren Organe vor Druck und Stößen und isoliert gegen Wärmeverluste.

Im Sterbeprozess ist die Nahrungszufuhr reduziert, weshalb der Organismus auf die Fettspeicher in der Unterhaut zugreift. Es ge-nügt ein Lufthauch, um die Haare über den Haaraufrichtemus-kel ⑩ zu krümmen und eine Reaktion auf Berührung, Druck, Vib-ration, Schmerz, Kälte oder Wärme auszulösen. Wird eine Berüh-rung entgegen dem Haarwuchs durchgeführt, beispielsweise im Zuge einer belebenden Einreibung, kommen viele anatomische Strukturen der Haut in Bewegung.

Der Druck- und Berührungssinn übermittelt entsprechende Emp-findungen über die Vater-Pacini-Körperchen und über die Meiss-nerschen Tastkörperchen. An den Fingerspitzen sowie im Bereich des Mundes und der Zunge sind sie besonders dicht gelagert. Eine Berührung an diesen Körperzonen kann als unangenehm wahrge-nommen werden, weshalb sie langsam angebahnt und äußerst be-hutsam erfolgen muss (Bartels & Bartels, 1987, S. 256; Lippert, 2003, S. 107–108; Menche, 2003, S. 140–141; Wehner, o. J., o. S.).

Die Haut bevorzugt ein saures Milieu

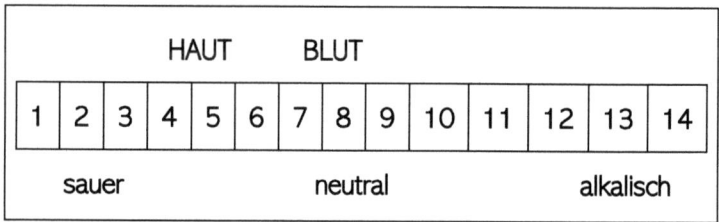

Abbildung 36: Der pH-Wert von Haut und Blut kann sauer, neutral oder alkalisch sein

Es kommen nur solche Pflegeprodukte zum Einsatz, die den Säu-reschutzmantel der Haut erhalten. Für die Hautpflege kommt dem pH-Wert, lat. „potentia hydrogenii", „das Potenzial des Wasser-stoffs", eine große Bedeutung zu. Er reicht von 1 bis 14 und infor-miert über die Anzahl der Wasserstoffionen in einer wässrigen Lö-sung. Lösungen mit einem pH-Wert von 7 werden als „neutral" bezeichnet, z. B. destilliertes Wasser. Das Blut hat einen pH-Wert von 7,36 bis 7,44. Je kleiner der Wert ist, desto saurer/azidoti-scher, je größer er ist, desto basischer/alkalischer ist eine Lösung. Leitungswasser hat einen pH-Wert von etwa 8, die meisten Seifen und Detergentien liegen bei 9 bis 10. Der Haut geht es dann gut, wenn sie „sauer" reagiert und der pH-Wert zwischen 4,5 und 5,5 liegt.

Die in den oberen Hautschichten liegenden Barrierelipide, das sind Fettmoleküle, sind für die Zurückhaltung von Wasser im Gewebe verantwortlich. Für die Abwehr von Schadstoffen und Allergenen brauchen sie ein saures Milieu. Eine gestörte Barrierefunktion führt zum Feuchtigkeitsverlust der Haut, die natürliche Hautflora verändert sich, in weiterer Folge kommt es zu einer gesteigerten Hautempfindlichkeit.

Bei der Reinigung der Haut mit alkalischen Detergentien kommt es zu einer massiven Verschiebung des pH-Wertes in höhere Bereiche und zu einem kurzzeitigen Schwinden des Hydrolipidfilms. Werden entsprechende Pflegeprodukte über längere Zeit eingesetzt, hat das womöglich erhebliche Funktionsstörungen der Haut zur Folge. Selbst der Kontakt mit Leitungswasser bewirkt schon einen leichten Anstieg des Haut-pH-Wertes. Reinigungs- und Pflegeprodukte für die Haut sollen demnach einen pH-Wert von 5,5 nicht überschreiten.

Zu beachtende Aspekte über
Hautpflegeprodukte und ihre Anwendung

Pflegeprodukte haben entweder eine hydrophile oder eine hydrophobe Grundlage. „Hydrophil" bedeutet „wasserliebend" und „wasserlöslich", „hydrophob" bedeutet „wasserabweisend" und „in Wasser unlöslich". Die Bestandteile in wasserabweisenden Produkten sind fettliebend, „lipophil", sie lösen sich gut in Öl und Fetten, nicht jedoch in Wasser.

In die im Folgenden genannten galenischen Grundlagen können Wirkstoffe eingebettet sein:

Bei einphasigen Systemen, dazu gehört z. B. eine Lösung, liegen die Wirkstoffe in gelöster Form und in nur einer Basisflüssigkeit vor. Sie können wässrig, alkoholisch oder ölig sein.

Es gibt auch komplexe zweiphasige Systeme, z. B. Suspensionen und Emulsionen. Bei einer Suspension sind feste Partikel fein in

149

einer Flüssigkeit verteilt bzw. suspendiert; dazu zählen beispielsweise Schüttelmixturen, die sich erst durch Schütteln vermengen. Emulsionen haben hydrophile und hydrophobe Bestandteile, normalerweise sind das Wasser und Öl. Damit sie sich verbinden, werden Emulgatoren beigefügt; diese Hilfsstoffe, das sind etwa Milch oder Sahne, dienen dazu, zwei nicht miteinander mischbare Flüssigkeiten zu vermengen und zu stabilisieren. Es werden Öl-in-Wasser-Emulsionen (Ö/W) von Wasser-in-Öl-Emulsionen (W/Ö) unterschieden.

Lipophile Cremes, „Fettcremes", vom Typ W/Ö haben einen hohen Fett- und einen niedrigen Wasseranteil, hydrophile Cremes vom Typ Ö/W weisen einen hohen Wasseranteil und ein geringes Maß an Öl auf. An der Konsistenz ist erkennbar, ob eine Creme eher fettig oder wässrig ist. Fettcremes sind eher kompakt, wässrige Cremes haben eine zarte Beschaffenheit. Bei amphiphilen Cremes sind die wässrigen und lipophilen Anteile ungefähr gleich verteilt, weshalb dieser Typ nicht an der Konsistenz zu erkennen ist.

Die Beschaffenheit sagt jedoch nichts darüber aus, wie viele Wirkstoffe in einem Produkt enthalten sind. Dünnflüssige Emulsionen werden als Lotion oder Milch bezeichnet. Hydrolotionen sind hydrophil, also wässrig. Eine Lipolotion hat einen höheren Öl- bzw. Fettanteil. Fluids sind sehr dünnflüssige Emulsionen mit geringem Fettanteil (Habig, o. J.a, o. S.).

Produkte auf Mineralölbasis wie Vaseline oder Paraffin sind aus Erdöl hergestellte Kohlenwasserstoffverbindungen. Sie enthalten weder Mineralien noch Vitamine. Sie glätten kurzfristig die Haut, schützen vor Wärmeverlusten und werden nicht ranzig. Mineralöle integrieren sich indes nicht in das Fettstoffgleichgewicht der Oberhaut. Stattdessen wirken sie okklusiv, als wäre die Haut mit einer luftundurchlässigen Folie bedeckt, darunter bildet sich ein Flüssigkeitsstau. Die physiologische Balance zwischen Durchfeuchtung und Verdunstung wird erschwert, je nach Menge an Mineralölen. Folglich kann die Haut nicht mehr „atmen". Wird bei der Reinigung der Mineralölfilm entfernt, entweicht viel Flüssigkeit und die hauteigene Regenerationsbereitschaft wird herabgesetzt (Habig, o. J.b, o. S.).

Manche Pflanzenöle sind den natürlichen Hautfetten sehr ähnlich. Bei richtiger Anwendung dringen sie in den Lipidfilm der Oberhaut ein, wo sie verstoffwechselt werden. Ihre Begleitstoffe, beispielsweise Vitamin E oder Polyphenole, unterstützen die Hautfunktionen. Keinesfalls dürfen Pflanzenöle pur auf die Haut aufgetragen werden, weil sie sich dann mit den wertvollen Epidermislipiden verbinden und diese aus der Haut herauslösen. Die unerwünschte Folge ist eine Barrierestörung der Haut und ein unnatürlicher Feuchtigkeitsverlust. Werden Pflanzenöle dementgegen zusammen mit rückfeuchtenden Substanzen, etwa in Form einer Emulsion, auf die Haut aufgetragen, führt das zu positiven Effekten im Hautstoffwechsel (Habig, o. J.c, o. S.).

„Dabei muss immer wieder betont werden,
dass der Patient nicht stirbt, weil er nicht trinkt,
sondern der Patient nicht trinkt,
weil er sterbend ist."
(Camartin & Wieland, 2014, S. 27)

Dass gerade durch die Rücknahme der Flüssigkeitszufuhr, nicht durch die Vornahme, Sterbende Erleichterung erfahren, bedarf einer verständlichen Erklärung. In diesem Buchkapitel werden zahlreiche Maßnahmen zur Anregung der Speichelproduktion und zur Lippenpflege erläutert.

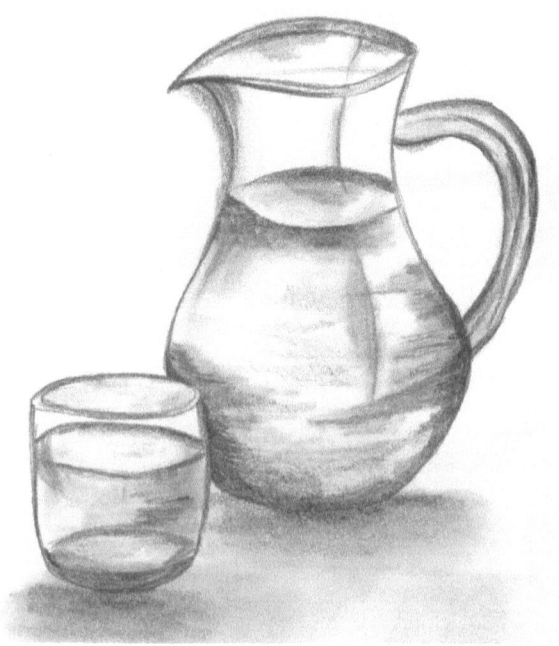

Abbildung 37: Wohlschmeckende Getränke lindern das Durstgefühl

Durst

Kennen Sie das Gefühl, wenn die Lippen trocken und spröde sind, wenn die Zunge am Gaumen klebt, wenn Sie Speichel sammeln möchten und es ist keiner vorhanden? Waren Sie schon einmal in einer Situation, in der Sie nur mehr an kühles prickelndes klares Wasser oder an das Rauschen eines Gebirgsbachs denken konnten? Falls ja, dann hatten sie Durst. Durst bezeichnet die Empfindung von Flüssigkeitsmangel mit dem Verlangen, Flüssigkeit aufzunehmen.

„Ohne Flüssigkeit kann sie nicht leben!"

„Leidet meine Mutter denn nicht an Durst, wenn sie nicht über eine künstliche Magensonde ernährt wird? Ohne Flüssigkeit kann sie nicht leben!" Diese sorgenerfüllte Frage von Angehörigen ist verstehbar, zumal ein gesunder Mensch ohne Flüssigkeitszufuhr nicht leben kann. Die betrüblichen Bilder von Kindern mit Hungerbäuchen, die infolge von Wassermangel und Unterernährung sterben, ihr leiderfüllter Gesichtsausdruck, sie werden nahezu täglich medial vermittelt. Für den natürlich ablaufenden Sterbeprozess kann Flüssigkeit jedoch eine enorme Belastung bedeuten. Der deutsche Palliativmediziner Gian Domenico Borasio prägt die Hospizbewegung in Europa seit mehr als drei Jahrzehnten. Er spricht vom *„liebevollen Unterlassen"* (2011, S. 115) im Hinblick auf die Flüssigkeitszufuhr Sterbender, wofür es gelegentlich größeren Mutes als Aktionismus bedarf.

Rosalie litt unnötige Qualen infolge von Überwässerung

Ich erinnere Rosalie, 82 Jahre alt. Sie durchlebte die letzten Lebenstage. Weil sie infolge von Infusionsgaben massiv überwässert war, nachts eine unerträgliche Atemnot und ein Beklemmungsgefühl in der Herzgegend spürte, wurde die alte Dame in das Krankenhaus eingeliefert. Ein brodelndes, rasselndes Geräusch begleitete den schweren Atem; ihr ganzer Ausdruck war angsterfüllt. Rosalie drohte förmlich im eigenen Körperwasser zu ertrinken. Zusätzlich fühlte sie sich durch ein Schweregefühl in den Beinen erheblich belastet. Wird mit dem Daumen Druck auf die Haut ausgeübt und entsteht eine Delle, die sich nur langsam zurückbildet, ist dies ein Hinweis für Ödeme, das sind Wasseransammlungen im Gewebe. Bei Rosalie hatten sich auch im Bereich der Lider Ödeme gebildet, weshalb sie die Augen nur mit Mühe sekundenlang offenhalten konnte.

Ein derartiges Leid ist Ausdruck der fehlenden Kenntnis über die Notwendigkeit der Flüssigkeitsrestriktion im Sterbeprozess. Ein Leid wie jenes von Rosalie ist unnötig und durch kein Argument zu rechtfertigen. Nachdem jegliche Flüssigkeitszufuhr eingestellt und stattdessen die Mundpflege intensiviert wurde, erfuhr Rosalie bald spürbare Entlastung beim Atmen und Bewegen und sie konnte wieder nach Hause entlassen werden, um das Leben in den eigenen vier Wänden, so wie sie es wollte, zu beenden.

Eine künstliche Magensonde führt bei Sterbenden in der Regel zu einer Leidvermehrung

Wenn auch selten, so kommt es auch heute noch vor, dass Menschen in ihren letzten Lebenstagen in ein Krankenhaus verlegt werden und ihnen eine künstliche Ernährungs- bzw. Magensonde angelegt wird. Eine solche wird als PEG-Sonde bezeichnet, PEG steht für *perkutane endoskopische Gastrostomie*. An dieser Stelle möchte ich

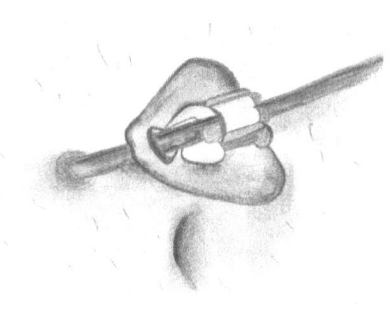

Abbildung 38: Die künstliche Ernährungs-sonde

ausdrücklich darauf hinweisen, dass die operative Anlage einer PEG-Sonde für die Betroffenen keine Kleinigkeit ist. Immerhin handelt es sich dabei um einen invasiven Eingriff in den Körper, der einen Krankenhausaufenthalt erfordert. Hinzu kommt das Risiko, dass sich die Einstichstelle schmerzvoll entzündet. Ausgehend von Studienergebnissen und auf Basis von Erfahrung erachtet Borasio (2011, S. 114) diese Maßnahme als *„nicht nur unwirksam, sondern schädlich."*

Karl ringt mit dem Fremdkörper PEG-Sonde

Bei Karl, ein neunundsechzigjähriger an Morbus Alzheimer und Krebs erkrankter Patient, wurde auf Drängen der besorgten pflegenden Angehörigen eine PEG-Sonde gelegt. Kaum war Karl aus der Narkose erwacht, begann er am für ihn störenden Ernährungs-schlauch zu nesteln und deutete an, diesen entfernen zu wollen. Karls Tochter, sie führte gemeinsam mit ihrer Mutter die häusliche Pflege durch, fühlte sich genötigt, ihn daran zu hindern, die Sonde herauszureißen, war diese doch *„die letzte Hoffnung auf Leben"*, und fixierte seine Hände an den Seitengittern des Bettes. Zuneh-

155

mend quälten sie heftige Schuldgefühle: *„Durch diese Situation geriet auch ich in eine Not und bin dadurch ein Unmensch geworden."* Die verabreichte künstliche Nahrung verursachte ferner Blähungen, Bauchkrämpfe und Durchfall. Binnen weniger Tage verlor Karl merklich an Gewicht, der körperliche Verfall schritt sichtlich rasch voran.

Nachfolgend wurde das mobile Palliativteam beigezogen. Der Palliativarzt entschied, die Gabe der künstlichen Nahrung über die PEG-Sonde vorerst einzustellen, *„da die Sonde medizinisch nicht indiziert war und erwiesenermaßen eine Ernährung über eine künstliche Magensonde bei Menschen mit Demenz zu keiner Verbesserung der Lebensqualität führt".* Die Sonde sollte nur für die Zufuhr von Tee und Wasser und für die Applikation der Medikamente genutzt werden. Nach einigen Tagen, Karl versuchte fortwährend, die Sonde gewaltsam zu entfernen, indem er mit aller Kraft am Schlauch zerrte, waren an der Einstichstelle Entzündungszeichen und Blutspuren zu sehen. Es wurde rasch entschieden, die Arzneien über andere Applikationswege, subkutan und transdermal, zu verabreichen. Nachdem die Sonde schließlich entfernt worden war, wirkte nicht nur Karl zufrieden, auch seine Tochter war wieder frei von Gewissenslast.

Ein leichter Wassermangel erleichtert das Sterben

Wir wissen heute, dass sich Sterbende dann am wenigsten körperlich belastet fühlen, wenn sie ihr Leben in einem Zustand des leichten Wassermangels beenden können. Ein sterbender Körper kann oral bzw. subkutan aufgenommene Flüssigkeitsmengen wegen der zunehmenden Organinsuffizienzen zumeist nicht mehr verstoffwechseln. Durch eine reduzierte Flüssigkeitszufuhr erfahren sterbende Menschen weniger oft tracheale und bronchiale Verschleimung, Atemnot und Angst, Erbrechen sowie Wasseransammlungen in Gewebe, Lunge oder Bauch.

156

Eine erwünschte Auswirkung des leichten Wassermangels liegt in der erhöhten Ausschüttung von morphinähnlichen körpereigenen Botenstoffen, den Endorphinen. Das sind körpereigene Peptide, die schmerzlindernd und stimmungsaufhellend wirken und dem Menschen naturgemäß beim Sterben helfen.

Gerade durch die Rücknahme, also nicht durch die Vornahme der Flüssigkeitszufuhr, verläuft ein Sterbeprozess friedvoller. Während bei einer gesunden Person die Wasserzufuhr bei ungefähr 35 ml pro Kilogramm Körpergewicht liegen soll, stellt in der Betreuung Sterbender ein ausgewogener Flüssigkeitshaushalt kein erstrebenswertes Ziel mehr dar. Zum Flüssigkeitsbedarf Todgeweihter gibt es unterschiedliche Einschätzungen, die meisten bewegen sich zwischen 500 und 1.000 ml binnen 24 Stunden. Je mehr Anzeichen von Überwässerung zu beobachten sind, desto weniger Flüssigkeit darf zugeführt werden. In den letzten Lebenstagen kann es daher genau richtig sein, dass Flüssigkeit weder getrunken noch subkutan verabreicht wird.

Ablebensprozesse verlaufen individuell unterschiedlich. Keinesfalls hat die Entscheidung für eine reduzierte oder unterlassene Flüssigkeitsgabe Endgültigkeitscharakter, denn es kann unter Umständen eine subjektive Besserung bzw. Stabilisierung der Gesamtsituation eintreten. Ob eventuell wieder ein Substitutionsversuch mit Flüssigkeit unternommen werden soll, ist täglich neu einzuschätzen. Die Mundraumbefeuchtung sollte jedoch allemal angeboten werden. Bei an Demenz erkrankten Menschen ist im Einzelfall zu prüfen, ob eine dosierte Flüssigkeitsgabe bei zunehmender Verwirrtheit eventuell doch vorteilhaft ist.

Selbsterfahrung zum Thema: „Flüssigkeitsgabe, Durstgefühl und Mundpflege"

Geschätzte Lesende, nachfolgend wird der Zusammenhang zwischen Durstgefühl und Flüssigkeitsgabe spürbar nähergebracht.

Sie können die Wirkung der Befeuchtung der Mundschleimhaut durch eine einfache Übung an sich selbst erfahren:

Bitte atmen Sie fünfmal tief durch den offenen Mund ein und aus, so wie sterbende Menschen dies auch tun:

Ein – Aus / Ein – Aus / Ein – Aus / Ein – Aus / Ein – Aus.

Was spüren Sie?

Nach nur fünf Atemzügen durch den offenen Mund empfinden Sie höchstwahrscheinlich ein Trockenheitsgefühl im Mund-Rachen-Raum und an den Lippen, sie verspüren vielleicht einen Hustenreiz und haben Durst.

Was wollen Sie am liebsten gegen das Durstgefühl tun?

Wahrscheinlich wollen Sie einige Schlucke trinken, obwohl Sie gewiss genügend Flüssigkeit in Ihrem Körper haben und nicht unterwässert sind. Bitte trinken Sie nun ein Glas Wasser.

Welche Schlüsse ziehen Sie aus dieser Selbsterfahrung?

Sie haben gewiss erkannt, dass allein die Befeuchtung des Mundes oder das Trinken eines Schluckes Wasser genügt, um den Durst zu lindern. Sterbende haben demnach trotz Wassermangels im Körper kein Durstgefühl, wenn die Mundschleimhaut feucht ist.

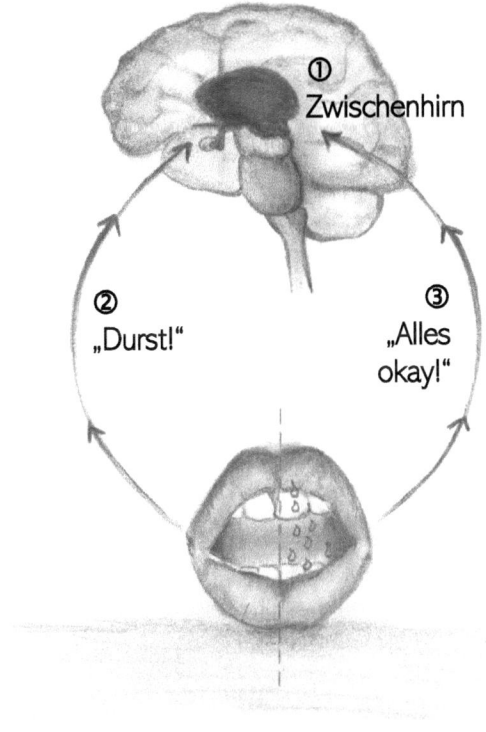

Abbildung 39: Ein Durstgefühl entsteht, wenn die Mundschleimhaut trocken ist

Wie ist das physiologisch erklärbar? Die Rezeptoren für das Durst-
gefühl liegen in der Mundschleimhaut. Das Durstzentrum des
Menschen liegt im Zwischenhirn ①, im Hypothalamus. Ist die
Mundschleimhaut trocken ②, melden die Rezeptoren an das
Durstzentrum „Durst", unabhängig vom Flüssigkeitsgehalt im Kör-
per. Ist die Mundschleimhaut hingegen feucht ③, weil sie mittels
Mikrozerstäuber besprüht wurde, melden die Rezeptoren an das
Durstzentrum „alles okay", „kein Durst", wiederum unabhängig

159

vom Flüssigkeitsgehalt im Körper. Ob ein sterbender Mensch Durst empfindet, hängt einzig davon ab, ob die Mundschleimhaut feucht ist.

Flüssigkeit wird z. B. mit einer Pipetten-flasche oder mit einem Mikrozerstäu-ber/Sprühflakon verabreicht. Weil wäss-rige Lösungen mit dem Sprühflakon fein zerstäubt werden, wird einer Aspiration vorgebeugt. Das ist wichtig, zu beach-ten, weil Sterbende in den letzten Le-bensstunden häufig bewusstseinsge-trübt sind und der Schluckreflex aus-bleibt. Die Zerstäuberfläschchen fassen zwischen 10 und 50 ml, sie können mit kühlen oder warmen Getränken befüllt werden. Sprühflakone sind in Apotheken erhältlich.

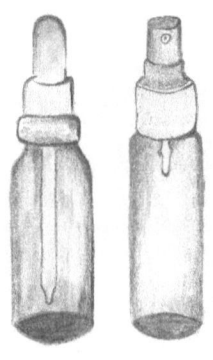

Abbildung 40: Pipetten-flasche und Sprühflakon

Die Patient*innen haben in der Regel zeit-gleich mehrere Fläschchen im Einsatz, vielleicht eines mit klarem Wasser, eines mit Zitronentee und ein weiteres mit Kaffee. In Ther-mobehältern können die Getränke für einige Stunden gekühlt oder warmgehalten werden. Mundpflegestäbchen mit geschmacksneutra-len Schwämmen können in Flüssigkeiten getränkt zimmertem-periert oder auch (eis-)gekühlt angeboten werden.

Leonore erfährt ein Wohlgefühl durch kreative Lösungen

Bei der Suche nach individuellen Lösungen ist Kreativität gefragt. Leonore war es aufgrund von Metastasen entlang der Wirbelsäule und infolge von pathologischen Frakturen nicht mehr möglich, aufrecht im Bett zu sitzen. Jedoch war es für die Dauer einer halben Stunde und bei einer Oberkörperhochpositionierung von höchstens 30 Grad möglich, schmerzfrei zu liegen. Einige Medikamente, die Leonore zu sich nahm, verursachten Mundtrockenheit, weshalb sie vor allem nachts etliche Male das Bedürfnis vernahm, zu trinken. Da sie sich zumeist in flacher Rücken- oder Seitenlage befand, wurden mehrere weiche Schläuche aus Polyurethan am seitlichen Bettgestänge befestigt. Neben dem Bett und im Blickfeld der Kranken wurde auf einem Stuhl eine kleine „Getränkebar" errichtet. Farbige Schleifen kennzeichneten die verschiedenen Trinkschläuche. Die rot markierte Trinkleitung mündete in einem Glas mit kühlem Johannisbeersaft. Schlürfte Leonore an dem Schlauch mit der Gelbmarkierung, schmeckte sie säuerlichen Weißwein. Ein anderer Trinkschlauch beförderte Zitronen-Ingwer-Wasser. Wenn auch der Aktionsradius von Leonore in den letzten Lebenswochen extrem klein war, so war dies einer von vielen Wegen, ihr dennoch ein Gefühl von Autonomie zu geben.

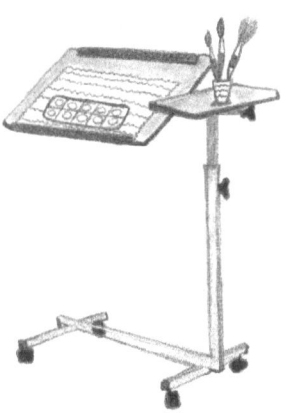

Die Patientin entdeckte überdies die beruhigende Wirkung durch Aquarellieren. Hierfür wurde ein mobiler schwenkbarer Beistelltisch mit einer Antirutschfolie versehen; dadurch blieben die Malutensilien an der Unterlage haften. Andächtig verfolgte sie das Ineinanderfließen der Farben und war von der Leuchtkraft der Farben und vom harmonisch wirkenden Ergebnis überrascht. Leonore hatte eine sinnvolle Aufgabe

Abbildung 41: Leonores Maltischchen

gefunden, die sie trotz ihrer körperlichen Einschränkungen ausführen konnte: sich und anderen Freude mit Aquarellbildern zu bereiten. Während sie malte, „vergaß" sie das Leidvolle, weil es nicht möglich ist, sich zu freuen und gleichzeitig Angst vor dem Ungewissen zu empfinden.

Wie oft soll die Befeuchtung des Mundes erfolgen?

Weil Sterbende überwiegend über den Mund atmen, sollte die Befeuchtung in sehr kurzen Zeitabständen erfolgen, denn die Schleimhaut trocknet schon nach wenigen Atemzügen wieder aus.

Wenn sterbende Menschen gierig an einem flüssigkeitsgetränkten Schaumstoffstäbchen saugen, ist dies als Hinweis zu werten, dass die Befeuchtung des Mundes engmaschiger erfolgen muss.

Der Schlaf ist eine Quelle der Erholung, um in den zunehmend kürzer werdenden Wachphasen das Leben mit dem gegenwärtig Gebotenen noch wahrnehmen und gestalten zu können. Eine schlafende Person, deren Mund offensteht, Lippen und Mundschleimhaut trocken sind, nimmt das Durstgefühl nicht wahr, weshalb man sie zwecks Mundpflege nicht wecken sollte.

Die Inspektion der Mundhöhle bewahrt vor Folgekrankheiten

Die sorgfältige Inspektion der Mundhöhle sollte einmal am Tag mit einer Stifttaschenlampe erfolgen. Alle Regionen, Wangentaschen, Gaumen und Zunge, werden auf Rötungen, Blutungen, Beläge, Aphten usw. untersucht. Eventuelle subjektive Missempfindungen müssen gezielt erfragt werden. Brennende Schmerzen können beispielsweise auf eine Mundschleimhautentzündung hinweisen. Runde gerötete Areale, festhaftende weiße Stippchen, Beläge, Schluckbeschwerden oder ein Gefühl von Pelzhaftigkeit auf der Zunge können Anzeichen einer Pilzinfektion sein, die vor allem bei immunabwehrgeschwächten Personen auftreten und auf die Lungen übergehen kann. Alle genannten Symptome bedürfen einer Arztvisite, um Folgekrankheiten zu vermeiden.

Weitere Hinweise zur Durchführung der Mundpflege

Werden Tees für die Mundpflege verwendet, sollen diese in Apotheken gekauft und gemäß Angabe auf der Packung gelagert und zubereitet werden. Persönliche Vorlieben sind unbedingt zu erfragen und zu respektieren.

Gefrorenes darf nur angetaut gereicht werden, damit es an der empfindsamen Mundschleimhaut nicht zu schmerzvollen Erfrierungen und Verletzungen kommt. Hierzu wird Eisgekühltes kurz unter einen heißen Wasserstrahl gehalten oder bei Raumtemperatur angetaut.

Nicht nur der Geschmack, auch der Geruch und der Anblick von Speisen und Getränken, ja alleinig die Vorstellung davon fördert den Speichelfluss. Man denke nur an eine frische saftige duftende Zitrone und schon fließt Speichel in die Mundhöhle.

Der Kreativität bei der Zubereitung sind keine Grenzen gesetzt! Olivia, sie litt an einem Hirntumor, trank liebend gerne Himbeer-Wodka-Prosecco. Ich tauchte den oberen Rand eines Sektglases zuerst in Zitronensaft und dann in Pistazienstreusel, ehe ich dem begehrten Getränk noch ein Blatt Zitronenmelisse beifügte. Den *„himmlischen Schluck",* wie sie sagte, nahm sie gekühlt und mit einem Strohhalm zu sich.

Bei allen Speisen und Getränken sind eventuelle Allergien und Intoleranzen vorab abzuklären.

Maßnahmen zur Anregung
der Speichelsekretion

Es gibt viele Möglichkeiten, die Speichelsekretion anzuregen und dem sterbenden Menschen ein angenehmes Gefühl im Mundraum zu bereiten. Einige davon werden nachfolgend vorgestellt. Möchten Sie tiefer in die Thematik vordringen, steht Ihnen mein Buch „Palliative Mundpflege. Linderung von Mundtrockenheit. Eine Handreichung für Pflegepersonen und betreuende Angehörige" (2020) zur Verfügung.

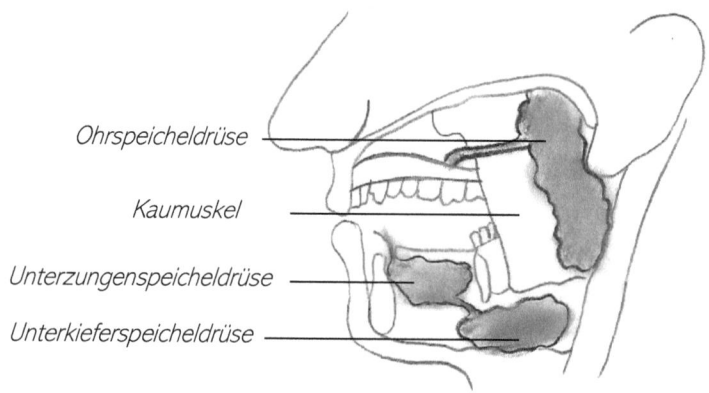

Ohrspeicheldrüse

Kaumuskel

Unterzungenspeicheldrüse

Unterkieferspeicheldrüse

Abbildung 42: Speicheldrüsen

◊ Solange eine Person kauen kann und nicht verschluckungsgefährdet ist, sollte Speichel durch natürliche Kaubewegungen produziert werden. Beim Essen einer trockenen Speise werden bis zu 4 ml Speichel pro Minute abgegeben, das ist eine 40-mal höhere Speichelproduktion als ohne Kaubewegungen. Zum speichelflussfördernden Kauen eignen sich beispielsweise Brotrinden, Kaugummis, Gummibärchen oder Dörrfrüchte.

◊ Der Speichel wird von drei Drüsenpaaren gebildet und in die Mundhöhle abgesondert: von den Ohrspeichel-, Unterkiefer- und Unterzungendrüsen. Die Ausführungsgänge der beiden Ohrspeicheldrüsen liegen in den Backenmuskeln, etwa oberhalb der Backenzähne und entlang der Kaumuskulatur. Die Drüsen selbst liegen vor und unter den Ohren. Es handelt sich dabei um seröse Drüsen, die flüssigen Speichel produzieren. Die Unterkieferspeicheldrüse mündet in die Unterzungendrüse, deren Ausführungsgang unter der Zunge liegt. Die Unterkiefer- und Unterzungendrüsen sind seromuköse Drüsen. Sie produzieren überwiegend schleimig-serumartiges Sekret. Das Stimulieren der Speicheldrüsen kann während der Gesichtspflege erfolgen. Werden die Ohrspeicheldrüsen durch sanfte kreisende Bewegungen stimuliert, fließt nachfolgend mehr Speichel aus dem Ausführungsgang der Drüsen in die Mundhöhle. Auch das Auflegen feuchtwarmer Tücher regt ihre Produktion an. Falls einem Menschen die Berührung im Gesicht unangenehm ist, besteht die Möglichkeit, die Speichelproduktion der Unterkiefer- und Unterzungendrüsen manuell zu stimulieren. Während die Drüsen an den seitlichen Halspartien in Richtung Kinn ausgestrichen werden, wird der Kopf etwas nach oben und zur Seite geneigt.

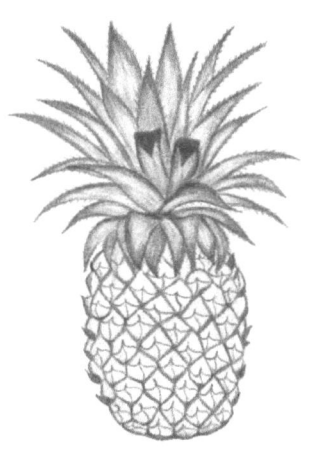

◊ Je mehr sich das Angebot an Getränken an vertrauten Geschmäckern orientiert, je erfrischender sie wirken und je aromatischer sie duften, desto lieber werden sie angenommen. Gerüche fungieren als Erinnerungsauslöser und reichen oftmals weit in die Lebensbiografie eines Menschen zurück.

Abbildung 43: Die Ananas fördert den Speichelfluss

◊ Grapefruit, Orangen und Ananas fördern den Speichelfluss, ebenso der Genuss von Äpfeln und Nüssen. Um einer Erosion der Schleimhaut durch Fruchtsäuren vorzubeugen, werden die Säfte mit Wasser verdünnt bzw. wird nach dem Genuss der Früchte der Mund mit Wasser ausgespült.

◊ Bereits der Anblick von Zitrusfrüchten, sofern sie positive Erinnerungen auslösen und gerne genossen werden, stimuliert den Speichelfluss. Bei Personen, die reflexhaft oder weil sie ängstlich sind, schon bei der Berührung der Lippen den Mund schließen, kann wahlweise eine Fotografie von aufgeschnittenen Zitrusfrüchten in das Blickfeld gestellt werden. So kommen sie dennoch durch den erhöhten Speichelfluss zur Mundpflege, ohne es zu merken.

◊ Erfrischend ist kühles Zitronenwasser oder Zitronen-Ingwer-Wasser; optional können auch Limetten verwendet werden. Zum Süßen bietet sich Ahornsirup oder Honig an.

◊ Ein in Sicht- und Riechweite des Bettes platzierter dekorativer Teller, z. B. mit Zitronenscheiben oder anderen Fruchtstücken, ist ein gustatorischer Blickfang. Gerne werden kleine gekühlte Fruchtstücke wie Ananas, Orange, Grapefruit, Pfirsich, Zitrone oder Kiwi gelutscht, ebenso saure Drops, z. B. mit Zitronengeschmack.

◊ Bei Personen mit Verschluckungsneigung kann ein kleines Fruchtstück in einen angefeuchteten Gazetupfer gewickelt und in die Wangentasche gelegt werden. Die Erkrankten liegen hierbei auf der rechten oder linken Körperseite, der Kopf ist zur Brust geneigt. In dieser Weise wird das Aspirieren kleinster Flüssigkeitsmengen verhindert. Das Ende des Tupfers wird von außen festgehalten.

◊ Eiswürfel können aus Orangen-, Johannisbeer-, Sanddorn-, Ananassaft, Cola, Bier oder Sekt hergestellt werden, um einige Beispiele zu nennen.

◊ Kühles oder gefrorenes cremiges Speiseeis aus Zitrone, Limette, Ananas, Himbeere oder Erdbeere wird erfahrungsgemäß gerne angenommen. Eis kann selbst mit einer Eismaschine zubereitet werden. Die beigefügte Sahne weicht zudem Beläge auf.

◊ Erquickend wirkt gefrorenes Wassereis, z. B. aus Orangen, Johannisbeeren, Äpfeln, Cola, Bier oder Sekt.

◊ Auch (eis-)gekühlter Joghurt, kühles Frucht- oder Apfelmus löscht den Durst.

◊ Saure Tees, z. B. Zitronen- oder Zitronen-Ingwer-Tee, Hagebutten- oder Malventee, wirken erfrischend.

◊ Ein Tee aus Thymian, Majoran, Salbei, Zimtrinde und Gewürznelken, jeweils zu gleichen Teilen, beugt ebenfalls einer Entzündung der Mundschleimhaut vor.

◊ Ein Aufguss aus Malvenblüten (2 g), Süßholzwurzeln (8 g), Eibischwurzeln (15 g) und Eibischblättern (25 g) wirkt entzündungshemmend und epithelaktivierend. Der Tee zeigt unmittelbar nach dem Aufgießen eine Blaufärbung, die nach etwa zwei Minuten in eine rötlich-bräunliche Färbung übergeht. Der Geschmack des Tees ist süßlich (ÖGPhyt, 2015, S. 10). Die Schleimstoffe von Eibischblatt und -wurzel stärken ferner die Abwehrleistung der Mundschleimhaut.

◊ Ein Tee aus Eibischblatt und -wurzel hilft bei starker Mundtrockenheit. Der Tee sollte kalt angesetzt werden, um die empfindlichen Schleimstoffe nicht durch das Überbrühen mit Wasser zu zerstören. Eibischschleim hilft auch gegen Hustenreiz. Weil Schleimstoffe die Mundschleimhaut mit einer „Schutzschicht" überziehen, kann Flüssigkeit weniger stark verdunsten.

◊ Ringelblumentee beugt Entzündungen im Mundbereich vor. Der Tee ist vor allem bei älteren Menschen beliebt. Die Blüten der Ringelblumen beinhalten Schleimstoffe, Calendulin, Saponine, Bitterstoffe, Säuren u. a. Eine eventuelle Allergie auf Korbblütler muss vor dem Trinken abgeklärt werden.

◊ Sanddornfruchtfleisch- und Hagebuttenkernöl kann pur auf die Mundschleimhaut und auf die Lippen aufgetragen werden. Der hohe Gehalt an Vitamin C bewirkt lokal eine Stärkung der Immunabwehr. Aus dem säuerlich schmeckenden Sanddornsaft können auch Eiswürfel oder Sanddorn-Shots zubereitet werden. Etwa zwölf Sanddornbeeren decken den täglichen Bedarf an Vitamin C (mundraub & smarticular, 2017, S. 116).

◊ Gelee aus Aroniabeeren oder Quitten überzeugt durch den hohen Gehalt an Vitamin C und durch die gute Haftbarkeit auf der Schleimhaut.

◊ Die sämige Konsistenz von Haferschleim verleiht ein Wohlgefühl.

◊ Für einen Leinsamenschleim werden zwei bis drei Esslöffel eines geschroteten oder zerkleinerten speziellen Leinsamens (Linusit-Leinsamen) am Abend zuvor in 250 bis 500 ml Wasser eingeweicht. Morgens wird das Gemisch kurz aufgekocht. Mit einem Mulltuch wird der Schleim vom Leinsamen getrennt, in eine Thermosflasche gefüllt und handwarm über den Tag verteilt getrunken. Im Handel sind Teeaufgussbeutel mit Leinsamenschleim erhältlich.

◊ Einige wenige Menschen verlangen gelegentlich nach Gurken- oder Russensaft, manche erfahren durch das schluckweise Trinken von leicht gesalzenem Wasser oder einer Bouillon Erleichterung.

Die Pflege von Mundwinkeln und Lippen

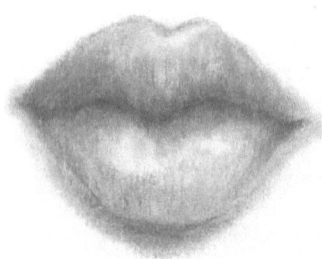

Abbildung 44: Geschmeidige Mundwinkel und Lippen sind für das Wohlbefinden bedeutsam

Damit die Haut im Bereich der Mundwinkel und Lippen geschmeidig und frei von schmerzhaften Rhagaden bleibt, wird sie mit fetten Pflanzenölen eingecremt. Hierzu wird süßes Mandel-, Avocado-, Argan-, Walnusskern-, Weizenkeim-, Ringelblumen- oder Kokosöl, Jojobawachs oder Manukahonig verwendet. Lippenpflegestifte werden auf Basis von fetten

Pflanzenölen, Mandelöl oder Jojobawachs, Sheabutter oder mit Bienenwachs als Grundlage angeboten. Vor Anwendung von Produkten auf Basis von Bienenwachs müssen eventuelle Allergien erfragt werden. Es gibt ferner Lippenpflegestifte, die mit hautpflegenden ätherischen Ölen wie Palmarosa, Benzoe oder Teebaumöl angereichert sind.

Die Raumluft anfeuchten

Insbesondere während der Heizperiode ist die Raumluft trocken, wodurch sich das Gefühl von Mundtrockenheit und Durst verstärkt, zudem Hustenreiz ausgelöst wird. Das Anfeuchten der Raumluft kann mit einer Sprühflasche oder mittels Luftbefeuchter erfolgen. Schwerkranke und Sterbende verfügen über ein geschwächtes Immunsystem und sind besonders anfällig für Infekte. Um einer Keimbildung entgegenzuwirken, sind laut Bedienungsanleitung der Befeuchtungsgeräte die Filter regelmäßig zu wechseln und die Flüssigkeitsbehälter vor jeder Inbetriebnahme zu desinfizieren.

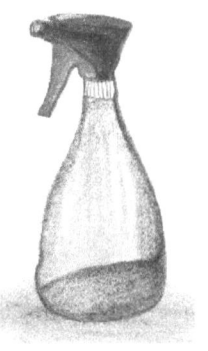

Abbildung 45: Sprühflasche zur Befeuchtung der Raumluft

Wahlweise werden Wasserschalen verwendet, wobei Blätter oder angenehm duftende Blüten dem Behältnis eine dezente Ästhetik verleihen. Ein verkehrt herum auf die Wasseroberfläche gelegter Schraubverschluss aus Metall, in dem einige wenige Tropfen eines 100%igen ätherischen Zitronen-, Neroli- oder Pfefferminzöls geträufelt werden, befeuchtet und beduftet zugleich den Raum.

Das Wissen, dass ein Zuviel an
Flüssigkeit den natürlichen
Ablebensprozess belastet und
mir unnötiges Leid zufügt, ist
grundlegend, wenn du mir die letzten
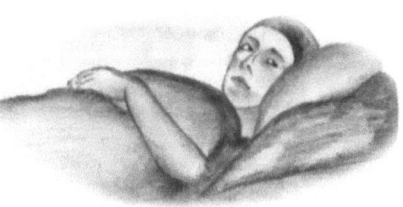
Lebenstage erleichtern möchtest. Ich kann verstehen, dass es für dich schwer
nachzuvollziehen ist, dass mir weniger Flüssigkeit besser bekommt, da doch
jeder Mensch weiß, dass man ohne Wasser nicht lange leben kann. Aber sei
beruhigt, für mich ist nur wichtig, dass die Mundschleimhaut feucht und
die Lippen geschmeidig sind.

Es gibt unzählig viele geschmacklich interessante Möglichkeiten, einer trockenen Mundschleimhaut und rissigen Lippen entgegenzuwirken.

Wenn ich schwächer werde und mein Bewusstsein getrübt ist, neige ich
dazu, mich beim Trinken zu verschlucken, weshalb du optional ein Sprüh-
fläschchen mit einem von mir bevorzugten Getränk befüllen oder die Raumluft mit Wasser anfeuchten sollst.

Lauretta

❀ ✦ ❀ ✦ ❀ ✦ ❀ ✦ ❀ ✦ ❀ ✦ ❀ ✦ ❀ ✦ ❀

„Menschen, die sterben, haben keinen Hunger mehr."
(Volz, 2021, Minute 25:50)

Zu ertragen, dass ein geliebter Mensch zu essen aufhört und er nicht mehr wie gewohnt mit selbst gekochten Speisen verwöhnt werden kann, ist für Angehörige ein emotionaler Kraftakt. Wer Nahrung zu sich nimmt, lebt; wer sich nur noch von Apfelmus in Teelöffelmenge ernährt oder Essbares gänzlich ablehnt, stirbt. Dass die Rücknahme der Nahrungszufuhr den Sterbeprozess erleichtern soll, ergibt für viele Angehörige keinen Sinn, reichen sie doch Wohlschmeckendes in der Absicht, dem sterbenden Menschen Gutes zu tun und ihrer Liebe Ausdruck zu verleihen.

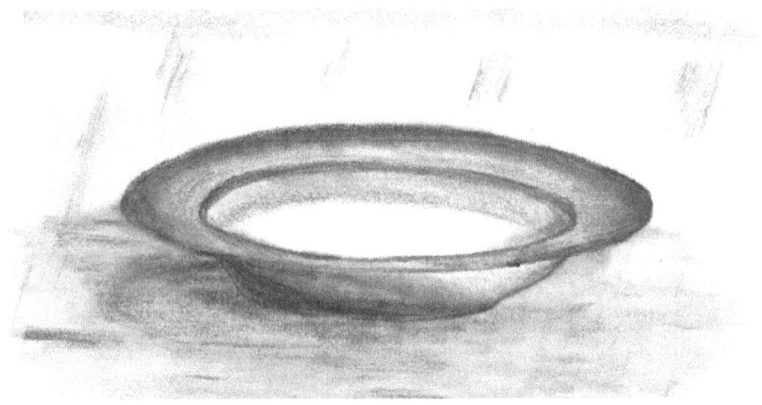

Abbildung 46: Nicht die Kalorienzufuhr, sondern das angenehme Geschmackserleben ist vordergründig bedeutsam

Zuviel Nahrung erschwert den
Sterbevorgang

„Liebe geht durch den Magen" lautet ein bekanntes Sprichwort. Einen Menschen mit einer köstlichen Speise zu verwöhnen und mit ihm bei Tisch wertvolle Zeit zu verbringen, ist ein wunderbarer Ausdruck von Fürsorge und Beziehung. Ist jedoch der Sterbeprozess unaufhaltsam im Gange, reduziert sich das Verlangen nach Nahrung; das Bedürfnis, lieb gewonnene familiäre Essrituale in herkömmlicher Weise zu zelebrieren, nimmt ab. Sterbende wollen und können nicht mehr essen und trinken, weil die Organe, die für die Aufnahme und Verwertung von Nahrung und Flüssigkeit zuständig sind, ihre Funktionsfähigkeit nach und nach einstellen. Das ist ein natürlicher Prozess.

Die Vorstellung, dass der Tod bei einem sterbenden Menschen in das Leben tritt, weil er in den letzten Lebenswochen oder -tagen nichts mehr isst, ist falsch. Jedes Lebewesen *muss* die Zufuhr von Nahrung reduzieren oder einstellen, um den Stoffwechsel zu entlasten und um frei von unnötiger Symptomlast aus dem Leben scheiden zu können. Jede Art von Zufuhr kann für Sterbende eine Plage sein, ob oral zugeführtes Essen, subkutan oder intravenös applizierte Nahrung. Diese Realität gilt es, anzuerkennen, auch wenn das sehr schwer ist und mit dem bevorstehenden Abschied konfrontiert. Der Gedanke, durch das Hintenanstellen eigener Bedürfnisse nicht nur zu einem guten Leben, sondern auch zu einem guten Sterben beizutragen, kann hilfreich sein. Vordergründig geht es darum, nur das zu tun oder vielmehr zu unterlassen, was den Sterbevorgang erleichtert.

Im Sterben verändern sich die Stoffwechselfunktionen

Im Sterbeprozess werden Kohlenhydrate nicht mehr verwertet, Glykose wird unvollständig abgebaut, weshalb eine Unterzuckerung, Hypoglykämie, durch Nahrungsverzicht in der Regel nicht mehr auftritt. Ferner werden körpereigene Eiweiße zu Glykose abgebaut, was zu Muskelschwäche und Gewichtsverlust führt und durch die Gabe parenteraler Ernährung nicht zu verhindern ist. Auch der Fettstoffwechsel kann beeinträchtigt und beschleunigt sein, weshalb der Körper die Zufuhr von Kalorien, etwa in Form von künstlicher Ernährung, nicht mehr verwerten kann.

Der Angehörigentropf

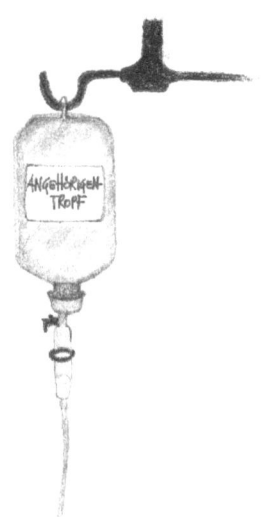

Bisweilen werden Menschen am Lebensende pausenlos zum Essen und Trinken motiviert, was die Betroffenen als Zwang erleben. Entgegen der palliativen Praxis kommt es gelegentlich vor, dass hochkalorische Nahrung oder elektrolythaltige Infusionen parenteral zugeführt werden, um extrem besorgte, verärgerte, falsch oder nicht fachkundig informierte Angehörige zu besänftigen. Eine Aussage wie „Sie können Ihre Mutter doch nicht verdursten lassen" löst bei diesen verständlicherweise einen unerträglich hohen moralischen Druck aus. Ich spreche in diesem Zusammenhang vom „Angehörigentropf", eine Infusion, die Sterbenden zur Beruhigung der Angehörigen zugemutet wird, die jedoch zulasten ihrer Lebensqualität geht.

Abbildung 47: Der Angehörigentropf – eine Infusion zur Beruhigung der Angehörigen

Künstliche Ernährung bei Demenz

Personen mit einer fortgeschrittenen Demenzerkrankung hören mitunter plötzlich auf, zu essen. Vermutlich erfühlen sie den „richtigen" Zeitpunkt für die Notwendigkeit des Nahrungsverzichts. Wird bei an Demenz Erkrankten die Gabe von Nahrung über eine künstliche Magensonde unterlassen und werden stattdessen kleinste Mengen oral und nur bei Gusto oder Hunger gereicht, bedeutet dies keine Einbuße an Lebensqualität. Allerdings ist eine kontinuierliche Befeuchtung der Mundschleimhaut zu gewährleisten, um einem Durstgefühl entgegenzuwirken (McCann et al., 1994, S. 1275). Eine Forschergruppe aus Ithaca, USA, stellte fest, dass optische Eindrücke das Sättigungsgefühl stärker bestimmen als die tatsächliche Magenfüllung und dass eine künstliche Ernährung die Lebenszeit weder verlängert noch die Lebensqualität der Erkrankten verbessert (Wansink et al., 2005, S. 98–100).

Erfahrungswerte und Tipps rund um das Essen und Trinken

Dass ein Raum vor der Nahrungsaufnahme gelüftet wird, um eventuelle Ausscheidungs- und Wundgerüche zu entfernen, ist selbstverständlich.

Statt der Zufuhr von Kalorien rückt für Sterbende das angenehme Geschmackserleben in den Vordergrund. Solange wie möglich sollen im Familienkreis zur gewohnten Tageszeit Kaffee und Kuchen genossen werden. Die sterbende Person nimmt an Ess- und Trinkritualen ihren Möglichkeiten gemäß teil. Vielleicht kann sie einige Schlucke Kaffee mit dem Getränkehalm zu sich nehmen oder an einer Tasse nippen.

Helene, sie war schwer krank, hatte eine vierjährige Tochter namens Miriam. Helene wollte unbedingt gemeinsam mit ihrer Familie die Mahlzeiten einnehmen, jedoch verspürte sie schon nach wenigen Bissen ein Völlegefühl. Es frustrierte sie, nahezu täglich den vollen Teller stehen zu lassen. Die kleine Miriam hatte spontan eine rettende Idee: Sie holte einen Teller und zwei Tassen aus ihrer

Puppenhausküche und befüllte das Geschirr mit Essen und Getränken. Dadurch konnte Helene einen „ganzen" Teller und einen „vollen" Becher leeren. Hatte die Mama einmal gar keinen Appetit, servierte Miriam Orangen, Bananen und Muffins zur Nachspeise, allesamt Köstlichkeiten aus farbenfrohem Kunststoff, und *„für später"*, wie sie sagte.

Um beispielsweise von der Geburtstagstorte naschen zu können, werden die Lippen mit süßer Fruchtcreme benetzt.

Bei bestehendem Aspirationsrisiko wird Wohlschmeckendes mit Pipetten oder Sprühflakone angeboten, wie in dem Kapitel „Das reduzierte Verlangen nach Flüssigkeit" beschrieben.

Getränke werden nach Möglichkeit in den für sie typischen Gefäßen gereicht: Kaffee und Tee in Tassen, Weißwein in einem Weißweinglas, Bier im Krug und Prosecco in einem Sektglas.

Kalte Gewürzliköre mit Kardamom oder (Kreuz-)Kümmel, Zimt oder Anis, ebenso ein Kräuterlikör mit Pfefferminze wirken appetitanregend.

Zu den Getränken, die gekühlt genossen werden, zählen z. B. Likör, Sekt, Champagner, Weißwein, Rosé und Aperitifs wie Campari, Martini oder Sherry. Ein Aperitif stimmt auf die Mahlzeit ein und regt den Appetit an.

Ist eine Person nur eingeschränkt bewegungsfähig, kann ihr das Armgewicht abgenommen werden; mit den von der Pflegeperson unterstützten Gliedmaßen kann sie das Trinkgefäß selbst zum Mund führen.

Sterbenden fällt es oft schwer, zu sagen, was sie am nächsten Tag essen wollen. Eine im Moment heiß begehrte Speise kann kurze Zeit später, etwa beim Servieren, Abneigung oder Übelkeit auslösen. Wenn überhaupt, wird vielleicht nur eine sehr kleine Menge, etwa ein halber Teelöffel voll, gegessen. Überdies kann es einige Stunden dauern, bis ein Schälchen Fruchtmus verzehrt ist.

Zu bedenken ist, dass alleinig der Anblick einer großen Portion, einer üppigen Speise oder ein intensiver Essensduft Essunlust auslösen kann.

Wird einer immobilen Person das Essen im Bett gereicht, ist darauf zu achten, ihren Oberkörper möglichst aufrecht zu positionieren; optimal wäre eine Sitzposition mit einer 90°-Beugung in den Hüftgelenken. Idealerweise sitzt die betreuende Person tiefer als die pflegebedürftige. Indem das Essen von unten zum Mund geführt wird, muss der unterstützungsbedürftige Mensch auch den Kopf nach unten neigen, um den Löffel in den Mund zu nehmen. Dadurch wird dem Risiko einer Aspiration vorgebeugt. Keinesfalls sollte die Pflegeperson neben dem Bett stehen und das Essen von oben reichen.

Um den Betroffenen das stressfreie Kauen und Schlucken der Speisen zu ermöglichen, ist die ruhige Vorgehensweise der betreuenden Person bedeutsam.

Bei Schluckstörungen werden Getränke und flüssige Speisen durch geschmacksneutrales Instantpulver eingedickt.

Das Ineinanderlaufen von Speisen und Soßen auf einem Teller sieht unappetitlich aus. Stattdessen ist ein fantasiereich und liebevoll angerichteter Imbiss in Minischalen aus Porzellan ein Hingucker und lädt zum Riechen, Nippen und Schmecken ein.

Für einen anderen Patienten, Benedikt, wurden kleine Häppchen appetitlich und griffbereit in einer Kühlbox angerichtet. Benedikt hatte diesen Kühlbehälter stets dabei gehabt, wenn er seinem Hobby, dem Fischen, gefrönt hatte. Seine Gattin bestückte das Gebinde, das an unsagbar schöne Erlebnisse in der Natur geknüpft war, stets mit leckerem selbst gemachtem Kleingebäck. Alleinig das Wissen, dass seine Box auf einem Sessel neben dem Bett stand und er sich daran jederzeit bedienen konnte, löste ihn ihm ein Wohlgefühl aus.

Der Appetit auf ein Gemüselaibchen oder Würstchen bleibt dann am ehesten bestehen, wenn die Person die Mahlzeit zuerst als

Ganzes sieht, ehe sie mundgerecht zerschnitten oder mit dem Pürierstab zerkleinert wird.

Kann Nahrung nur in pürierter Form geschluckt werden, sollten beispielsweise der Kartoffelbrei und das Linsenpüree in zwei Schüsselchen angerichtet werden, damit die Gemenge nicht ineinanderfließen.

Sterbende wünschen sich zuweilen einen Weinschaum, „Weinchadeau", mit Biskotten als Beilage. Die geringe Menge Alkohol, die der süße Schaum beinhaltet, wirkt appetitanregend.

Für den kleinen Genuss spielt auch die Optik eine bedeutende Rolle. Beispielsweise ziehen schlichte gerade Whiskygläser, befüllt mit farbenfrohen Zutaten, die Aufmerksamkeit auf sich. Weil das Trinkglas sein Innenleben präsentiert, können darin auch Speisen dekorativ, etwa in Schichten, angerichtet werden.

Für den kleinen Hunger empfiehlt sich das fantasievolle Anrichten von mundgerechten Häppchen in dafür eigens designten Löffeln, die im Handel unter den Bezeichnungen Amuse-Gueule, Häppchen-, Dip-, Servier-, Fingerfood- oder Vorspeisenlöffel erhältlich sind. Damit die Speise nicht vom Löffel rutscht, ist der Einsatz einer Kelle, ein standfester Essbehelf, dessen vorderer Teil waagrecht

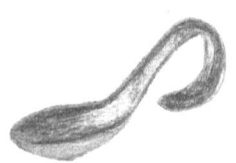

Abbildung 48: Amuse-Gueule

aufliegt, vorteilhaft. Für asiatische Gerichte eignet sich der chinesische Suppenlöffel.

Oftmals ist ein flexibles Vorgehen gefragt. Vielleicht ist für einen sterbenden Menschen gerade um Mitternacht der richtige Zeitpunkt, um einen Schluck warme Bouillon zu trinken.

Zubereitungs-, Ess- und Trinkhilfen

Um möglichst lange selbstständig Nahrung und Getränke zuberei-
ten und aufnehmen zu können, stehen Zubereitungs-, Ess- und
Trinkhilfen mit speziellen Funktionen zur Verfügung, sowohl für
Rechts- als auch für Linkshänder*innen.

Fehlt die Kraft zum Handschluss, schaffen Gabeln, Messer und
Löffel mit Griffverdickung Abhilfe.

Für Personen, deren Motorik in
Händen, Armen und im Nacken
eingeschränkt ist, werden im
Handel spezifische Formen und
Längen von (biegsamem) Ess-
besteck angeboten, etwa Löffel
in Überlänge, um ein Beispiel zu nennen.

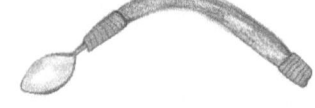

**Abbildung 49: Biegsamer Löffel in
Überlänge**

Damit ein kleines Schüsselchen beim Essen nicht verrutscht, wird
ein kirschkerngroßes Kügelchen Marzipan auf die Unterseite des
Geschirrs geklebt.

Schüsseln, Schalen, Essbretter, Teller und Trinkgefäße mit integrierter Antirutschfunktion erleichtern die Nahrungs- und Flüssigkeitsaufnahme. Im Handel gibt es nahezu unzerbrechliche Gläser
aus hochwertigem Polycarbonat, die am Unterboden Magnete aufweisen, wodurch sie auf den dazugehörigen Untersetzern haften
(silwy, o. J., o. S.).

Behältnisse mit erhöhtem Rand verhindern das Herausrutschen von Lebens-
mitteln. Optional stehen Randerhöhun-
gen zur Verfügung, die am eigenen Teller befestigt werden können und die
Aufnahme von Speisen mit der Gabel
oder dem Löffel erleichtern.

Für Personen, die aufgrund einer Bewe-
gungseinschränkung den Suppenteller
nicht kippen können, um den letzten
Rest der Suppe auszulöffeln, gibt es Behältnisse mit schrägem Innenboden und

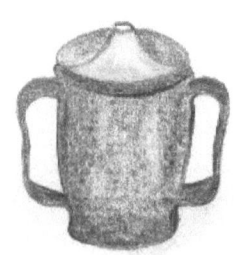

**Abbildung 50: Geeignete
Trinkgefäße erleichtern die
Flüssigkeitsaufnahme**

unauffälligem Überhang. Wer dieses Hilfsmittel nicht zur Verfügung hat, kann auch einen Keil unter den halben Teller schieben.

Zudem erleichtern Trinkbecher mit zwei Henkeln und Antirutsch-beschichtung das Ergreifen und Halten der Gefäße.

Um feststellen zu können, wie viel Flüssigkeit eine Person getrunken hat, eignen sich Trinkgefäße mit Skalen zur einfachen Inhaltskontrolle.

Für jene, denen es nicht möglich ist, beim Trinken den Kopf nach hinten zu bewegen, empfehlen sich Trinkgefäße mit konisch geformten Innenbechern, sie ähneln der Form nach einer Eistüte.

Bei zittrigen Händen bewährt sich der Tremor-Löffelaufsatz aus flexiblem Material, der auf allen handelsüblichen Löffelgrößen einfach anzubringen ist. Geschirrdesigns, bei denen farbliche Kontraste imponieren, erleichtern vor allem sehbeeinträchtigten Personen die Orientierung.

Eine alte Dame namens Elvira, sie war geschwächt und schlief während des Trinkens oftmals ein, verschüttete die in einer Tasse oder in einem Glas befindliche Flüssigkeit im Bett. Für sie erwies sich eine Trinkflasche mit Weithalssauger und Strohhalmaufsatz als das geeignete Hilfsmittel. Es stehen Gebinde mit einem Fassungsvermögen zwischen 250 und 500 ml zur Verfügung. Ursprünglich wurden sie für Babys produziert, jedoch ist das Design der Flaschen derart attraktiv, dass sie nicht an Babyware erinnern. Das ist wichtig, denn Erwachsene wollen in der Regel nicht infantilisiert werden.

Sterbefasten

In dem von der Deutschen Gesellschaft für Palliativmedizin (DGP, 2019) verfassten Positionspapier zum „Freiwilligen Verzicht auf Essen und Trinken" (FVET) wird auch von „Sterbefasten" gesprochen. Beim FVET entschließt sich eine entscheidungsfähige Person aufgrund unerträglichen anhaltenden Leidens freiwillig und bewusst, auf Essen und Trinken zu verzichten, um den Tod frühzeitig herbeizuführen. Die Nennung FVET findet sich in der englischen Literatur unter „Voluntary stopping eating and drinking" (VSED).

Weil Essen und Trinken mehr umfasst als nur die Zufuhr von Nährstoffen und Flüssigkeit, wird die Wortfolge „Freiwilliger Verzicht auf Essen und Trinken" der Bezeichnung „Freiwilliger Verzicht auf Nahrung und Flüssigkeit" (FVNF) seitens der DGP (2019, S. 4) vorgezogen.

Ein FVNF ist nicht mit einer Nahrungsverweigerung, mit Magersucht oder einem krankheitsbedingten Gewichtsverlust gleichzusetzen. Der FVNF ist eine eigene Handlungskategorie, die weder als Therapieverzicht noch als Suizid zu bewerten ist (DGP, 2019, S. 2–3). Ein Merkmal dafür, dass es sich nicht um eine Selbsttötung handelt, ist die Tatsache, dass die Sterbewilligen keine tödlich wirkenden Substanzen zu sich nehmen oder sich anderweitig Gewalt antun. Überdies tritt der Tod nicht abrupt ein, und die Möglichkeit zur Wiederaufnahme von Nahrung und/oder Flüssigkeit bleibt bestehen. Weil Essen und Trinken keine medizinischen Behandlungen sind, kann auch nicht von einem „Therapieabbruch" gesprochen werden (ebd., S. 5).

Differenziert betrachtet beinhaltet der Begriff des „Sterbefastens" vier Dimensionen: (Fehn & Fringer, 2017, S. 1161)

◊ Freiwilliger Verzicht auf Nahrung und Flüssigkeit, FVNF
◊ (Freiwilliger) Verzicht auf Nahrung und Flüssigkeit, (F)VNF
◊ Freiwilliger Verzicht auf (Nahrung und) Flüssigkeit, FV(N)F
◊ Freiwilliger Verzicht auf Nahrung (und Flüssigkeit), FVN(F)

Der FVNF stellt die explizite Form des Verzichts dar. Die entscheidungsfähige Person kommuniziert ihren Entschluss offen (Black & Csikai, 2015, S. 46–49).

Beim (F)VNF, das ist die implizite Form des Verzichts, reduziert eine Person die Aufnahme von Nahrung und Flüssigkeit und kommuniziert ihren Entschluss entweder nicht eindeutig oder gar nicht.

Diese Variante kann eine Folge von Lebensmüdigkeit sein und ist weniger Ausdruck des persönlichen Willens. Weil psychiatrische Erkrankungen die Fähigkeit, reflektierte Entscheidungen zu treffen, herabsetzen, ist zu prüfen, inwieweit die Person urteilsfähig ist und ob sie eine freiwillige Entscheidung treffen kann (DGP, 2019, S. 6–7).

Die stigmatisierte und verheimlichte Form des FV(N)F wurde von den Forschenden Fehn und Fringer (2017, S. 1161–1162) bei einer jüngeren Patientin mit unheilbarem Krebs beobachtet. Weil ihr persönliches Umfeld auf sie enormen Druck ausübte, entschied die Schwerkranke, nur noch Nahrung zu sich zu nehmen, um die Angehörigen in Sicherheit zu wiegen. Die Dauer des FV(N)F betrug etwa sechs Wochen. Was für das Umfeld dieser Patientin nach Suizid aussah, bedeutete für die Schwerkranke einen natürlichen Prozess.

Der FVN(F) ist die bekanntere Form des FVNF und bezeichnet den Verzicht auf Nahrung. In der Terminalphase besteht aufseiten der Angehörigen oftmals die Angst, die geliebte Person könne verdursten und verhungern. Deshalb kann es vorkommen, dass, und so sollte es nicht geschehen, neben der Flüssigkeitsgabe auch hochkalorische Flüssignahrung zugeführt wird, um die Angehörigen zu beruhigen. Die Dauer des FVN(F) ist erkrankungsabhängig (Fehn & Fringer, 2017, S. 1161).

Welche Unterstützungsmöglichkeiten gibt es für Angehörige?

Ein offen verbalisierter Sterbewunsch rückt die Tatsache des bevorstehenden Abschieds nahe und kann zwischen Sterbewilligen und Angehörigen eine Barriere bilden. Je absehbarer das Lebensende ist, desto eher können Angehörige den durch Sterbefasten sterbewilligen Menschen verstehen. Ist er jedoch bei vollem Bewusstsein und klarem Verstand, wird sein Wunsch oftmals nicht oder nur widerwillig akzeptiert (Chabot & Walther, 2017, S. 135–136). Daher ist eine wiederholte reflektierte und achtsame Abstimmung des Sterbewunsches mit den Erkrankten und deren An-

und Zugehörigen bedeutsam (DGP, 2019, S. 2). Werden pflegende Angehörige außerhalb der spezialisierten Palliativversorgung mit dem Wunsch nach einer Form des FVNF konfrontiert, sollten palliativmedizinisch und ethisch geschulte Personen in den Gesprächs- und Behandlungsprozess eingebunden werden (ebd., S. 7).

Wie lange dauert der Sterbeprozess beim Sterbefasten?

Durch den FVNF tritt der Tod innerhalb von einer Woche bis drei Wochen ein, je nach Geschwindigkeit und Radikalität des durchgeführten Verzichts. Bei einem konsequenten Enthalt von Flüssigkeit, es werden etwa nur 50 ml Flüssigkeit pro Tag aufgenommen, dauert der Sterbeprozess 10 bis 14 Tage. Je schlechter der Gesundheitszustand ist, desto kürzer ist die Lebensdauer. Wer zunächst mit dem Essen und etwas später mit dem Trinken aufhört, lebt noch etwa 20 bis 30 Tage. Bei inkonsequentem Verhalten, also wenn zwischendurch doch gegessen und getrunken wird, verlängert sich die Lebenszeit (Teigeler, 2018, o. S.).

Wie verläuft der Sterbeprozess durch Sterbefasten?

Ganz allmählich tritt eine umfassende körperliche Schwäche ein und der sterbende Mensch benötigt bei den Aktivitäten des täglichen Lebens zunehmend mehr Unterstützung. Weil die Muskelkraft schwindet, steigt das Sturz- und Verletzungsrisiko. Das Tragen eines Notrufarmbandes oder eines Sturzsensors gewährleistet eine möglichst zeitnahe Hilfeleistung.

Während die sterbewillige Person zu Fastenbeginn noch wach und geistig klar ist, erfährt sie in den kommenden Tagen und Wochen eine zunehmende Eintrübung des Bewusstseins. Sofern keine Grunderkrankung vorliegt, die Schmerzen verursacht, bleiben die Betroffenen beschwerdefrei. Endorphine, körpereigene Glückshormone, werden im Körper ausgeschüttet und entfalten ihre euphorisierende und schmerzhemmende Wirkung. Nicht der Nahrungsverzicht führt zum Tod, sondern der Wassermangel infolge von Flüssigkeitsabstinenz (Nieden, 2019, S. 67–69).

In stationären Hospizen tätige Pflegekräfte hatten Schwerkranke begleitet, die sich noch nicht in der Terminalphase befunden und die ihr Leben aktiv durch einen bewussten Verzicht auf Nahrung und Flüssigkeit beendet hatten. Rückblickend schätzten die Pflegenden auf einer Skala von 0 bis 9, 0 = der schrecklichste Tod, 9 = der friedvollste Tod, die Sterbeverläufe der Erkrankten ein, wobei der Median bei 8 lag. 85 % der Erkrankten starben innerhalb von 15 Tagen. Darüber hinaus berichteten 102 von 307 Pflegepersonen, dass sie schon mindestens einen FNVF seitens ihrer Patient*innen erlebt hatten (Ganzini et al., 2003, S. 349).

Hinweis: Weil die verbindliche Patientenverfügung eine Unterlassungserklärung für medizinische Maßnahmen ist, darf das Ablehnen der pflegerischen Grundversorgung mit Nahrung und Flüssigkeit nicht Inhalt dieser Form der Willenserklärung sein (PatVG-Novelle, 2019, § 4).

Ich sterbe nicht etwa, weil ich nicht mehr esse. Ganz im Gegenteil: Nicht mehr essen zu wollen, ist ein natürliches Anzeichen des nahenden Todes!

Wenn ich auch dann und wann ein wenig Hunger habe, genügen mir kleine Leckereien, appetitlich angerichtet z. B. auf einem Vorspeisenlöffel. Alles andere würde meine Stoffwechseltätigkeit überbeanspruchen und in weiterer Folge mein Wohlbefinden beeinträchtigen.

Gewohnte Ess- und Trinkrituale geben mir Halt und ich möchte sie mit dir so lange wie möglich fortführen, wenn auch anders als bisher. Lass uns weiterhin gemeinsam Kaffee und Kuchen einnehmen, auch wenn ich mich dabei der verfügbaren Ess- und Trinkhilfen bediene.

Lauretta

❀ ✦ ❀ ✦ ❀ ✦ ❀ ✦ ❀ ✦ ❀ ✦ ❀ ✦ ❀ ✦ ❀

„Alles ist zu anstrengend, zu viel, zu schnell, zu laut."
(Eine Patientin)

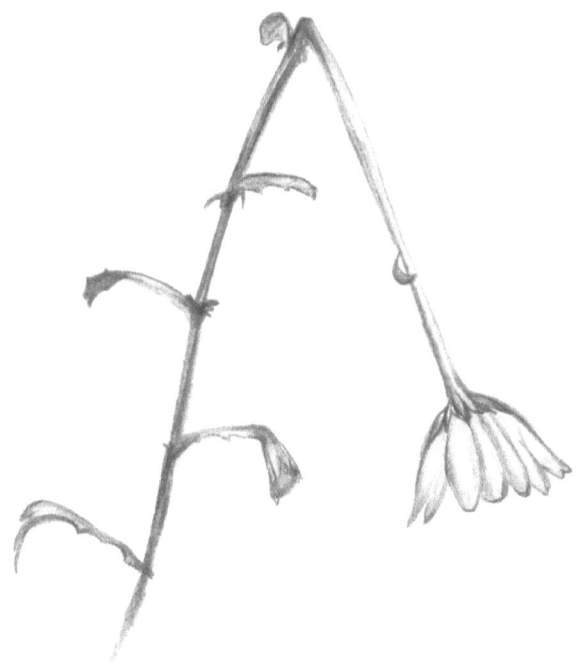

Abbildung 51: Wäre Fatigue sichtbar, wir wären erschüttert, wie
sehr das Symptom einen Menschen schwächt bzw. knickt

Während die Intensität der Fatigue-Schwäche für Außenstehende
zumeist gar nicht erkennbar ist, berichten Sterbende und Schwerkranke, wie sehr sie sich durch dieses Symptom in den Lebensaktivitäten beeinträchtigt und belastet fühlen. Wer Menschen mit
Fatigue betreut, braucht ein Verständnis für die subjektive Wahrnehmung und für die Auswirkungen, die die versiegende Kraft-
quelle für die Betroffenen hat, und wie damit umzugehen ist.

185

Selbsterfahrung zum Thema: „Erfahrungen von Schwäche und Umgang damit"

Bitte erinnern Sie eine Situation, in der Sie sich ausgesprochen ermattet fühlten. Womöglich erkrankten Sie an einer schweren Grippe mit hohem Fieber, Kopf- und Gliederschmerzen. Was Sie auch taten, Sie fühlten rasch Überanstrengung und den Wunsch, sich wieder ins Bett zu legen. Hoffend, dass die Körperkraft im Zuge der Genesung zunimmt, waren Sie vielleicht enttäuscht, dass selbst kurze Wegstrecken Schweißausbrüche auslösten, und nicht selten gerieten sie in eine Grübelspirale, vergeblich nach einem Ausweg suchend.

Ähnliches berichten Burn-out-Betroffene, die neben vielfachen (psycho-)somatischen Problemen zudem über anhaltende Müdig- keit, Schlafstörungen, Konzentrationsmangel und erhöhte Reizbar- keit klagen. Selbst nach einer mehrwöchigen Erholungszeit fühlen sie immer noch Kraftlosigkeit und es bleibt den Betroffenen letzt- lich nichts anderes übrig, als sich der unüberwindbaren Passivität hinzugeben.

Bitte notieren Sie, welche Bedürfnisse für Sie in Zeiten der Er- schöpfung vordergründig bedeutsam waren und wie Sie damit um- gegangen sind. Halten Sie Ihre Gedanken und Gefühle dazu fest:

🖉 ...

Wortbedeutung, Ursachen und Auftreten von Fatigue

Das französische Wort „Fatigue" bedeutet „Ermüdung", „Erschöpfung". Fatigue bezeichnet einen Symptomkomplex bei chronischen Krankheiten wie Krebs, Morbus Parkinson, Rheuma, Multiple Sklerose oder Amyothrophe Lateralsklerose. Das genaue Ursachengefüge der Fatigue-Schwäche ist bislang noch unklar, sie kann Ausdruck einer Tumoraktivität sein oder infolge von Chemo- bzw. Radiotherapie auftreten.

Zum Diagnosezeitpunkt einer Krebserkrankung leiden bis zu 40 % der Erkrankten an tumorbedingter Fatigue, unter der Strahlentherapie tritt das Symptom bei über 90 % und während der Chemotherapie bei etwa 80 % der Betroffenen auf. Schmerz, Übelkeit, depressive und andere psychische Störungen gelten als Risikofaktoren für eine tumorassoziierte Fatigue (Horneber et al., 2012, S. 162), bei der die Tendenz zur Chronifizierung besteht; jede dritte an Krebs erkrankte Person leidet noch Jahre nach einer erfolgreich abgeschlossenen Strahlen- oder Chemotherapie daran (Deutsche Fatigue Gesellschaft, 2017, S. 4). Der Umstand, dass die Ursachenzuschreibung zumeist unklar ist, belastet die Mehrzahl der Betroffenen (de Vries et al., 2009, o. S.). Je stärker die Beschwerden bereits während einer Tumortherapie auftreten, desto höher ist die Wahrscheinlichkeit, dass sie auch nach der Behandlung fortbestehen.

Anhand von Diagnosekriterien der WHO kann eine Fatigue-Symptomatik von einer natürlichen Müdigkeit abgegrenzt werden. Multidimensionale Assessment-Tools ermöglichen die Unterscheidung zwischen primärer Fatigue, diese geht direkt von der Grunderkrankung aus, und sekundärer Fatigue, die beispielsweise eine Reaktion auf Medikamente sein kann oder im Zusammenhang mit anderen Erkrankungen wie Fieber, Anämie, Kachexie oder einer Depression auftritt (Rogusch & Schulz, 2012, S. 56–57).

Anzeichen von Fatigue und Auswirkungen auf die Betroffenen

Während ein gesunder Mensch erst dann müde wird, wenn die Kraftreserven erschöpft sind und Überlastung droht, ist die Fatigue bei terminal erkrankten Menschen eine ständige Begleiterin, auch ohne vorausgehende körperliche oder geistige Anstrengung. Durch Bemühung und Überwindung kann die Fatigue nicht beseitigt werden. Die Betroffenen fühlen sich körperlich, psychisch und mental (extrem) ermattet. Frustran erleben sie den Umstand, dass sich das Müdigkeitssyndrom, wie Fatigue noch genannt wird, auch nach ausreichender Erholungszeit, durch Ruhe und Schlaf, kaum beheben lässt. Die Fatigue kann von einem Moment auf den anderen auftreten, vorübergehend oder dauerhaft bestehen.

Die Auswirkungen betreffen alle Lebensbereiche: Verrichtungen wie Bewegung, Flüssigkeits- und Nahrungsaufnahme, das berufliche, partnerschaftliche und familiäre Leben und die sozialen Rollen eines Menschen. Die Bewältigung des Alltags nimmt deutlich mehr Zeit in Anspruch. Die Kraft zum Kommunizieren schwindet, es werden nur noch einzelne wichtige Worte gesprochen, die Stimme wird schwach und brüchig. Die Fähigkeit und die Geduld, reflektierte Entscheidungen zu treffen, reduzieren sich. Der psychische Schutzschild wird brüchig. Auch mentale Funktionen wie die Merkfähigkeit, Konzentration und die Orientierung im Hinblick auf Zeit, Ort und/oder Personen sind gehemmt, was Einbrüche im Selbstwertgefühl auslösen kann. Ich erlebe von Fatigue Betroffene oft weinerlich und freudlos, lebensüberdrüssig und depressiv, *„weil es einfach keine Reserven zum Leben mehr gibt"*, so ein mehrfacherkrankter hochbetagter Mann. Die Betroffenen reagieren vielleicht auch ungeduldig und sind reizbar, was für die Angehörigen schwierig und herausfordernd sein kann.

Alles wird bald nur noch anstrengend wahrgenommen: Besuche, Gespräche, pflegerische Zuwendungen, notwendige Positionsveränderungen usw. Gar kleinste Entscheidungen, etwa ob das Mus mit Bananen oder Himbeeren zubereitet werden soll, können rasch überfordern. Eine Patientin mit Müdigkeitssyndrom überlegte hin und her, was ihr weniger Kraft rauben würde: das Wasserglas selbst zum Mund zu führen oder den Schwesternruf zu betätigen und die Pflegeperson zu bitten, ihr das Trinkglas zu reichen.

Johann: „Als würde mir jemand den Energiehahn zudrehen.“

Johann ärgerte sich, weil seine Angehörigen nicht davon zu überzeugen waren, dass es sich bei ihm nicht um eine *„bloße Müdigkeit“* handelt: *„Fatigue entleert mich von einem Moment auf den anderen, als würde mir jemand den Energiehahn zudrehen. Diese Kraftlosigkeit ist unvergleichbar stärker als das Müdesein.“* Weil Johann sich nahezu ständig überanstrengt fühlte und ihm immer häufiger der Geduldsfaden riss, verstärkte sich besonders bei seiner Frau das Gefühl, *„die Pflege nicht richtig zu machen.“*

„Du schaust ja gar nicht so schlecht aus!“

Eine andere Patientin namens Franziska klagte darüber, dass ihr wiederholt gesagt wurde, *„Du schaust ja gar nicht so schlecht aus!“* Sie erwiderte pikiert: *„Das mag sein, weil Schwäche weder mit einem Wundverband noch mit einer Schmerzpumpe behandelt wird. Für Nichtbetroffene ist sie unsichtbar.“* Tatsächlich muss ein an Fatigue leidender Mensch nicht krank aussehen.

Fatigue hilft, Loslassen zu können

Karl erkrankte an einem Rektumkarzinom. Zum Zeitpunkt der Diagnosestellung war die Krankheit bereits weit fortgeschritten. Der schwer kranke Mann besaß eine Kämpfernatur. *„So leicht bringt mich nichts um."* Vier Monate später kam es binnen weniger Stunden zu einem massiven Kräfteverfall. Er wurde in das Krankenhaus eingewiesen und bezog ein Krankenzimmer auf der chirurgischen Abteilung, wo ihm einige Wochen zuvor operativ ein künstliches Darmstoma angelegt worden war. Zwei Tage vor dem Ableben sagte er zu seiner Gattin, sie war Tag und Nacht an seiner Seite: *„Ich kann jetzt nicht mehr."* Selbst das Öffnen der Augen zehrte an seiner körperlichen Kraft.

Wenige Stunden vor dem Ableben kam seine geliebte sechsjährige Enkelin Anika zu Besuch. Karl war es nicht mehr möglich, mit ihr zu sprechen. Die Stimmung im Zimmer des Sterbenden war bedrückend. Doch das fröhliche Wesen von Anika holte die Anwesenden aus der Trauerversunkenheit heraus und das tat allen wohl. Das Mädchen saß auf Opas Bett, baumelte mit den Beinen und erzählte vom Besuch vom Nikolaus. Karl bündelte die letzten Kraftreserven und hob die Hand, um seiner Anika zuzuwinken. Danach ließ er von einem Moment auf den anderen los.

Fatigue nimmt einem sterbenden Menschen zwar die Kraft zum Leben, was für ihn zunächst sehr belastend und beängstigend sein kann, doch trägt das Phänomen auch dazu bei, die Auflehnung gegen den unvermeidlichen Tod aufzugeben. In den letzten Lebensstunden trägt die große Schwäche dazu bei, das Leben loszulassen und sich dem Sterben hinzugeben.

Hilfen

Je eher Kranke und ihre Angehörigen über die Fatigue aufgeklärt werden, desto besser können sie sich auf die neue Situation einstellen. Es gilt, mit dem Energiehaushalt sorgsam umzugehen. Maßnahmen zur Stärkung und Förderung der Regeneration sind hilfreich. In einem frühen Stadium einer Erkrankung ist es meistens möglich, dem Gefühl von Ermattung durch gezielte Aktivitäten, etwa durch Spaziergänge an der frischen Luft, durch Wechselbäder an Händen und/oder Füßen, Armen und/oder Beinen, entgegenzuwirken. Vitalstoffreiche leicht verdauliche Ernährung und Ginseng, ein traditionelles Mittel gegen Erschöpfungszustände, stärken die Vitalität. Tage, an denen mehr körperliche Kraft verfügbar ist und Betätigungsdrang und Lebenswille stärker sind, bieten sich dazu an, gezielt genutzt zu werden. Durchweg ist jedoch auch dann auf die rechtzeitige und regelmäßige Einhaltung von Ruhephasen zu achten, damit für jene Aufgaben und Unternehmungen, die für die geschwächten Personen besonders bedeutsam sind, genügend Energie vorhanden ist. Seitens der Betroffenen und Betreuenden braucht es die Bereitschaft, die momentanen Kraftreserven und den Wunsch nach Regsamkeit behutsam zu balancieren.

Ein Wochenplan dient dem sorgsamen Umgang mit der Lebensenergie

Die Zielsetzung von Wochenplänen liegt in einem ökonomischen Umgang mit dem Energiehaushalt. Diverse Aktivitäten werden gezielt geplant und nicht dem Zufall überlassen, um Stress und Überanstrengung vorzubeugen. Die Entscheidungshoheit darüber, wie die einzelnen Tage gestaltet werden, liegt so lange wie möglich bei den Betroffenen. Die folgende Vorgehensweise beim Erstellen eines Wochenplanes ist empfehlenswert: Zuerst werden die notwendigen Ruhephasen und wichtige unverrückbare Termine, etwa der Besuch einer Pflegeperson des mobilen Palliativteams oder die häusliche Visite der Ärztin bzw. des Arztes, in Blau eingetragen. Ist noch freie Zeit übrig, werden sonstige Tätigkeiten auf dem Plan notiert, dazu zählen vor allem sinnstiftende, freudvolle und entspannende. Die Übersicht wird laufend evaluiert und flexibel an die aktuellen Möglichkeiten der Betroffenen angepasst. Die Betroffenen erkennen, welche Aktivitäten an den Kräften zehren; dementsprechend werden gewisse Vorhaben auf andere Tage oder Zeiten verlegt. Beispielsweise bat eine Patientin darum, die für sie anstrengende Körperwaschung erst in den späten Abendstunden durchzuführen, weil sie ohnehin kurz darauf einschlafen und keine weitere Kraft mehr benötigen würde.

W 30	08 h	09 h	10 h	11 h	12 h	13 h	14 h	15 h	16 h	17 h	18 h	19 h	20 h
Mo	HKP			Tel		R	PT			R	TV/R/HB		
Di	HKP					R		MPP		R	TV/R/HB		
Mi	HKP			Tel		R			B	R	TV/R/HB		✎
Do	HKP			MT		R				R	TV/R/HB		
Fr	HKP			PT		R	Tel		AV	R	TV/R/HB		
Sa	HKP					R	B			R	TV/R/HB		✎
So	✎	S-K			R			B	B	R	TV/R/HB		

Abbildung 52: Ein exemplarischer Wochenplan für Fatigue-Betroffene

Legende: Hauskrankenpflege (HKP), Mobile Palliativpflege (MPP), Visite (AV), Physiotherapie (PT), Musiktherapie (MT), Seelsorge/Krankenkommunion (S-K), Ruhezeit (R), TV/Radio/Hörbuch (TV/R/H), Besuch (B), Telefonate (Tel), Sonstiges (✎)

Helga: „Warum tust du mir das an?"

Wer Sterbende pflegt, braucht ein Feingespür dafür, wann der Zeitpunkt für die Rücknahme des aktiven pflegerischen Tuns gekommen ist. Waren bisher die Körperwaschung, die Mobilisation und das Einnehmen von Flüssigkeit und Nahrung ein fixer Bestandteil in der Vormittagsplanung, so ist bei Fatigue in der Terminalphase das Motto „So viel wie nötig, so wenig wie möglich" ein Leitprinzip.

Helga, sie war an Brustkrebs erkrankt und extrem schwach, ist mir lebhaft in Erinnerung. *„Warum tust du mir das an?",* fragte sie mich vorwurfsvoll, nachdem ich sie nach mehrstündigem Schlaf geweckt hatte, um die harndurchtränkte Inkontinenzversorgung zu wechseln und die druckbelastete Haut einzucremen. Jede Aktivität war für sie strapaziös, ein jedes Wort kostete Kraft. *„Alles ist mir zu stark, zu viel, zu schnell, zu laut."* Sie wollte nur noch in Ruhe gelassen werden. Es war der Zeitpunkt gekommen, um mit ihr das für sie zumutbare Maß an Pflege zu besprechen. Keinesfalls sollte sie die letzte Kraft dafür aufwenden müssen, um allzu anstrengende Pflegehandlungen abzuwehren. Wir überlegten, welche Maßnahmen unbedingt notwendig bzw. für sie wichtig waren, welche auf einen späteren Zeitpunkt verlegt oder überhaupt unterlassen werden sollten. Gemeinsam entschieden wir, die Positionierungsintervalle bedürfnisorientiert durchzuführen und längstens auf sechs Stunden auszudehnen.

Zwischenzeitlich, wenn sie es wollte, wurde Helga nach kinästhetischen Prinzipien sanft bewegt. Die Körperpflege wurde in ruhiger Atmosphäre in Teilschritten und zu ihrer besten Tageszeit durchgeführt. Zumeist wurden nur das Gesicht, die Hände und der Intimbereich gewaschen. Der Befeuchtung des Mundes und dem Salben der Lippen stimmte sie durchweg zu. Von der unreflektierten Umsetzung von bisherigen Gewohnheiten und Routinen wurde zugunsten von Helgas Schonung und zur Gewährleistung eines ruhigen, friedvollen Sterbens, Abstand genommen. Für Helga war es wichtig, die verfügbare Lebenskraft dafür aufzuwenden, um mit ihren Angehörigen noch ein paar Worte sprechen zu können.

Tafeln mit Symbolen und / oder Begriffen erleichtern die Bedürfniserfassung

---

Fühlt sich ein Mensch extrem geschwächt, kann eine selbst gestaltete Tafel mit den für die Person wichtigen Symbolen Abhilfe schaffen. Um herauszufinden, welches Bedürfnis vorliegt, zeigt die betreuende Person nacheinander auf die einzelnen Bilder. Auf einfache geschlossene Fragen kann der geschwächte Mensch verbal oder nonverbal mit „Ja" oder „Nein" antworten, z. B. durch das Schließen der Augen oder durch das Anheben eines Fingers. Ist es ihm noch möglich, kann er selbst auf ein Symbol deuten. Zusätzlich oder anstelle der Erkennungszeichen können auch Begriffe oder Fotos verwendet werden, beispielsweise von einem Kamm, einer Zahnbürste, der Bettpfanne, eines Mikrozerstäubers, von Trinkbehältern, einer Tageszeitung, des Handys, CD-Players, von Namen

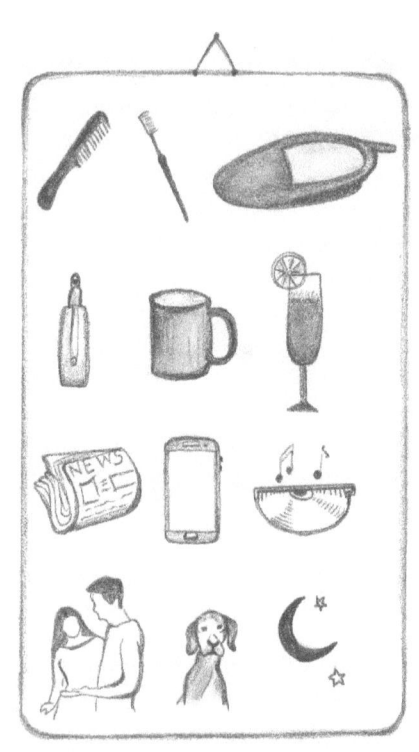

Abbildung 53: Eine Tafel mit individuell wichtigen Symbolen

von Angehörigen und Freund*innen, eines Haustieres oder von Mond und Sternen als Sinnbild für das Ruhe- und Schlafbedürfnis. Tafeln wie diese erleichtern auch die Kommunikation bei Krankheiten, die mit kognitiven Beeinträchtigungen einhergehen, etwa Demenz.

Aktivierende Fußbäder mit Ingwer, Rosmarin oder Zitrone

Das gesteigerte Gefühl von Vitalität kann durch ein Ingwer-Fußbad erwirkt werden. Hierfür werden drei Esslöffel Pulver in ca. 38 °C warmem Wasser aufgelöst. Schon nach wenigen Minuten ist die belebende Wirkung spürbar, weshalb es beispielsweise durchgeführt wird, bevor der geschwächte Mensch aufsteht. Fatigue-Betroffene haben oftmals kalte Füße, weshalb insbesondere der wärmende Effekt von Ingwer vorteilhaft ist. Es gibt stabile, faltbare und aufblasbare Behälter. Beliebt sind auch Fußmassagegeräte, die im Handel als Stiefel erhältlich und somit bei immobilen Menschen leicht anwendbar sind. Um ein Fußbad in liegender Position anstrengungsarm erleben zu können, sollten die Knie mit Polster unterlagert und die angewinkelten Beine durch seitliche Kissen gestützt werden.

Ein aktivierender Effekt und eine wohltuende Erwärmung des Körpers wird auch durch ein Fußbad mit Rosmarin-Bademilch oder durch ein Citrus-Erfrischungsbad erzielt. Die Anwendung sollte etwa 10 bis 15 Minuten dauern, währenddessen darf die Person nicht allein gelassen werden, um bei einem plötzlichen Schwächegefühl entgegenwirken zu können.

Auflage mit Bienenwachs

Liegt keine Allergie gegen Bienenprodukte vor, kann bei Fatigue auch eine angewärmte Bienenwachskompresse auf die Brust, den

Rücken, auf die Füße oder an die Fußsohlen gelegt werden. Die Auflage bewirkt eine tiefe ganzheitliche Entspannung, der Schlaf und das Gefühl von Erholung werden gefördert, die Wärmeverhältnisse im Körper harmonisieren sich. Die Auflagen bestehen aus 100%igem Bienenwachs auf Trägermaterial und sind in Apotheken erhältlich. Allein die Wärme der Haut macht die Auflage geschmeidig und entfaltet den angenehmen Duft. Je nach Produktangabe kann die Auflage entweder im Ofen oder mit einem Kirschkern- oder Traubenkernkissen ca. drei Minuten bei 80 °C erwärmt werden. Im häuslichen Bereich kann auch Rohwolle, das ist eine unbehandelte Schafwolle aus biologischer Tierhaltung, zum Warmhalten der Auflage verwendet werden. Es werden auch Sets, bestehend aus Wachskompressen und Rohwollkissen, zum Kauf angeboten. Auf Wunsch kann zwischen der Haut und der Bienenwachsauflage ein dünnes Leinen- oder Baumwolltuch gelegt werden. Damit Wachsspuren nicht auf den Wärmeträger übergehen, wird zwischen der Auflage und dem Wärmeträger ebenfalls ein dünnes Tuch gelegt. Die Auflage kann, je nach Angabe des Herstellers, etwa fünf- bis sechsmal verwendet werden. Geschwächte Menschen erleben die Anwendung als einfach, anstrengungsarm und sehr wohltuend.

❀ ✦ ❀ ✦ ❀ ✦ ❀ ✦ ❀ ✦ ❀ ✦ ❀ ✦ ❀ ✦ ❀ ✦ ❀

Ich bitte um Verständnis und
Geduld, wenn ich für Aktivitäten mehr Zeit brauche
und zwischenzeitlich Pau-
sen einlegen muss.
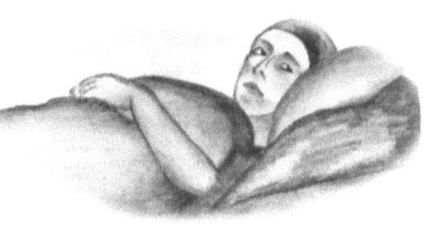
Die reduzierte Energie benötige ich für das,
was mir noch wichtig ist, zu sagen oder zu tun, ehe ich sterbe.

Respektiere, dass ich den bisherigen Gewohnheiten nicht mehr so ausdau-
ernd, tiefgründig oder begeistert nachkommen kann oder will.

Gib mir die Möglichkeit, mich auf deinen Besuch vorzubereiten. Informiere
mich, wann du zu Besuch kommst, damit ich die wertvollen Stunden mit dir
in meinem Tagesablauf einplanen kann. Falls ich in deiner Anwesenheit ein-
schlafe, nimm es mir nicht übel, es hat nichts mit dir zu tun. Bitte verzichte
in diesem Fall auf ein „Ja, aber ...“, denn das Gefühl, deinen Erwartungen
nicht gerecht zu werden, belastet mich unnötigerweise.

Auf Lärm und Hektik reagiere ich besonders sensibel. Achte auf eine ruhige
und unaufgeregte Sprechweise. Lange, ausufernde Gespräche ermüden
mich, ebenso das Durcheinanderreden mehrerer Personen. Bitte richte
kurze Fragen an mich, auf die ich einfach mit „Ja“ oder „Nein“ antworten
kann, oder verwende die Symboltafel.

Meine Kraft, für dein Wohlergehen zu sorgen, schwindet. Indem du selbst gut auf dich achtest, entlastest du auch mich. Bitte orientiere dich an meinen Möglichkeiten und respektiere meine Belastungsgrenzen.

Lauretta

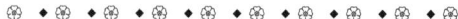

Die Körpertemperatur kann erhöht sein

Die Absenkung einer erhöhten Körpertemperatur erfolgt bei Sterbenden nur dann, wenn sie sich dadurch belastet fühlen, und ausschließlich durch schonende Vorgehensweisen.

Fieberursachen

Die Fieberursachen bei sterbenden Menschen sind vielfältig. Im Zuge von Infektionen, etwa in der Lunge oder im urogenitalen Bereich, erzeugen Mikroorganismen und deren Toxine beispielsweise ein bakterielles Fieber. Maligne Tumore führen durch die Bildung von artfremdem Eiweiß zum toxischen Fieber. Beim cerebralen Fieber, etwa infolge eines raumfordernden Prozesses im Gehirn oder Hirninfarkts, liegt eine Störung im Wärmeregulationszentrum des Hypothalamus, dieser liegt im Zwischenhirn, vor.

Fieberverlauf

In der Phase des Temperaturanstiegs, beim „Schüttelfrost", dominieren Zittern, Frösteln und Unruhe das klinische Bild. Die Betroffenen benötigen wärmende Maßnahmen, ein wärmendes Fußbad, wärmende Kleidung, ein temperiertes Kirschkernkissen, heiße Getränke usw. Ab einer Körpertemperatur von etwa 38 °C steigt das Gefühl von Unbehagen und Schwäche, Kopf- und Gelenkschmerzen, Augendruck und Unruhe treten hinzu. Puls- und Atemfrequenz sind erhöht, die Zunge ist trocken und belegt, die Augen glänzen. Die fiebrigen Patient*innen sind licht- und lärmempfindlich, durstig und appetitlos, sie fühlen sich zermürbt, die Stimmung ist labil. Weil die Betroffenen beim Fieberabfall schwitzen, benötigen sie eventuell mehrmals am Tag Teilwaschungen und einen Wechsel von Kleidung und Bettwäsche. In allen Fieberphasen sind die Betroffenen vermehrt ruhebedürftig.

Fieberhöhen

Die Höhe der Körpertemperatur lässt in der Regel keine Rückschlüsse auf die Fieberursache zu. Es werden sechs Fieberhöhen unterschieden: (BDI, o. J., o. S.)

◊   36,5 °C–37,4 °C: Temperatur im Normbereich
◊   37,5 °C–38,0 °C: subfebrile Temperatur
◊   38,1 °C–38,5 °C: leichtes Fieber
◊   38,6 °C–39,0 °C: mäßiges Fieber
◊   39,1 °C–39,9 °C: hohes Fieber
◊   40,0 °C–42,0 °C: sehr hohes Fieber

Wenn überhaupt, erfolgt die Absenkung der Körpertemperatur besonders schonend

Tritt bei terminal erkrankten und/oder sterbenden Menschen Fieber auf, ist zuerst zu prüfen, ob die Person das Fieber gut verträgt, dann bedarf es keiner temperatursenkenden Maßnahmen. Ob eine antimikrobielle oder fiebersenkende Therapie sinnvoll ist und dadurch ein positiver Effekt auf das subjektive Befinden zu erwarten ist, ist eine ärztliche Entscheidung. Falls eine medikamentöse Behandlung nicht indiziert ist, weil keine Aussicht auf Besserung besteht, werden die Begleitsymptome des Fiebers nicht mehr ursächlich behandelt, sondern symptomatisch bzw. mit komplementären Pflegemaßnahmen.

Eine rasche Absenkung der Körpertemperatur könnte einen Temperatursturz auslösen und den Kreislauf erheblich belasten. In diesem Fall benötigen die aus dem Leben scheidenden Menschen mehr Teilwaschungen sowie einen Wechsel der Leib- und Bettwäsche, was für sie eine zusätzliche Anstrengung bedeutet.

Maßnahmen zur Steigerung des Wohlbefindens und zur Temperatursenkung

Die nachfolgend genannten Pflegemaßnahmen tragen zur leichten Absenkung der Körpertemperatur um etwa 1 bis 2 °C bei und fördern das Wohlgefühl. Zu bedenken ist, dass bei allen kühlen und kalten Anwendungen ein gut durchwärmter Körper voraussetzend ist. Nasse Tücher müssen gut ausgewrungen werden und körpernah aufliegen. Im Allgemeinen sind Auflagen im Sterbeprozess weniger belastend als Wickelanwendungen.

Kühle feuchte Auflagen an der Stirn, im Brustbereich, an Füßen und Händen, im Bereich der Pulsschlagadern an der Innenseite der Handgelenke sind schnell zubereitet. Entweder wird das Auflagetuch unter den (eis-)kalten Wasserstrahl gehalten oder ein angefeuchtetes Tuch wird eine Weile in den Kühl- oder Gefrierschrank gelegt. Damit sich das Auflagetuch leichter an den Körper modellieren lässt, wird es zuvor nochmals angefeuchtet.

Das Hitzegefühl wird auch durch Güsse oder Fußbäder mit klarem Wasser gelindert. Die Wassertemperatur ist zuerst lauwarm und wird langsam durch Beigabe von kaltem Wasser abgesenkt. Je kürzer ein kalter Guss dauert und je niedriger die Wassertemperatur anfangs ist, desto eher wird das Hitzegefühl verstärkt.

Kühl-Gels mit den Wirkstoffen Menthol und Pfefferminzöl wirken kühlend und belebend.

Eisbeutel können einfach selbst hergestellt werden. Hierzu wird ein Tiefkühlsäckchen mit Eiswürfeln befüllt. Bevor der Beutel auf die gewünschte Körperregion gelegt wird, werden die Würfel mit einem Hammer zerstoßen, der Beutel wird mit Stoff umwickelt.

Gel-Kaltkompressen, „Cool-Packs", werden mit einem Stoffbeutel überzogen und an der gewünschten Körperstelle aufgelegt. Wird der Stoffüberzug angefeuchtet, kühlt die Kompresse noch intensiver.

Werden Kühlelemente im Lumbosakralbereich, das ist das Gelenk zwischen dem fünften Lendenwirbel und dem Kreuzbein, oder an den Fußsohlen aufgelegt, breitet sich der Kühleffekt besonders rasch im ganzen Körper aus.

Im Handel zu erwerbende Kühlhandtücher, deren Gewebestruktur ist wabenartig, sorgen für ein angenehmes Frischegefühl. Die feuchten Tücher werden kurz in der Luft geschwenkt, dann auf den Körper gelegt. Integrierte Kühl-Pads sorgen für eine anhaltende Kühlung.

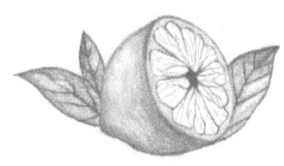

Abbildung 54: Zitronensaft im Waschwasser wirkt erfrischend und kühlend

Dem Waschwasser kann der Saft einer Zitrone aus biologischem Anbau beigemengt werden. Hierzu wird eine halbe Zitrone in eine Schüssel mit Wasser gelegt, mit einer Gabel fixiert und mit einem schweren bruchsicheren Behälter ausgedrückt, z. B. mit der Porzellanreibschale eines Mörsers oder einer Emailletasse. Die Wassertemperatur sollte etwa 2 bis 3 °C unter der Körpertemperatur liegen bzw. dem Wunsch der Patient*innen entsprechen. Der Bereich rund um die Augen, ebenso die Genitalregion, wird bei einer Waschung mit Zitrone ausgespart.

Die kühlende Wirkung von Minzbonbons ist bekannt, insbesondere beim Einatmen von Luft.

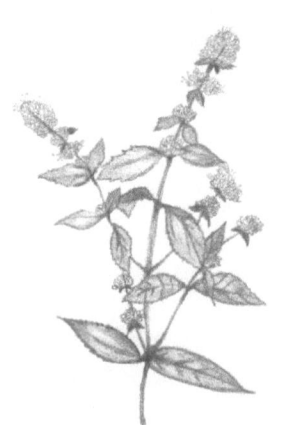

Abbildung 55: Pfefferminze wirkt kühlend

Die Pfefferminze entfaltet auch bei einer Waschung einen angenehmen Kühleffekt. Hierfür werden zwei Teile Wasser und ein Teil Pfefferminztee in Apothekenqualität verwendet. Der

Tee wird entweder durch sekundenlanges Überbrühen des frischen Krautes oder durch einen heißen Aufguss zubereitet.

Bei der Sekundenüberbrühung, „Frischaufguss", wird ein Esslöffel Heilkräuter mit ca. einem Liter kochendem Wasser überbrüht. Die Ziehdauer beträgt nur etwa 20 bis 30 Sekunden, da die heilenden Stoffe bereits in dieser kurzen Zeit aus der Pflanze gelöst werden.

Durch einen heißen Aufguss, „Infus", werden die Wirkstoffe einer Pflanze ebenfalls durch Übergießen mit kochendem Wasser gelöst. Das Infus kommt vor allem bei Blüten, Blättern und Früchten zur Anwendung. Für einen Esslöffel Heilkräuter werden 150 bis 200 ml Wasser benötigt. Um die ätherischen Öle einer Pflanze nicht zu zerstören, sollte das kochende Wasser zunächst etwa eine Minute abgekühlt und erst dann die Droge damit übergossen werden. Die Ziehdauer der mit kochendem Wasser überbrühten Droge liegt zwischen 5 und 10 Minuten. Der Behälter sollte mit einem Deckel geschlossen werden, damit die ätherischen Öle nicht mit dem Wasserdampf verloren gehen.

Damit der Körper durch die entstehende Verdunstungskälte Wärme abgeben kann, wird die Person nach der Waschung nur mit einem Leinen- oder Seidentuch zugedeckt. Durch das Trockenreiben würde sich die Haut im Nu wieder aufheizen. Möchte eine Person nach der Waschung keine Nässe auf der Haut spüren, wird die Haut nur behutsam abgetupft.

Zitronenscheiben können direkt auf die Fußsohlen gelegt werden. Ehe an jedem Fuß eine Zitronenscheibe in das Fußgewölbe und eine weitere unter den Zehenballen gelegt und anschließend mit Socken oder Mullbinden fixiert wird, müssen die Füße warm sein. Zu diesem Zweck wird zuvor eventuell ein Fußbad genommen.

Für eine Auflage mit kühlem Topfen wird dieser etwa eine Stunde vor Anwendung aus dem Kühlschrank genommen, fingerdick in der Mitte eines (Geschirr-)Tuchs aufgetragen und darin eingeschlagen. Um das mitunter unangenehme Entfernen des bröckeligen trockenen weißen Käses zu vermeiden, ist der direkte Kontakt mit der Haut zu meiden. Bei Hautentzündung oder Milcheiweiß-Kontaktallergie darf Topfen nicht verwendet werden. Im Handel sind auch Quarkkompressen erhältlich.

Beliebt sind kühle Getränke, ebenso Holunderblüten-, Lindenblüten- oder Hagebuttentee und kleine Mengen Fruchtmus.

Wadenwickel

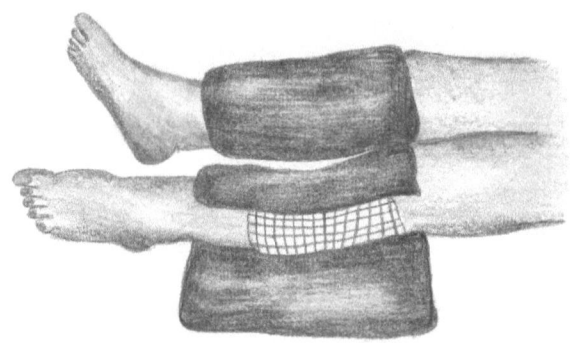

Abbildung 56: Der Wadenwickel entzieht dem Körper Wärme durch Verdunstung

Das Prinzip eines Wadenwickels besteht darin, dem Körper Wärmeenergie durch Verdunstung von Feuchtigkeit zu entziehen. Die Temperatursenkung ist demnach nicht auf den Gebrauch des kalten Wassers zurückzuführen. Der Kältereiz löst zudem eine Verengung der Blutgefäße aus, weshalb der Blutdruck steigt und die Durchblutung angeregt wird. Wadenwickel dürfen erst ab einer Körpertemperatur von 39 °C angelegt werden, die maximale Temperatursenkung liegt bei 1 °C. Die Person muss gut durchwärmt sein, sie darf nicht etwa frieren oder wegen Schüttelfrost zittern.

Folgende Utensilien werden für den Wadenwickel benötigt:

◊ Fieberthermometer
◊ Wasserthermometer

◊ Behälter mit kühlem Leitungswasser zwischen 16 und 20 °C

◊ Wasserabweisende Unterlage

◊ Zwei Lagen Wickeltücher (keinesfalls dürfen synthetische Fasern verwendet werden):

- Erste Lage: zwei Wickeltücher aus Baumwolle oder Leinen, z. B. Küchenhandtücher

- Zweite Lage: zwei trockene Baumwoll- oder Frottierhandtücher

Durchführung eines Wadenwickels:

◊ Temperaturkontrolle vor und nach dem Wickel

◊ Nässeschutz unter die Beine legen

◊ Wickeltücher anfeuchten, gut auswringen und im Bereich zwischen Knöchel und Kniekehlen straff um die Waden legen

◊ Um die Verdunstung nicht zu beeinträchtigen, wird die Person auf Wunsch nur mit einem dünnen Laken bedeckt

◊ Sobald die Tücher warm geworden sind, werden sie erneut angefeuchtet, ausgewrungen und körpernah angelegt

◊ So die Person nicht friert, können zweimal täglich bis zu drei Wickelanwendungen mit einer etwa zwanzigminütigen Pause erfolgen

◊ Zur Unterstützung der Wärmeabgabe kann dem Wickelwasser ein Schuss Apfelessig beigemengt werden

Das feuchte Zelt

Ein feuchtes Zelt dient dem Befeuchten der Umgebungsluft des sterbenden Menschen und verleiht ein angenehmes Gefühl von Frische und Kühle. Hierfür wird ein ausgewrungenes Tuch in unmittelbarer Nähe der Betroffenen aufgehängt, beispielsweise über dem Bettbügel oder auf einem Infusionsständer. Falls es über das Bettgestänge gespannt wird, ist darauf zu achten, dass es nicht abrutscht und auf dem Gesicht des sterbenden Menschen zum Liegen kommt. Um einer Verkeimung vorzubeugen, muss das Tuch, sobald es trocken ist, durch ein frisches ersetzt werden, es darf kein weiteres Mal angefeuchtet werden. Überdies soll bei wachen Personen das Sichtfeld nicht durch das feuchte Tuch eingeschränkt werden.

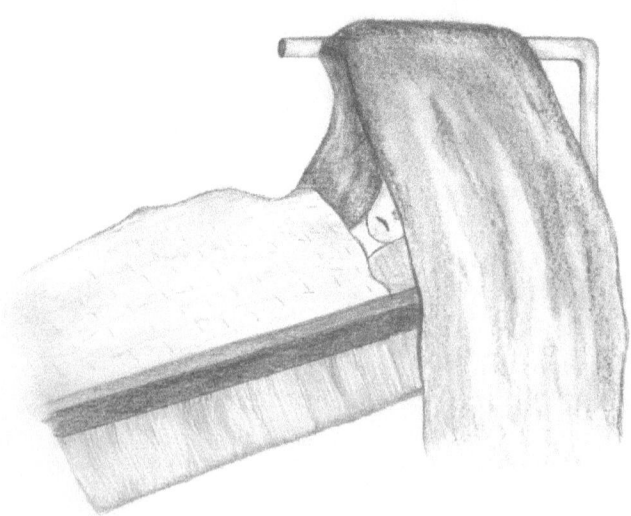

Abbildung 57: Feuchte Tücher verleihen ein Gefühl von Frische

Bedenke, dass mir eine rasche Temperaturabsenkung durch fiebersenkende Arzneien zusätzliche Kraft rauben würde, weil ich 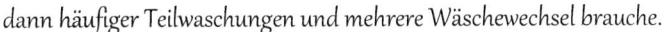 dann häufiger Teilwaschungen und mehrere Wäschewechsel brauche.

Es gibt viele einfache Möglichkeiten, um fieberbedingtes Hitzegefühl schonend zu lindern und das Wohlbefinden zu erhöhen. Allem voran brauche ich mehr Ruhe und Schlaf als sonst.

Lauretta

❀ ◆ ❀ ◆ ❀ ◆ ❀ ◆ ❀ ◆ ❀ ◆ ❀ ◆ ❀ ◆ ❀

„Ich möchte mich einrollen,
von niemandem gestört werden
und alleine sterben." (Johanna, 82 Jahre)

Weil die meisten sterbenden Menschen die letzten Lebenstage im Bett zubringen, kommt dem Positionieren des Körpers eine wichtige Bedeutung im Hinblick auf diverse Lebensaktivitäten zu: Ruhen, Schlafen, Ausscheiden, Essen, Sich-geborgen-Fühlen u. v. m.

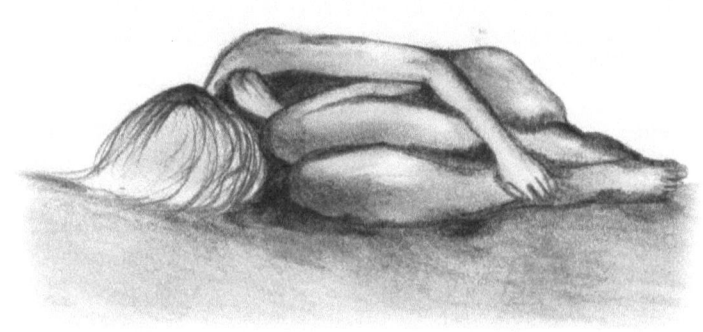

Abbildung 58: Sterbende wollen zumeist in die Einschlafposition gebettet sein

Selbsterfahrung zum Thema:
„Positionierung in sensiblen Lebensphasen"

Die Selbsterfahrung „Positionierung in sensiblen Lebensphasen" schärft das Bewusstsein für die Bedeutung der Einschlafposition im Sterbeprozess. Halten Sie Ihre Gewohnheiten und Wahrnehmungen zu den folgenden Fragen fest:

Welche Position nehmen Sie ein, um einzuschlafen? Beispiele: Rückenlage, Seitenposition, 135°-Bauchlage mit angezogenen Beinen, oder liegen Sie zur Gänze auf der Körpervorderseite, also in Bauchlage?

✎ ...

Sterbende berichten mitunter von Gefühlen wie Trauer, Unruhe, Autonomie- und Kontrollverlust, Ungewissheit und/oder Angst. Welche Position würden Sie wahrscheinlich wählen, wenn Sie emotional nicht im Lot sind, um einzuschlafen?

✎ ...

Halten Sie fest, was Sie brauchen, um sich angenehm gebettet zu fühlen? Eine Spezialmatratze, ein höhenverstellbares Kopf- und/oder Fußteil, bestimmte Polster, Decken usw.?

✎ ...

Das Sterben in der Embryonallage verläuft zumeist ruhiger

Erfahrungsgemäß begeben sich die meisten Menschen beim Einschlafen instinktiv in die Seitenlage oder nehmen die 135°-Bauchlage mit angezogenen Beinen ein.

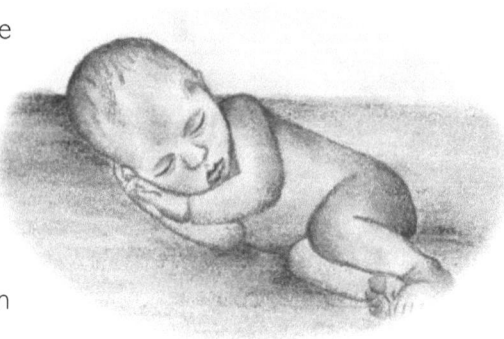

Abbildung 59: Embryonallage

Johanna, 82 Jahre, äußerte den Wunsch, in der Embryonallage sterben zu wollen. *„In den letzten Stunden meines Lebens und zu einem Zeitpunkt, bei dem ich noch wach bin, soll meine Familie ein letztes Mal kommen, damit wir uns verabschieden können. Danach sollen alle gehen. Dann werde ich mich einrollen und möchte von niemandem gestört werden und alleine sterben. Das passt zu mir.“* Johanna war es gewohnt, krisenhafte Lebenslagen allein zu meistern und die hierfür nötige Kraft selbst zu mobilisieren.

Ähnlich wie Embryos tendieren auch sterbende Menschen dazu, sich einzurollen. Das Bewusstsein, dass das Einnehmen der Embryonallage in sensiblen Lebensübergängen Sicherheit und Geborgenheit auslöst, ist in uns zeitlebens tief verankert.

Lässt der Bewegungsapparat diese Vorwärtsbewegung ohne Beschwerden zu und wird der Atemvorgang nicht beeinträchtigt, wirken Sterbende in dieser Körperstellung durchweg entspannt und ruhig. Um Nacken- und Rückenschmerzen vorzubeugen, wird der oben liegende angewinkelte Arm und das oben liegende angezogene Bein mit einem Polster unterlagert. Da auf der unten liegenden Schulter der Druck des Oberkörpers lastet, sollte die Position des Oberkörpers und der Schulter dann und wann geringfügig und behutsam verändert werden. Dies geschieht, indem die Handfläche entlang der Matratze vorsichtig unter das Schulterblatt geschoben und die Schulter einige Zentimeter nach vorne bewegt wird. Je jünger ein Mensch ist, desto eher ist es ihm möglich, das untere Bein auszustrecken, während die oben liegende Gliedmaße im Hüft- und Kniegelenk in einem 90°-Winkel gebeugt ist. Bei älteren Personen ist dies aufgrund bewegungseingeschränkter und schmerzhafter Gelenken, etwa infolge von Arthrose oder Rheuma, oftmals nicht mehr möglich. Um das Geborgenheitsgefühl zu verstärken, kann vor den Oberkörper ein weiches Kissen gelegt werden. Wird entlang des Rückens und des Beckens eine weiche Decke modelliert, verstärkt dies das Gefühl des Sich-selbst-Spürens, was beruhigend wirkt.

Zu viel und zu schnell kann tödlich sein

In dem Kapitel „Das individuell richtige Maß an Pflege" habe ich auf die Notwendigkeit des reflektierten Handelns oder Unterlassens bei der Pflege Sterbender hingewiesen. Dieselben Überlegungen gelten auch im Hinblick auf ihre Positionierung. Während die Aufrechterhaltung eines intakten Hautzustandes in der Gesundheits- und Krankenpflege ein zentraler Wert ist, orientiert sich die Palliativpflege am dem, was der sterbenden Person im Moment wohltut. All das, was sie unnötigerweise belastet, wird unterlassen.

Was möglicherweise geschieht, wenn die ganzheitlichen Bedürfnisse von Sterbenden und deren Angehörigen nicht beachtet und stattdessen standardisierte Vorgehensweisen unreflektiert umgesetzt werden, zeigt die folgende Situation.

Bei Ida, sie lebte seit einigen Jahren in einem Alten- und Pflegeheim, trat die Terminalphase außergewöhnlich rasch in ihr Leben.

Sie war bewusstseinsbeeinträchtigt; dann und wann öffnete sie die Augen, die Mimik war entspannt, sie atmete ruhig durch den offenen Mund. Idas Söhne und die Schwiegertöchter trafen ein, um sie in den letzten Lebensstunden zu begleiten, ihr gegenüber Dank und Liebe auszudrücken und die Ehre zu erweisen. Die Stimmung im Zimmer war harmonisch und friedvoll. Nachdem die Familie rund um das Bett der Sterbenden Platz genommen hatte und soeben mit dem Singen eines Liedes beginnen wollte, klopfte es an der Tür. Zwei Pflegepersonen traten ein. *„Es ist wieder an der Zeit, Ida umzulagern. Bitte warten Sie währenddessen draußen."* Die Angehörigen kamen dieser Aufforderung zögernd und unwillig nach, denn sie fühlten sich in einem innigen Moment des Beisammenseins mit Ida gestört. *„Ida liegt gerade so gut, muss das denn jetzt sein?",* fragte eine Schwiegertochter die Pflegenden. *„Ja, wir können jetzt nicht mehr länger mit der Hautpflege warten",* entgegneten diese.

Die Familie folgte schließlich der Aufforderung und verließ das Krankenzimmer. Die Tür stand einen Spalt offen und die Angehörigen hörten Ida mit gepresster schwacher Stimme die Worte *„auweh, auweh"* sprechen, was sie zutiefst beunruhigte und zugleich ärgerte. Nachdem sie sich wieder um Idas Bett versammelt hatten, lag Ida nicht mehr in der für sie angenehmen Einschlafposition, das wäre die linke Körperseite gewesen, sondern auf dem Rücken. Die Wangen waren eingefallen, das Gesicht blasser als noch vor dem Positionswechsel, die Haut, auch das Kopfhaar, waren mit kaltem Schweiß bedeckt, sie atmete schwer und wirkte extrem erschöpft. Nach wenigen Minuten veränderte sich die Atmung merklich. Nach einigen wenigen kräftigen Atemzügen mit Atempausen dazwischen verstarb Ida im Beisein der verstörten Familie.

Zurecht beklagten sich die Angehörigen über das starre routinierte Vorgehen der Pflegekräfte, wodurch ihnen die letzte gemeinsame wertvolle Zeit mit Ida genommen worden war. Darüber hinaus waren sie darin gefordert, mit der Tatsache zu leben, dass Ida, weil Pflegekräfte sie unsinnigerweise und viel zu schnell positioniert hatten, vor ihrer Zeit gestorben war. Diese wenigen Minuten wären für die Familie noch sehr wichtig gewesen, etwa um Ida zu sagen, wie sehr sie geliebt werde. Und vielleicht hätte ja auch Ida noch das ein oder andere mit ihren Liebsten teilen wollen.

Bewegungstraining erhält bzw. verbessert die Selbstbefähigung

Um die motorischen Fähigkeiten für essenzielle alltägliche Lebensaktivitäten wie Positionswechsel im Bett, die Nahrungsaufnahme, das Aufstehen, An- und Auskleiden oder zur Toilette zu gehen möglichst lange selbstständig durchführen zu können, werden bestimmte Bewegungsabläufe gezielt trainiert. Die Erfahrung von Selbstwirksamkeit beeinflusst zudem das Selbstwertgefühl positiv. Weil Gelenke, die nicht bewegt werden, häufig zu schmerzen beginnen, und durch Immobilität vorhandene Kraftreserven rasch abgebaut werden, wird die Körperwahrnehmung beeinträchtigt und das Kontraktur- und Dekubitusrisiko steigt. Es liegt im Interesse aller, die Zeit der Pflegebedürftigkeit möglichst kurz zu halten, während die Phase der Selbstständigkeit lange andauern soll.

Bewegung verbessert die für den Alltag benötigte Ausdauer. Die aktiven Maßnahmen reichen von Kraft-, Koordinations- und Ausdauertraining bis hin zu Transferübungen und Gangschulung. Zu bedenken ist, dass die Übungen den Betroffenen Freude bereiten und sie sich durch das Bewegungstraining nicht überanstrengt fühlen.

Menschen mit fortgeschrittenen Erkrankungen sollen mindestens dreimal pro Woche 30 Minuten gehen, wobei die Bewegung auch in kleineren Dosen erfolgen kann. Zusätzlich sollen zweimal pro Woche große Muskelgruppen gekräftigt werden, etwa durch wechselndes Aufstehen und Hinsetzen. Die dabei empfundene Belastung soll auf einer Skala von 0 (überhaupt nicht anstrengend) bis 10 (extrem anstrengend) bei 6 bis 8 liegen. Menschen mit weit fortgeschrittenen Erkrankungen wird ebenfalls empfohlen, sich regelmäßig zu bewegen. In Summe sollen sie wöchentlich auf mindestens 150 Minuten körperliche Aktivität geringer mit mittlerer Intensität (4 bis 6 auf der zehnstufigen Skala) kommen, beispielsweise durch einfache Arbeiten im Haushalt (Simader, 2022, S. 7–8).

Chi-Maschine zur Lockerung der Muskulatur

Bewegungseingeschränkte Personen berichten von den positiven Effekten der Chi Maschine®, auch „Sun Ancon Oxygen Exerciser" genannt, die sich schon nach wenigen Minuten auf der körperlichen und psychischen Ebene entfalten (Schadek, o. J., o. S.). Das Gerät wurde 1990 von dem japanischen Humanmediziner Shizuo Inoue, ehemals Präsident der japanischen Ärztegesellschaft für Sauerstofftherapie, Japanese Association of Oxygen Health Association, entwickelt (Energy Wellness Products, o. J., o. S.). Der Körper wird einer sanften rhythmischen Wellenbewegung in Form einer 8 ausgesetzt, was harmonische Schwingungen von den Füßen bis zum Scheitel auslöst. Die heilsame Schwingungsfrequenz liegt bei 140 Bewegungen pro Minute. Der Schwingungsrhythmus von 2 Hertz stimmt mit den langsamen Deltawellen des Gehirns überein, diese treten während des traumlosen Tiefschlafs auf.

Der Schwingungsknoten liegt im Bereich der Bauchmitte bzw. des Solarplexus (Arndt, o. J., o. S.). Körperlicher und psychischer Stress werden auf sanfte Weise gelöst, passiv und ohne Anstrengung. Die Atmung bleibt dabei stets im günstigen aeroben Bereich. Die Sauerstoffzufuhr und somit das Gefühl von Vitalität werden auf schonende Weise verbessert.

In Rückenlage werden die Füße im Bereich der Achillessehnen auf die dafür vorgesehenen und weich gepolsterten Einkerbungen am Gerät gelegt. Danach werden die Intensität der Schwingungen und die Zeitdauer der Massage an der Apparatur individuell eingestellt.

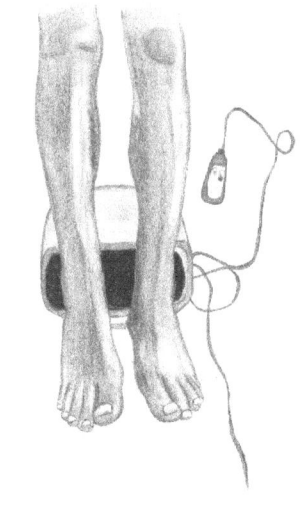

Abbildung 60: Chi-Maschine

Viktor: „Wenigstens ein Schritt!"

Es liegt in der Natur des Menschen, die körperlichen Grenzen selbst ausloten zu wollen, allem zum Trotz. Bei meinem Vater Viktor, er war an unheilbarem Lungenkrebs erkrankt, war das unterschwellig pulsierende Leben spürbar. Obwohl sein Körper von Tag zu Tag schwächer wurde, war sein Wille stark. Diabetische Geschwüre an den Fersen, es bestand keine Aussicht auf Abheilung der Wunden, verursachten brennende Schmerzen. Das Wundgebiet wurde täglich gespült, um das Bakterienwachstum zu hemmen und zusätzliches Weh infolge einer Wundinfektion zu vermeiden.

Seit vielen Wochen war es Viktor wegen einer ausgeprägten Fatigue nicht mehr möglich, das Bett zu verlassen; die Muskelmasse war sichtbar reduziert. Dennoch wollte er das Gehen wieder lernen. Aber Gehen mit offenen Fersen? Ich sorgte mich um meinen Vater. Er entschied: *„Zuerst einmal ein paar Minuten aufrecht stehen."* Danach, so hatte er es geplant, würde er einige Schritte mit dem Rollator gehen. Ich motivierte ihn dazu, in liegender und sitzender Position Armbewegungen zur Aktivierung des Blutkreislaufs, auch Kräftigungsübungen für die Beinmuskulatur durchzuführen, wie es der Physiotherapeut zuvor mit ihm geübt hatte. Meinem Vater gefiel das Bewegungstraining. Dass sein Bedürfnis, aufzustehen, ernst genommen und er bei seinem Bestreben aktiv unterstützt wurde, stimmte ihn froh und zuversichtlich. Schließlich zog er den Rollator zu sich, stützte sich darauf mit den Händen ab, beugte den Oberkörper nach vorne und hob schließlich das Becken an. Danach richtete er langsam und mühsam den Oberkörper auf, atmete tief ein und aus und vermied es, zum Boden zu blicken. Vaters Stand war unsicher. Er schwankte, der Blick war ängstlich. Die Stirn, bald auch Gesicht und Oberkörper, waren mit kaltem Schweiß bedeckt. *„Viel stärker, als ich dachte",* seine Stimme war brüchiger und leiser als sonst. Der Blick verriet einerseits Enttäuschung, andererseits Vorwärtsenergie. *„Wenigstens ein Schritt!"* Doch es kam zu keiner Gehbewegung. Es war ihm nicht möglich, das Körpergewicht auf ein Bein zu verlagern, um das andere anzuheben und einige Zentimeter nach vorne zu bringen. Nach wenigen Minuten schüttelte er den Kopf. Die Kraft ließ nach, er nahm erschöpft auf der Matratze Platz und deutete an, sich hinlegen zu wollen. Viktor schloss die Augen und drehte sich zur Seite. Vater war niedergeschlagen, diese Erfahrung war ein großer Dämpfer für ihn.

Der Gehversuch, der für den nächsten Tag geplant war, kam nicht zustande. Bei meinem Eintreffen lag Viktor Zeitung lesend im Bett. Er wirkte abgeklärt. *„Heute gehe ich nicht. Wir verschieben auf morgen."* Während er das sagte, sah er mich nicht an und verzog keine Miene. Stattdessen blätterte er im Magazin. Viktor verließ nie wieder das Bett.

Weil wir die enttäuschte Hoffnung verbal nicht beredeten und dem emotionalen Schmerz nicht alle Macht gaben, war diese Situation mehr oder weniger aushaltbar. Vaters konzentriertes Lesen der Pressemeldungen bedeutete für uns beide eine rettende Ablenkung: weg von dem, was wir als verwirklichungswürdig erachteten, hin zu dem, was tatsächlich realisierbar war. Angesichts des Umstandes, dass wir täglich eine weitere körperliche Reduktion verschmerzen und annehmen mussten, war dies der für uns einzig richtige Weg der Bewältigung.

Das Bedürfnis nach Ablenkung muss nicht unbedingt Ausdruck des Nicht-wahrhaben-Wollens einer Krankheit oder der Verleugnung des bevorstehenden Lebensendes sein. Vielmehr kann das Abrücken von einem Problem notwendig sein, um zu der leidvollen und allzu schmerzvollen Lebenslage in eine heilsame Distanz zu treten.

Eine wichtige Reflexionsfrage:
Welche Werte sollen realisiert werden?

Es gilt zu reflektieren, zugunsten welcher Werte eine Rücknahme, ein Anders-Tun oder die Unterlassung der Positionierung sinnvoll wäre, um dem sterbenden Menschen nicht unnötig viel Kraft abzuverlangen. Beispielsweise soll die Veränderung der Körperposition zugunsten von Ruhe, Schonung und Schlaf, zur Vermeidung von Schmerz, Schwindel, Übelkeit oder Angst, zur Ermöglichung eines friedvollen Abschiednehmens in der Familie reduziert erfolgen oder überhaupt unterlassen werden.

Statt einer zweistündigen generellen Umpositionierung, von einer Körperseite auf die andere, werden sanfte Gewichtsverlagerungen durchgeführt. Diese Mikrobewegungen erfolgen durch das Auflegen der Handflächen am seitlichen Oberkörper, Rücken oder Becken und durch sanftes Hin- und Herbewegen dieser Körperbereiche. Es genügen sehr kleine Bewegungen, die mit dem freien Auge gar nicht sichtbar sind, um im Körper eine wohltuende und anstrengungsarme Veränderung des Auflagedrucks zu erwirken.

Wohlfühlpflege mit pflanzlichen Wirkstoffen

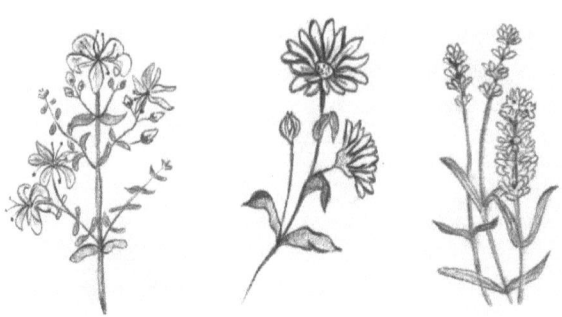

Abbildung 61: Johanniskraut-, Arnika- und Lavendelblüten

Auflagen oder Einreibungen mit entspannungsfördernden Pflanzenölen tun insbesondere bewegungseingeschränkten und zur Unruhe neigenden Menschen wohl. Die natürlichen Wirkstoffe von Johanniskraut, Arnika und Lavendel, auf Wunsch werden sie zuvor im Wasserbad erwärmt, wirken durchblutungsfördernd, wärmend und muskelentspannend, beruhigend und schmerzlindernd.

Das dunkelrot-bräunliche Mazarat aus den Blüten des Johanniskrautes, lat. „Hypericum perforatum", hat eine fotosensibilisierende Wirkung, weshalb nach Verwendung direkte Sonneneinstrahlung zu meiden ist. Das Öl hinterlässt zudem rote Wäscheflecken.

Empfehlenswert ist Arnika-Öl. Auch Lavendelsalbe kann verwendet werden. Öl-Mazerate aus den Blüten von Johanniskraut, Arnika und Lavendel können einfach selbst hergestellt werden. Hierbei werden die in Öl löslichen Wirkstoffe mithilfe fetter Pflanzenöle kalt aus einer Pflanze herausgelöst. Zum Einsatz kommen sowohl frische als auch getrocknete Pflanzenteile, welke Pflanzen werden aussortiert. Für einen selbst hergestellten Ölauszug werden das Pflanzenmaterial, ein Schraubglas, ein hochwertiges Pflanzenöl, ein Kaffee- oder Teefilter und dunkle Glasflaschen für die Aufbewahrung der fertigen Öle benötigt. Das Schraubglas wird mit Pflanzenmaterial befüllt, mit dem Pflanzenöl übergossen und luftdicht verschlossen. Einmal täglich sollte der Inhalt im Glas sanft geschwenkt werden. Hat sich am Deckel Kondenswasser gebildet, muss er gereinigt werden. Das Gemisch soll bei Zimmertemperatur und indirekter Sonneneinstrahlung vier bis sechs Wochen ziehen. Das fertige Öl wird mit einem Filter vom Pflanzenmaterial getrennt. Bevor es in Braunglasflaschen abgefüllt wird, soll es einige Stunden ruhen, damit kleine Schwebstoffe auf den Boden sinken können.

Für eine Auflage, etwa im Bereich des Nackens, wird ein Esslöffel Öl auf eine weiche Vlieskompresse oder auf ein Leinentüchlein aufgebracht und in Alufolie gewickelt. Ehe die Ölkompresse auf die gewünschte Körperpartie gelegt wird, wird sie zwischen zwei Wärmflaschen erwärmt. Wenn keine Thermophore verfügbar sind, kann das Öl auch im Wasserbad angewärmt werden. Hierzu wird das pflanzliche Öl in ein kleines Glas geleert und in ein größeres, mit heißem Wasser befülltes Gebinde gestellt.

Im Handel sind mit Lavendel und Johanniskraut befüllte Kissen erhältlich und werden beispielsweise im Backofen aufgewärmt.

Farbige Tücher und ihre Wirkung

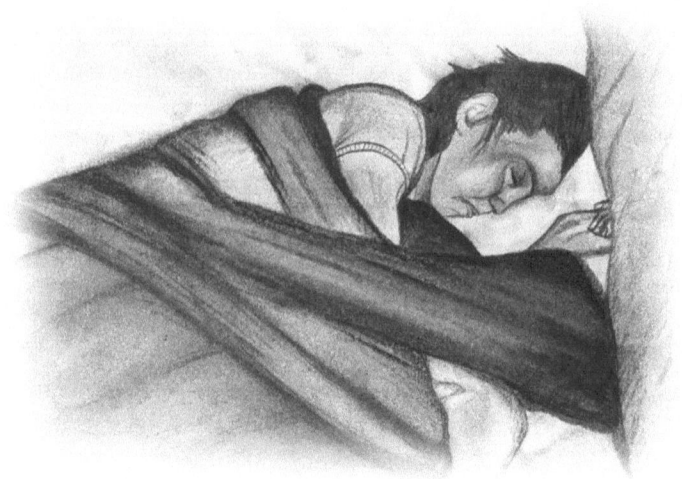

Abbildung 62: Tücher kommen wegen der Wirkung ihrer Farben oder zur Bewusstmachung von Körpergrenzen zum Einsatz

Im Zuge der Positionierung kann auch die Wirkung von Farben genutzt werden. Hierzu können Tücher in ausgewählten Farben in das Blickfeld der Betroffenen gelegt werden. Überdies dienen Tücher, wie in der Zeichnung zu sehen ist, zugleich der Bewusstmachung der Körpergrenzen. Echte Seide, das Gewebe kühlt bei Hitze und wärmt bei Kälte, und dünne atmungsaktive Baumwollstoffe eignen sich für die körpernahe Anwendung. Beispielsweise werden bei Unruhe und erhöhter Schreckhaftigkeit blaue, grüne oder goldfarbene Tücher aus Seide verwendet. Blau wirkt beruhigend und strukturierend, Grün hat einen harmonisierenden Effekt auf die Psyche. Der Farbe Gold wird die Kraft zugeschrieben, Angst und Unsicherheit in Vertrauen und Hoffnung zu wandeln. Lilafarbene Stoffe symbolisieren Transformationsprozesse, etwa den Übergang vom diesseitigen in das jenseitige Leben, vom Körperlichen zum Geistigen, vom Tod zur Auferstehung und zum ewigen Leben.

Käthes Schlafplatz ist ein Pflegesessel, nicht das Bett

Für Käthe war es unvorstellbar, in einem Bett liegen zu müssen. *„Das würde mir ständig den Tod vor Augen führen."* Keinesfalls sollte die Schlafstätte der Ort sein, an dem sie aus dem Leben scheidet. Sie entschied sich zum Kauf eines fahrbaren, weich gepolsterten und elektrisch verstellbaren Pflegesessels. Hohe Armlehnen bewahrten vor dem Herausfallen. Der Sessel konnte problemlos von den pflegenden Angehörigen in das geräumige Wohnzimmer mit Ausblick in die Natur gefahren werden.

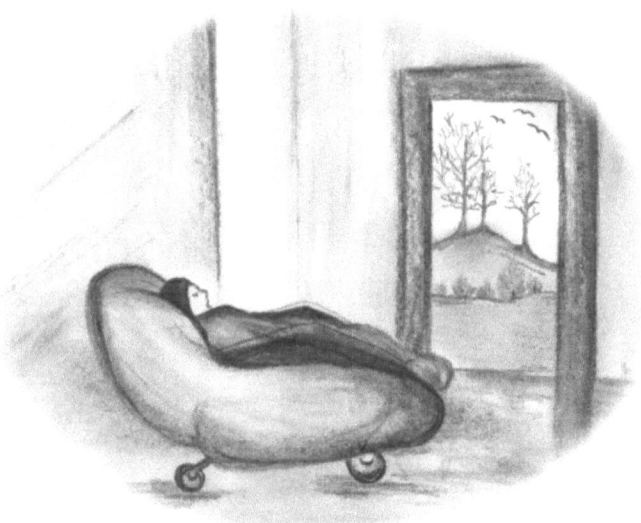

Abbildung 63: Käthe ruht in einem Pflegesessel

Der Tod trat in halbsitzender Lage in Käthes Leben ein, wie es ihrem Wunsch entsprach. Mit leicht aufgerichtetem Oberkörper wurde die Verstorbene schließlich auf ihrem Totenlager aufgebahrt, bis ihr Leichnam am nächsten Tag von Mitarbeitenden des Bestattungsinstitutes abgeholt wurde.

Analgetikagabe vor schmerzauslösenden Bewegungen

Äußern die Betroffenen beim Umpositionieren wiederholt Schmerzen und erwirken komplementäre Pflegemaßnahmen wie Einreibungen und Auflagen mit Pflanzenölen eine ungenügende Schmerzlinderung, soll nach Rücksprache mit der Ärztin/dem Arzt vor schmerzauslösenden Bewegungen die Gabe einer analgetisch wirksamen Arznei erwogen werden.

Ich bitte dich um Unterstützung beim Einnehmen
jener Positionen, die in
mir Entspannung, Gebor-
genheit und Sicherheit auslösen.

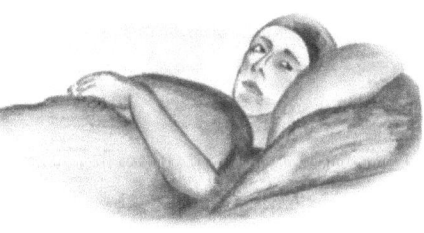

Wird durch einen Lagewechsel lediglich Schmerz ausgelöst oder könnte ich
durch Überanstrengung womöglich sterben, suche nach anderen angemessenen kreativen und schonenden Vorgehensweisen.

Vielleicht ist es für dich beruhigend, zu wissen, dass sich mein Körper bis
zuletzt spontan bewegt, wenn dies auch mit freiem Auge nicht sichtbar ist.

Ein unbedachtes Anstoßen am Bett kann Fallängste in mir auslösen, vor allem bei getrübtem Bewusstsein.

Komplementäre Anwendungen, etwa entspannungsfördernde Waschungen,
Einreibungen und Auflagen, tun mir wohl; sie wirken muskelentspannend,
beruhigend und schmerzlindernd.

Es ist für mich unbedeutend, wenn zum Zeitpunkt des Ablebens einige
Hautpartien gerötet sind, vorausgesetzt, ich bin schmerzfrei. Positioniere
mich also nicht in der vordergründigen Absicht, dass meine Haut wieder ro-
sig und geschmeidig wird. Hingegen ist für mich das ungestörte Zusammensein mit meinen Liebsten wichtig und unverzichtbar. Insbesondere in

den letzten Lebenstagen und -stunden bin ich auf deinen Feinsinn angewiesen.

Bitte achte nicht nur auf meine körperlichen Bedürfnisse, sondern auch auf die emotionalen, sozialen und spirituellen.

Lauretta

❀ ◆ ❀ ◆ ❀ ◆ ❀ ◆ ❀ ◆ ❀ ◆ ❀ ◆ ❀ ◆ ❀ ◆ ❀

Eine schonende Stuhlausscheidung ermöglichen

Allein die Vorstellung, bei einem sterbenden Menschen aufgrund einer Stuhlverstopfung einen Darmeinlauf durchführen zu müssen, fühlt sich grundverkehrt an. Daher sind prophylaktische Maßnahmen wichtig, um einer übermäßigen Stuhlverdickung entgegenzuwirken und eine schmerzfreie Defäkation zu ermöglichen. In den letzten Lebensstunden darf einem Sterbenden keinerlei unnötige Belastung zugemutet werden, weshalb mitunter die Gabe eines Schmerzmittels bei impaktiertem Stuhl vertretbar ist.

Selbsterfahrung zum Thema:
„Ausscheiden vor den Blicken anderer"

Die Selbsterfahrung „Ausscheiden vor den Blicken anderer" soll das Sensorium für schambesetzte Situationen, mit denen Pflegebedürftige im Zusammenhang mit der Stuhlausscheidung konfrontiert sind, erhöhen. Laden Sie eine zweite Person zur Mitwirkung an dieser Selbsterfahrung ein. Jede Person soll in Anwesenheit einer anderen jene Menge Toilettenpapier von einer Rolle abwickeln, die sie üblicherweise

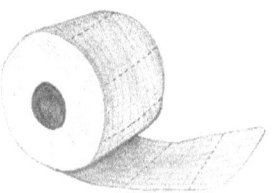

Abbildung 64: Wie viel WC-Papier benötigen Sie bei einer Stuhlausscheidung?

für eine Stuhlausscheidung benötigt. Tauschen Sie sich anschließend darüber aus, wie Sie sich dabei fühlten. Notieren Sie, welche Gedanken und Schlussfolgerungen Sie im Hinblick auf die Unterstützung Sterbender beim Ausscheidungsvorgang ziehen.

Meine/unsere Wahrnehmungen und Gedanken:

 ...

Es bildet sich immerfort Stuhl, wenn auch in geringer Menge

Die Annahme, dass ohne Zufuhr von Nahrung und Flüssigkeit kein Stuhl produziert wird, ist falsch, weil alleinig die Darmflora einen wesentlichen Bestandteil der Fäzes bildet. Aus Schleim und abgestoßenen Darmzellen wird unentwegt Stuhl produziert, wenn auch in geringerer Menge. Demnach sind unter sorgfältiger Abwägung zwischen der subjektiven Belastung und dem Nutzen für den sterbenden Menschen gelinde und die Peristaltik fördernde Maßnahmen bis wenige Tage vor dem Ableben bedeutsam, um nicht etwa Schmerzen durch harte Stuhlknollen hervorzurufen. Keinesfalls darf ein allzu großer Fokus auf die Stuhlausscheidung gelegt werden, dieser könnte zu einer mentalen Fixierung und zur übermäßigen Reflexion über Ausscheidungsintervalle, Menge und Beschaffenheit des Kots ausarten, was kontraproduktiv ist.

Ballaststoffe regen die Darmtätigkeit an

Ballaststoffe sind pflanzliche Faser- und Quellstoffe. Befindet sich eine Person noch nicht in der Finalphase und kann risikofrei schlucken, soll die zugeführte Nahrung und Flüssigkeit möglichst ballaststoffreich sein. Die empfohlene Tagesmenge an Ballaststoffen liegt bei 30 g. Neben Vollkornprodukten, z. B. Porridge aus Hafer, Roggen, Weizen und Gerste, regt faserreiches Gemüse die Darmtätigkeit an: Schwarzwurzeln, Topinambur, Kohl, Sauerkraut, Kichererbsen, Erbsen, Artischocken, Rhabarber und Linsen. Zu den ballaststoffreichen Obstsorten zählen Himbeeren, überreife Bananen, getrocknete Birnen und Mangos, Ananas, eingeweichtes Dörrobst, Kokosraspeln, Trauben oder Kiwis. Gemüse und Obst kann auch in Form von Mus und Säften zugeführt werden. Auch magnesiumhaltiges Mineralwasser wirkt abführend. Für die Aufnahme von Ballaststoffen, die im Darm aufquellen, „Quellstoffe", ist die orale Zufuhr von Flüssigkeit unverzichtbar, damit sich ihre peristaltikanregende Wirkung entfalten kann. Je ein Esslöffel Flosamenschalen, Chiasamen, Leinsamen, Weizen- oder Haferkleie werden ungeschrotet mit 150 ml (warmer) Flüssigkeit getrunken. Bei empfindlicher Magen- und/oder Darmschleimhaut kann der (geschrotete) Samen am Vortag in Wasser eingelegt werden. Am Morgen wird das Gemisch kurz aufgekocht, der Schleim wird mithilfe eines Leinentüchleins abgefiltert und über den Tag hindurch schluckweise warm getrunken. Leinsamen, der nicht im Darm aufquillt, fördert demnach nicht die Darmtätigkeit!

Eine pflanzliche Lösung, um die Darmflora wieder ins Gleichgewicht zu bringen, etwa bei einer Obstipation, bei Durchfall oder während einer Antibiotika-Einnahme, ist OptiFibre®. Die Basis für dieses Produkt ist die Guarbohne, sie zählt zu den Hülsenfrüchten. Das Pulver kann in kalte oder warme Flüssigkeiten oder ohne Konsistenzveränderung in weiche Speisen wie Joghurt oder Kartoffelpüree gerührt werden. OptiFibre® ist geschmacksneutral (Nestlé Österreich, o. J., o. S.).

Individuelle Ernährungsgewohnheiten zur Ermöglichung der Stuhlausscheidung sollten so lange wie möglich beibehalten werden, etwa das schluckweise Trinken eines Gemisches aus Apfelessig, Honig und lauwarmem Wasser, einem Glas mit lauwarmem (gesalzenen) (Mineral-)Wasser auf nüchternen Magen, Süßmost oder das Rauchen einer Zigarette.

Bei Verstopfung helfen Abführtees aus Fenchelfrüchten, Anis, Schafgarbe, Löwenzahn, Pfefferminze oder Sennesblätter. Die Verdauung wird ebenso durch das Trinken von Apfel-, Ananas-, Orangensaft, Kaffee, Buttermilch bzw. durch den Genuss von Joghurt, Kefir oder Miso angeregt. Die Früchte von Anis, Sternanis, Fenchel, Kümmel, Koriander und Pfefferminzkraut wirken überdies blähungswidrig, karminativ und krampflösend.

Die Risikofaktoren für eine
Stuhlverstopfung sind vielfältig

Viele Faktoren begünstigen bei palliativ erkrankten Menschen das Risiko einer Stuhlverstopfung: die reduzierte Aufnahme ballaststoffreicher Flüssigkeit und Nahrung, die eingeschränkte Bewegung, die Unmöglichkeit der Stuhlausscheidung im Sitzen, Schwäche und der reduzierte bzw. fehlende Einsatz der Bauchpresse. Diverse Erkrankungen, z. B. Morbus Parkinson, Diabetes mellitus, Divertikulose oder Hämorrhoiden, und Medikamente wie Opioide, trizyklische Antidepressiva, Anticholinergika und Eisenpräparate hemmen die propulsive Motorik. Zu bedenken ist, dass auch Scham oder Angst vor einer schmerzhaften Stuhlentleerung, etwa bei Hämorrhoiden, zum Stuhlverhalt führen können.

Opioide hemmen dauerhaft die
Darmmotilität

Opioide hemmen die Darmperistaltik und erfordern eine besondere Wachsamkeit in punkto einer regelmäßigen Stuhlausscheidung. Die Ursache liegt in der Bindung der Medikamente an periphere μ-Rezeptoren im Darm, was zu einer reduzierten Beweglichkeit der Längs- und Ringmuskulatur im Darm und einer verstärkten Aufnahme von Wasser führt. Wer mit Opioiden behandelt wird, ob oral, rektal, subkutan, transdermal oder intravenös, sollte jeden dritten Tag Stuhl ausscheiden.

Laxativa, das sind motilitätsfördernde Arzneimittel, beugen einer Stuhlverstopfung vor und ermöglichen eine anstrengungsarme schmerzfreie Defäkation.

Unter Berücksichtigung individueller Ausscheidungsgewohnheiten folgt die medikamentöse Prophylaxe und Therapie der Stuhlverstopfung einem Stufenplan. Zuerst werden orale Abführmittel gereicht, dann folgen rektale Abführmaßnahmen und hohe Einläufe. Wenn die zuvor genannten Maßnahmen nicht erfolgreich sind, ist die Gabe von Methylnaltrexon, z. B. Relistor®, erforderlich (Bausewein & Rémi, 2012, S. 82). Während dieser Wirkstoff selektiv die Bindung von Opioiden an die peripheren Rezeptoren im Darm blockiert, wird die schmerzlindernde Wirkung der Opioide im Zentralnervensystem nicht beeinflusst.

Eine Stuhlverstopfung hat mitunter schwerwiegende Folgen

Wichtige Beobachtungskriterien im Hinblick auf die Stuhlausscheidung Sterbender sind das Stuhlvolumen, die Ausscheidungsfrequenz, die Konsistenz des Kots und die Befindlichkeit der Person während des Ausscheidungsvorganges.

Bei der Obstipation gehen das Stuhlvolumen und die Ausscheidungsfrequenz zurück, die Stuhlkonsistenz nimmt hingegen zu. Die Betroffenen klagen über ein Unwohlsein im Bauch, Völlegefühl, krampfartige Schmerzen, Blähungen, Kopfschmerzen, Appetitmangel, Übelkeit und Schmerzen bei der Defäkation.

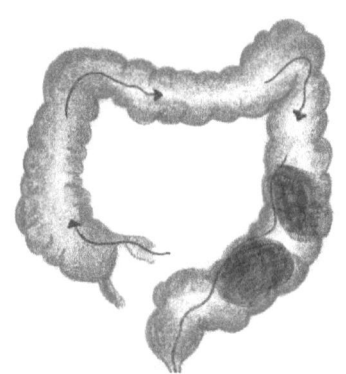

Der Verdacht auf das Vorliegen einer Überlaufdiarrhö, das ist eine schwere Komplikation der Stuhlverstopfung, erhärtet sich, wenn die Betroffenen abwechselnd weichen und harten Stuhl ausscheiden. Infolge von impaktiertem Stuhl im Dickdarm kann das Darmlumen nahezu zur Gänze verlegt sein.

Abbildung 65: Bei einer Überlaufdiarrhö fließt Dünndarmstuhl an den harten Stuhlballen im Dickdarm vorbei

Der vor dem Verschluss befindliche Darminhalt wird bakteriell zersetzt und verflüssigt, was den Stuhl extrem übel riechen lässt. Weil Dünndarmstuhl am eingedickten Dickdarmstuhl vorbeirinnt bzw. „überläuft", dabei den harten Stuhlballen, „Fäkalom", etwas aufweicht, wird von einer „Überlaufdiarrhö" bzw. von der „paradoxen Diarrhö" gesprochen.

Komplementäre Pflegehandlungen unterstützen die Darmentleerung

Eine schonende Darmentleerung trägt wesentlich zum Wohlbefinden sterbender Menschen bei. Ergänzend zur ärztlich angeordneten Laxativa-Therapie bewähren sich komplementäre Pflegehandlungen. Liegt eine akute Entzündung im Darm bzw. das Risiko einer inneren Blutung vor, sind alle Wärmeanwendungen kontraindiziert.

Kirschkern-, Dinkel-, Weizenspreu- oder Traubenkernkissen können zwischen zwei Thermophoren angewärmt und auf den Bauch gelegt werden.

Effektiv und zugleich entspannungsfördernd sind feucht-warme bzw. feuchtheiße Auflagen mit Kamillenblüten- oder Schafgarbentee oder mit einem Aufguss aus Anis-, Fenchel- und Kümmelfrüchten. Die Tees in Apothekenqualität werden gemäß der Angabe auf der Teepackung zubereitet.

Bei Bauchkrämpfen infolge einer Obstipation hilft eine Auflage mit Zitronenwasser. Hierzu wird eine unbehandelte Zitrone in zwei Hälften geteilt, die Schale mit einem scharfen Messer mehrmals eingeschnitten und ins heiße Wasser gelegt. Das Auflagentuch aus Baumwolle oder Leinen wird auf ein Geschirrtuch gelegt, dessen Enden über den Rand des Kochtopfs ragen. Nach dem Übergießen des Auflagentuchs mit heißem Tee werden das Geschirr- und das Auflagentuch zu einer Rolle geformt und kräftig ausgewrungen. Ehe das Tuch auf den Leib gelegt wird, muss an der Innenseite des Handgelenks geprüft werden, ob die Temperatur nicht zu heiß ist. Je trockener die Auflage ist, desto länger bleibt sie warm. Mit dem Außentuch aus Wolle oder Frottee wird die Auflage warmgehalten.

Auch Heublumen oder Grasblüten entfalten eine wohltuende Wirkung und unterstützen die Darmtätigkeit, z. B. Heublumenbad Demeter®, 250 ml (Naturkraftwerke, o. J., o. S.).

Bei einer Dampfkompresse, eine besonders sanfte Wärmeanwendung, wird die heiße Nässe der Kompresse durch Dampf, der das trockene Tuch durchströmt, abgegeben. Optional kann die Auflage bzw. die Dampfkompresse im Lumbosakralbereich platziert werden.

Ein warmes Fußbad fördert die körperliche Entspannung und somit den Vorgang der Stuhlausscheidung. Für Fußbäder bei bettlägerigen Personen eignen sich eigens dafür vorgesehene (aufblasbare) Behälter.

Die Massage des Dickdarms ist unverzichtbar

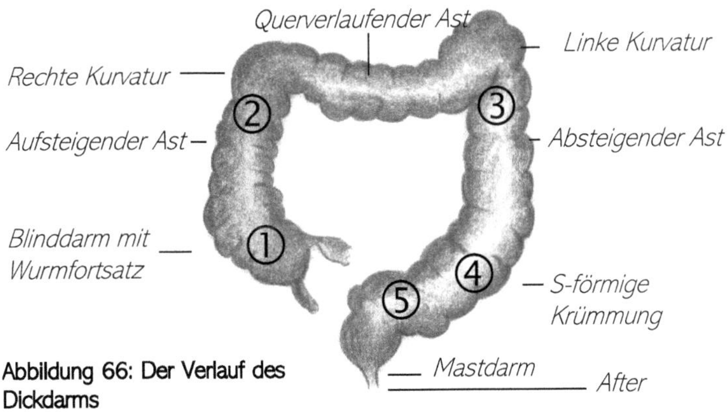

Querverlaufender Ast
Linke Kurvatur
Rechte Kurvatur
Aufsteigender Ast
Absteigender Ast
Blinddarm mit Wurmfortsatz
S-förmige Krümmung
Mastdarm
After

Abbildung 66: Der Verlauf des Dickdarms

Um einer Obstipation vorzubeugen, bei Blähungen oder beim Vorliegen einer chronischen Verstopfung, ist die Massage des Dickdarms, Kolon, eine wirksame unverzichtbare Maßnahme. Ist es einer Person noch möglich, die Massage selbst durchzuführen, sollte sie dazu angeleitet werden. Die Massage dauert 10 bis 15 Minuten und wird ein- bis zweimal täglich durchgeführt. Nach Belieben kann die Massage mit einer Öl-in-Wasser-Emulsion erfolgen oder mit Anis-, Fenchel- und/oder Kümmelöl. Vor dem Auftragen der fetten Öle soll die Haut feucht sein, damit die Wirkstoffe besser in die Haut einziehen können. Die Betroffenen sollen die Darmmassage nach Möglichkeit selbst durchführen und dabei eine angenehme Liegeposition einnehmen. Um den Abgang von Winden zu erleichtern, werden unter Umständen die Beine angewinkelt und die Knie mit einem Polster unterlagert.

Bei entzündlichen oder karzinomatösen Erkrankungen im Bereich des Bauchraumes, Divertikulose oder Aneurysma, darf diese Maßnahme nicht zum Einsatz kommen.

Bei dieser von Paul Vogler entwickelten Massagetechnik, sie folgt dem Verlauf des Dickdarms, werden fünf Punkte von außen dreimal sanft im Uhrzeigersinn massiert, ehe wieder beim ersten begonnen wird. Der erste Massagepunkt befindet sich im aufsteigenden Ast des Dickdarms und dort im Bereich des Blinddarms ①. Das zweite Areal liegt in der rechten Biegung des Kolons ②, das dritte unterhalb der linken Kurvatur ③. In der S-förmigen Darmkrümmung, Sigma ④, liegt der vierte Massagebereich und am Übergang vom Sigma zum Rektum der fünfte ⑤ (Krauß & Vogler, 1986, S. 82).

Die zweckvolle Sitzposition auf der Toilette

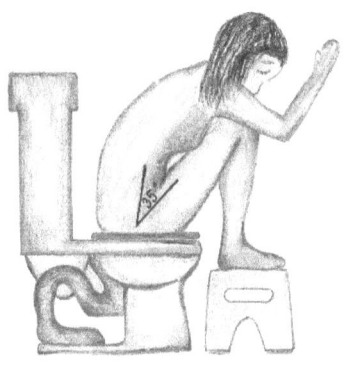

Der ausscheidungsdienlichen Sitzposition auf der Toilette kommt unter der Gewährleistung von Sichtschutz eine wichtige Bedeutung zu. Erfolgt die Stuhlausscheidung in der 35-Grad-Position und stehen die Füße zudem auf einem Schemel – im Handel sind höhenverstellbare rutschfeste Tritthocker erhältlich – folgt der Kot dem natürlichen Verlauf des Dickdarms.

Abbildung 67: Die 35°-Sitzposition erleichtert die Stuhlausscheidung

Eine aufrechte Sitzposition engt hingegen das Darmlumen ein.

Diese Sitzhaltung erleichtert vor allem das schmerzfreie Absetzen von Kot bei Hämorrhoiden, weil starkes Pressen nicht nötig ist.

Bettlägerige Personen sollen beim Ausscheiden nach Möglichkeit auf der linken Seite liegen, den Oberkörper nach vorne beugen und die Beine anziehen.

Stimulation der Rektumampulle durch Massage

Die Entleerung der Rektumampulle kann durch eine Massage im Bereich des Nervengeflechts des Plexus sacralis erfolgen. Zuerst wird die Muskulatur in diesem Bereich kreisförmig massiert. Danach wird mehrmals hintereinander mit der Handfläche einige Sekunden lang Druck auf den äußeren Schließmuskel ausgeübt. Der Druck signalisiert der Rektumampulle, das ist der unterste Teil des Mastdarms, dass sich darin Stuhl befindet. Günstigstenfalls wird in

weiterer Folge reflexartig der Stuhldrang ausgelöst. Diese Maßnahme wird im Zuge der Waschung der Intimregion oder der Pflege
der Haut am Gesäß durchgeführt.

Wichtige Sicherheitshinweise zur
Durchführung von Klistieren und Einläufen

Die Durchführung von Klistieren und (komplementären) Einläufen
ist nur diplomierten Pflegepersonen nach ärztlicher Rücksprache
vorbehalten! Bei Schmerzen im Bereich des Abdomens, auch bei
Hämorrhoiden, darf kein Einlauf erfolgen. Die verwendeten Irriga-
tionsmaterialien werden mit heißem Wasser gründlich gereinigt.

Mobilisieren von Kot im Enddarm mit der
Einlaufbirne

Mithilfe einer etwa 230 ml fassenden Einlauf-
birne, auch Birnen- oder Klistierspritze genannt, wird harter und/oder klebriger Stuhl von
der Darmwand gelöst. Hierzu wird Flüssigkeit
über den Anus in den Darm geleitet. Die meisten Klistier-Sets beinhalten mehrere gerade
oder leicht gebogene Aufsätze bzw. etwa
40 cm lange Darmrohre, die vor dem Einführen
eingefettet werden. Indem die Birne mehrmals
zusammengedrückt wird, fließt Flüssigkeit
stoßweise in den Enddarm. Der Stuhl wird
dadurch mobilisiert und Stuhlknollen werden
aufgeweicht, was die Defäkation erleichtert.

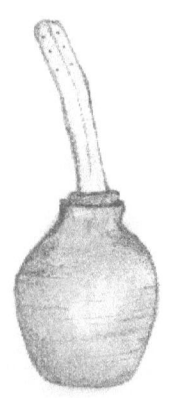

Abbildung 68: Ein-
laufbirne

234

Einsatz des Assura®-Irrigations-Sets

Das Assura®-Irrigations-Set
(Coloplast, o. J., o. S.) verwenden primär Menschen mit einem Kolonstoma zur Darmentleerung. Die Betroffenen sollten auf der linken Körperseite
liegen und die Beine möglichst
weit anziehen, um die Bauch-

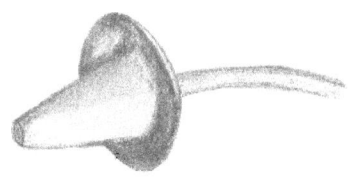

Abbildung 69: Assura®-Irrigations-Set

decke zu entspannen. Auch ein auf den Bauch gelegtes Wärme-
kissen fördert das Wohlgefühl während der Darmspülung. Im Spül-
beutel ist ein Thermometer integriert, auf die individuell richtige
Temperatur der Spüllösung kann in dieser Weise geachtet werden.
Spüllösungen sollten lauwarm sein, keinesfalls darf die Temperatur
kalt sein, da dies Krämpfe auslösen würde. Strömt eine zu große
Flüssigkeitsmenge innerhalb kurzer Zeit in den Darm, empfinden
die meisten Menschen infolge der übersteigerten Dehnung der
Darmwand Schmerzen. Weil bei diesem Set die Einlaufgeschwin-
digkeit durch einen einfachen Mechanismus reguliert und der Einlauf zwischenzeitlich unterbrochen werden kann, ist es speziell für
den Einsatz bei palliativ zu pflegenden Menschen geeignet. Zudem
ist geschwächten Menschen das Zurückhalten der Einlaufflüssig-
keit in der Regel nicht mehr möglich, weshalb der in den Enddarm
eingeführte und gleitfähig gemachte Konus die Funktion des äußeren Analschließmuskels quasi übernimmt.

Schonende Darmeinläufe

Vor allem dann, wenn pflegebedürftige Menschen unangenehme
Vorerfahrungen im Zusammenhang mit Einläufen haben, stehen
sie diesen skeptisch oder ablehnend gegenüber. Die äußerst be-

hutsame Durchführung, in ruhiger Atmosphäre und unter größtmöglichem Schutz der Intimregion, ist voraussetzend. Ein warmer Einlauf entfaltet etwa nach 15 bis 30 Minuten seine Wirkung. Liegt keine Allergie auf Milcheiweiß vor, kann z. B. ein halber Liter fettreiche Milch in den Darm eingebracht werden. Das Milchfett fungiert als Gleitmittel, es löst den Stuhl von der Darmwand. Zusätzlich können der Milch zwei bis drei Esslöffel hochwertiges Olivenöl beigemengt werden. Optional kann auch Kamillentee oder hochwertiger Kaffee aus biologischem Anbau, beispielsweise Dr. Wunder® Hepy-Kaffee (Dr. Wunder, o. J., o. S.), als Spüllösung verwendet werden.

Schleimstoffe schützen die empfindsame Analhaut

Um Defäkationsschmerzen durch rissige entzündliche Haut zu vermeiden, bedarf es der sorgfältigen Inspektion und Pflege des Analbereichs. Insbesondere schützen Schleimstoffdrogen, „Mucilaginosa", die Schleimhäute, indem sie eine reizlindernde Schicht über die Haut legen. Unter Schleim sind kohlenhydrathaltige Stoffe zu verstehen, die im Wasser stark aufquellen und eine abdeckende, einhüllende kolloidale, visköse, fadenziehende Flüssigkeit liefern. Die wirksamen und mit Wasser extrahierbaren Kohlenhydrate bilden zähflüssige, abdeckende Lösungen.

Chemisch sind sie mit Zucker verwandt. Beispielsweise beinhaltet Eibisch aus der Familie der Malvengewächse (Malvaceae) Schleimstoffe. Auch Malvenblätter und -blüten, die Isländische Flechte, Leinblüten und Spitzwegerichblätter gehören zu den Schleimdrogen (BGF, o. J., o. S.; Pahlow, 2001, S. 30). Wird eine (kühle) Kompresse mit dem Schleim getränkt und auf die irritierte Haut aufgelegt, empfinden dies die Betroffenen erfahrungsgemäß als angenehm. Die „Calcea Wund- und Heilcreme" von WALA® wirkt entzündungshemmend, fördert das Abheilen von oberflächlichen Wunden und beugt Juckreiz vor. Wird die Creme kühl aufgetragen, lindert dies auch lokale Schmerzen (WALA Arzneimittel, o. J., o. S.).

In den letzten Lebenstagen ist
Zurückhaltung geboten!

In der Terminal- und Finalphase ist unter Abwägung von Nutzen und Belastung in den allermeisten Fällen Zurückhaltung bei abführenden Maßnahmen geboten. Die Vorstellung, dass ein sterbender Mensch an Überanstrengung infolge einer Darmirrigation aus dem Leben scheidet, läuft allen Prinzipien einer kompetenten palliativen Pflege zuwider. Zeichnet sich das baldige Ableben ab, muss bei etwaigen Schmerzen im Zuge einer Obstipation die Gabe eines schmerzlindernden Medikaments erwogen werden. Es darf demnach sein, dass ein Mensch mit eingedicktem Stuhl, gar mit Stuhlknollen, stirbt, weil jegliche Interventionen durch Pflegende schlicht und ergreifend nicht mehr zumutbar sind. Unverzichtbar ist jedenfalls die Sicherstellung einer kontinuierlichen suffizienten Schmerztherapie bis zuletzt.

Weil mein Darm immerzu
Stuhl produziert, auch
dann, wenn ich keine
Nahrung zu mir nehme,
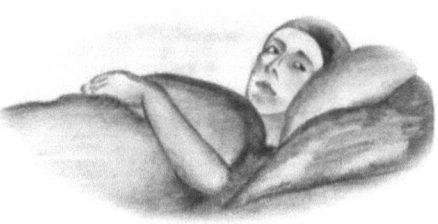
sind Maßnahmen zur Förderung
der Stuhlausscheidung unerlässlich. Ein mit Kot verstopfter Darm verursacht Blähungen, Schmerzen und ein Unwohlgefühl.

All das, was mein Darm seit jeher gewohnt ist, tut ihm erfahrungsgemäß bis
zuletzt wohl. Wahrscheinlich sind einige weitere unterstützende Maßnahmen dennoch nötig, um beispielsweise die reduzierte Zufuhr von Flüssigkeit
und Ballaststoffen oder die kaum noch vorhandene Bauchpresse zu kom-
pensieren.

Du sollst wissen, wie sehr ich davon abhängig bin, dass du bei der Intimpflege den nötigen Sichtschutz, etwa durch die geschlossene Zimmertür, er-
möglichst. Je größer das Schamgefühl ist, desto eher tendiere ich dazu, den
Stuhl zurückzuhalten.

Beachte überdies, dass Gespräche über die Beschaffenheit meines Stuhls
und über Ausscheidungsgewohnheiten intim und nicht für jedermanns Ohren gedacht sind.

Lauretta

Treue Tiere bei sich haben

„Jedes Tier kann uns etwas anderes lehren. So erfordert die Schildkröte z. B. viel abwartende Geduld, da sie langsam und eigenbrötlerisch ist, und die Katze kann uns das Loslassen in Beziehungen lehren, weil sie sehr selbstständig ist und ihre eigenen Wege geht. Ein Hund dagegen fordert verlässliche Zuwendung und liebevolle Führung." (Förster, 2005, S. 20)

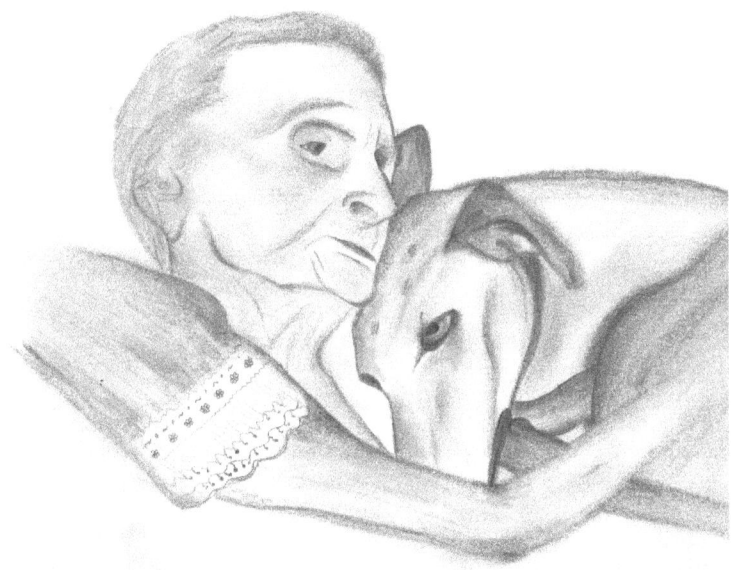

Abbildung 70: Zusammenstehen, im Leben wie im Sterben

Wer jemals zu einem Tier eine innige Beziehung aufbauen und das treue Miteinander erleben durfte, weiß, dass diese Liebe bedingungslos und in jeder Lebenslage verlässlich ist.

„*Gibt es einen letzten Wunsch?*", fragte ich Friederike. „*Ja, ich möchte meine Hündin bei mir haben.*" "Heutzutage wird glücklicherweise offen darüber gesprochen, dass Tiere für den Menschen nicht nur einen Nutzwert haben, sondern dass sie denkende, beseelte und fühlende Wesen sind. Der deutsche Psychologe, Arzt und Philosoph Karl Bühler, 1879–1963, prägte 1922 den Begriff der „Du-Evidenz", wobei sich die Begegnung mit dem Tier durch sein Wesen in eine Beziehung zu einem „Du" wandelt. In der Begegnung mit dem Du erkennen wir wiederum das Ich (Vernooij & Schneider, 2008, S. 7–8).

Bühler verwies auf die Tatsache, „*dass zwischen Menschen und höheren Tieren* [Anmerkung der Verfasserin: lebend gebärende Säugetiere] *Beziehungen möglich sind, die denen entsprechen, die Menschen unter sich bzw. Tiere unter sich kennen*" (Greiffenhagen & Buck-Werner, 2007, S. 22). Die 1962 geborene Verhaltensforscherin Carola Otterstedt, sie widmet sich der tiergestützten Arbeit im Kontext von Hospiz- und Palliativarbeit, hebt die positive Wirkung der Beziehung zu einem Tier auf die Lebensqualität hervor, wobei vor allem „*die freie Begegnung [...] und der Dialog mit ihm*" hilfreich sind. Dadurch werden Emotionen ausgedrückt, Hormone ausgeschüttet und heilsame Impulse gesetzt (Otterstedt, 2003, S. 61).

Weil für das Tier der körperliche und stimmliche Ausdruck seiner Bezugsperson wichtige Merkmale sind, um diese einschätzen und ihre Aussagen verstehen zu können, fühlen sich selbst sehr geschwächte Menschen dazu angeregt, dem Tier möglichst in der gewohnten Weise zu begegnen. Umgekehrt können auch Menschen wahrnehmen, wie es dem Tier geht, etwa an der Art zu bellen oder zu miauen, an der Körperhaltung, am Gesichtsausdruck, am Fell und selbst am Geruch. Viele Haustiere sind für die Du-Evidenz besonders empfänglich. Hunde, Katzen, Pferde, Hasen oder Meerschweinchen tragen durch ihre Fähigkeit zur authentischen und vorurteilsfreien Kontaktaufnahme in hohem Maße zum Wohlbefinden von Menschen am Lebensende bei. Alleinig ihre bloße Anwesenheit hilft, Unruhe, Trauer oder Angst zu balancieren.

Selbst jene Personen, die zum Rückzug nach innen neigen, fühlen sich zum Streicheln des Tieres angeregt und erfahren dadurch Geborgenheit und wärmenden Körperkontakt. Ihren ruhigen Atem und Herzschlag zu spüren, tut wohl. Freunde auf vier Pfoten sind dankbare und empathische Zuhörende, man kann mit ihnen über die eigenen Gefühle sprechen, sie um Rat fragen und ihnen Geheimnisse anvertrauen. Tierliebhaber*innen verbindet mit ihren tie-

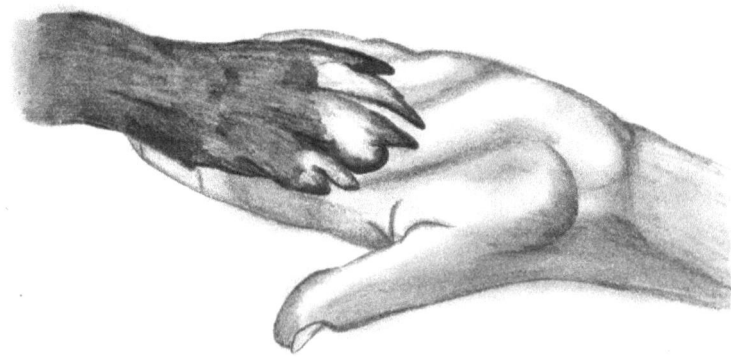

Abbildung 71: Die meisten Tierbesitzer*innen wollen ihre Tiere spüren

rischen Gefährten oftmals eine jahrlange tiefe Beziehung. Vor allem Hunde werden oftmals als die treuesten und besten Freunde im Leben bezeichnet.

Weil Menschen und Tiere fühlende Wesen sind, wollen sie einander auch in schweren Zeiten beistehen. Wenn einer aus dem Leben scheidet, wollen sie füreinander da sein. Menschen und Tiere haben das Bedürfnis, sich voneinander zu verabschieden.

Durch den Kontakt und durch die Pflege der Tiere haben Menschen am Lebensabend bis zuletzt eine sinnvolle Aufgabe. Dadurch erfahren sie Entspannung oder auch Aktivierung. Beispielsweise fand Hermine erst dann Schlaf, wenn es sich auch der schwarze Zwergpudel Bruno am Fußende ihres Bettes gemütlich gemacht hatte. Ihm war es letztlich zu verdanken, dass Hermine noch am Tag ihres Ablebens das Bett verließ, um Bruno die Tür in den Garten zu öffnen. Ein anderer Patient, er hatte wenig Appetit und war sehr geschwächt, besaß eine alte zierliche Katze namens Ilvy. Um Ilvy zum Fressen zu motivieren, richtete er sich mehrmals am Tag im Bett auf, um ihr einige Leckerlis zu reichen. In dieser Körperposition fühlte er sich vitaler, das Blickfeld weitete sich. Er fühlte sich dazu angeregt, auch selbst ein paar Schlucke zu trinken und ein wenig Nahrung zu sich zu nehmen.

Tierbesuche in stationären Einrichtungen unterliegen strengen Hygienerichtlinien. Während auf den meisten Krankenabteilungen den Patient*innen der Kontakt mit Tieren zum Schutz von immunabwehrgeschwächten Menschen verwehrt wird, gewähren Palliativstationen und Hospize unter gewissen Voraussetzungen Ausnahmen. Beim gemeinsamen Kuscheln im Bett sollte das Tier auf einer entsprechenden Unterlage liegen. Um das Risiko der Übertragung von Infektionskrankheiten von Vierbeinern auf den Menschen zu minimieren, sind regelmäßige Tierarztbesuche zwecks Aktualisierung des Gesundheitszeugnisses unumgänglich. Das Tier muss frei von Parasiten sein und ein gepflegtes Erscheinungsbild aufweisen.

❀ ✦ ❀ ✦ ❀ ✦ ❀ ✦ ❀ ✦ ❀ ✦ ❀ ✦ ❀ ✦ ❀

Ich vermisse meine Hündin! Das Zusammensein mit ihr ist ein wichtiger Bestandteil meines Lebens. Wenn ich ihr weiches warmes Fell streichle und sie mir 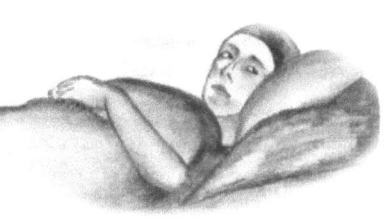 ihre uneingeschränkte Zuneigung schenkt, fühle ich Freude und Leichtigkeit, Beruhigung und Geborgenheit.

Meiner treuen Gefährtin kann ich alles erzählen, sie hört geduldig zu und behält das Anvertraute bei sich. Sie weiß, wie es mir geht, entsprechend vorsichtig verhält sie sich.

Wenn ich sehe, wie dankbar sie meine Streicheleinheiten annimmt, ist im Moment alles gut. Wir haben ein Wegstück Leben geteilt und wollen nun auch die letzte Zeit gemeinsam erleben.

Bitte versuche alles in deiner Macht Stehende, den Besuch meines Tieres auch im Alten- und Pflegeheim oder im Krankenhaus zu ermöglichen. Wir wollen voneinander Abschied nehmen, und ich möchte ihr noch sagen, was sie mir bedeutet.

Lauretta

❀ ✦ ❀ ✦ ❀ ✦ ❀ ✦ ❀ ✦ ❀ ✦ ❀ ✦ ❀ ✦ ❀

Aromapflege

Ob zur Raumbeduftung, als wohltuende Einreibung oder als Waschung sind ätherische Essenzen aus der palliativen Pflege nicht wegzudenken. Weil sie auf allen Ebenen des Menschen wirken, körperlich, seelisch und spirituell, bedarf es eines verantwortungsvollen Einsatzes der aromatisch duftenden Essenzen.

Die persönliche Duftbiografie

Jeder Mensch hat seine eigene Duftbiografie, weil Lebenserfahrungen immer auch mit Düften verknüpft sind. Der Duft einer ätherischen Essenz soll als angenehm wahrgenommen werden und positive Emotionen auslösen.

Gernot, er hatte als Förster viele Lebensstunden im Wald verbracht, freute sich über den Duft von Latschenkiefer. Andrea liebte das Meer und die Sonne, weshalb sie Zitrone oder Limette in der elektrischen Duftlampe bevorzugte. Zimt und Orange lösten bei Elma Erinnerungen an die harmonischen familiären Zusammenkünfte zu Weihnachten aus. Trost und das Gefühl des Getragen-Seins verspürte Heinrich beim Räuchern von Salbei, Weihrauch und Myrrhe.

Die Natur ist reich an ätherischen Ölen

Die ätherischen Öle befinden sich in Blüten (Jasmin, Rose, Neroli), Blättern (Salbei, Melisse, Teebaum), Fruchtschalen (Orange, Zitrone), Samen (Fenchel, Kümmel), Wurzeln (Vetiver, Engelwurz), Zweigen (Kiefer, Zypresse), Rinden (Zimt), im Harz (Myrrhe, Weihrauch, Styrax) oder im Holz (Sandel-, Rosenholz). Manche Pflanzen liefern aus verschiedenen Pflanzenteilen ätherische Öle, die sich in ihrer chemischen Zusammensetzung unterscheiden, etwa Zimtrinden- und Zimtblattöl. Die Bitterorange bildet sogar drei ätherische Öle: Orangenblüten-, Neroliöl und Petitgrain.

Das Spektrum an Nebenwirkungen ätherischer Öle ist groß

Ätherische Öle sind sekundäre Pflanzeninhaltsstoffe, leicht flüchtige, kleinmolekulare und hoch konzentrierte Stoffe mit einem großen Wirkungs- und Nebenwirkungsspektrum. Es ist ein Irrtum, zu glauben, die Öle wären Naturprodukte und deswegen frei von schädlicher Wirkung auf den Organismus. In Einrichtungen des Gesundheits- und Pflegewesens ist das Mischen von Aromaölen zu pflegerischen Zwecken grundsätzlich Apotheken vorbehalten und darf nicht durch Angehörige des gehobenen Dienstes für Gesundheits- und Krankenpflege durchgeführt werden.

Wissenswertes für die sichere Anwendung ätherischer Essenzen

Ätherische Öle enthalten keine Fettsäuren, weshalb sie im Gegensatz zu den fetten Ölen rückstandsfrei verdampfen. Sie sind fett-, kaum oder nicht wasserlöslich, „hydrophob". In fetten Ölen, z. B. in Mandel- oder Olivenöl, sind sie leicht lösbar. Weil sie eine geringere Dichte als Wasser besitzen, schwimmen die Öltröpfchen auf der Wasseroberfläche. Nur die Aufschrift *„100 % Ätherisches Öl"* garantiert, dass nur ein Öl in der Flasche enthalten ist. In einem Fläschchen mit der Aufschrift *„Reines ätherisches Öl"* wurde das ätherische Öl nicht mit Alkohol oder einem fetten Pflanzenöl gestreckt. Jedoch könnten sich Ölmischungen im Fläschchen befinden. Ein einfacher Test zeigt, ob es sich um ein ätherisches Öl oder um ein fettes Pflanzenöl handelt. Wird ein Tropfen ätherisches Öl auf ein Taschentuch geträufelt, verdampft es rückstandsfrei.

Wurde das ätherische Öl mit einem fetten Pflanzenöl gestreckt, bleibt ein Ölfleck auf dem Tuch zurück.

Das Etikett des Fläschchens muss folgende Angaben aufweisen: die Bezeichnung der Herkunftspflanze in Latein, das Ursprungsland, die exakte Füllmenge in Milliliter oder in Gramm, Angaben über den Anbau, z. B. ob kontrolliert biologischer Anbau oder Wildsammlung, das Herstellungsverfahren, bei zähflüssigen Ölen ggfs. die Angabe des Zusatzes und des Mischungsverhältnisses in Prozent, um beispielsweise die Anwendungsfreundlichkeit zu erhöhen, und die Chargennummer. Ebenso bedarf es der Angabe des Pflanzenteils in lateinischer Sprache, aus dem das Öl gewonnen wurde, z. B. *flos* (Blüte), *folium* (Blatt), *fructus* (Frucht), *herba* (Kraut), *radix* (Wurzel), *rhizoma* (Wurzelstock), *semen* (Samen).

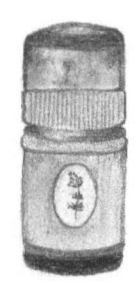

Abbildung 72: 100 % Ätherisches Öl

Bei Personen mit allergischer Anamnese wird vor der Anwendung ätherischer Öle ein Verträglichkeitstest durchgeführt. Die ausgewählten Duftstoffe werden in der geplanten natürlichen Pflanzenölmischung auf der Innenseite des Unterarms sparsam aufgetragen. Die Frühreaktion wird nach zehn Minuten, die Spätreaktion nach 24 Stunden abgelesen. Ätherische Essenzen werden nur bei guter Verträglichkeit eingesetzt.

Aufgrund ihrer Entflammbarkeit dürfen ätherische Öle nicht in der Nähe von offenen Feuerstellen verwahrt werden. Da die Öle auf Licht und Temperaturschwankungen empfindlich reagieren, werden sie in dunkle Glasgebinde abgefüllt und bei Zimmertemperatur gelagert. An heißen Tagen sollten die Öle in kühlen Kellerräumen oder im Kühlschrank aufbewahrt werden. Ätherische Öle sind flüchtig, sobald sie mit Sauerstoff in Kontakt kommen. Daher sollte ein Fläschchen nur zur Entnahme des Öls geöffnet werden. Kindersichere Schraubverschlüsse verunmöglichen den Zugriff und dass Kinder den Flascheninhalt trinken, was schwere gesundheitliche Schäden auslösen würde. Zitrusöle reagieren auf Licht besonders empfindlich, weshalb ihre Haltbarkeit bei etwa einem Jahr bis zwei Jahren liegt. Die meisten durch Wasserdampfdestillation gewonnenen Essenzen halten zwischen drei und fünf Jahre, hoch konzentrierte Duftstoffe, „Absolues", etwa fünf Jahre. Eine Trübung der Essenz verweist darauf, dass sie im Bereich der Krankenpflege nicht mehr verwendet werden dürfen.

Ätherische Öle mit belebender und beruhigender Wirkung – einige Beispiele

Auf der seelisch-geistigen Ebene wirken folgende ätherische Öle bei seelischem Schmerz beruhigend, harmonisierend und stabilisierend: Rose (Rosa damascena), Weihrauch (Boswellia sacra), Palmarosa (Cymbopogon martinii), Echter Lavendel (Lavandula officinalis), Rosengeranie (Pelargonium graveolens), Iris (Iris germanica), Ylang-Ylang (Cananga odorata), Römische Kamille (Anthemis nobilis), Zitronenmelisse (Melissa officinalis), Bitterorange (Petit grain), Orangenblüten (Neroli), Benzoe Siam (Styrax tonkinensis), Sandelholz (Santalum album) und Angelikawurzel (Angelica archangelica).

Belebend wirken Grapefruit (Citrus paradisi), Süßorange (Citrus sinensis), Litsea (Litsea cubeba), Mandarine (Citrus reticulata), Bergamotte (Citrus bergamia), Zitrone (Citrus limonum), Pfefferminze (Mentha piperita), Zirbelkiefer (Pinus cembra) und Weißtanne (Abies alba).

Aromatisch duftende Ölmischungen für Einreibungen

Je höher der Anteil an ungesättigten Fettsäuren in fetten Pflanzenölen ist, desto hochwertiger ist das Produkt, desto begrenzter jedoch seine Haltbarkeit, die zwischen sechs und zwölf Monaten
liegt. Ungesättigte Fettsäuren reagieren empfindlich und werden
rasch ranzig, wenn sie mit Sauerstoff in Kontakt kommen. Fette
Öle sollten kühl, lichtgeschützt und gut verschlossen gelagert werden. Im Rahmen der Pflege eignen sich Mandelöl, Sesamöl, Wal-
nussöl und Jojobawachs als fette Pflanzenöle, weil sie leichter in
die Haut einziehen als etwa Olivenöl.

Aromamischungen für Einreibungen:
1-, 2- und 3%ig, bestehend aus einem Ge-
misch aus fetten Pflanzenölen
und ätherischen Essenzen

1%ige Pflegeölmischung

◊ Für 100 ml Pflegeölmischung werden 99 ml Trägeröl 20 Tropfen (= 1 ml) ätherisches Öl beigefügt.
◊ Für 50 ml Pflegeöl werden 49,5 ml Trägeröl 10 Tropfen ätherisches Öl beigefügt.

2%ige Pflegeölmischung

◊ Für 100 ml Pflegeöl werden 98 ml Trägeröl 40 Tropfen ätherisches Öl beigefügt.
◊ Für 50 ml Pflegeöl werden 49 ml Trägeröl 20 Tropfen ätherisches Öl beigefügt.

3%ige Pflegeölmischung

◊ Für 100 ml Pflegeöl werden 97 ml Trägeröl 60 Tropfen ätherisches Öl beigefügt.
◊ Für 50 ml Pflegeöl werden 48,5 ml Trägeröl 30 Tropfen ätherisches Öl beigefügt.

Rezepturen für Einreibungen

Rezepturen

... mit beruhigender, angstreduzierender Wirkung

◊ Bei innerer Unruhe und Trauer kann der Bereich rund um das Herz mehrmals täglich mit der Herzsalbe eingerieben werden. 30 ml Johanniskrautöl, 20 g Sheabutter und 2 g Kakaobutter werden im Wasserbad erwärmt, bis sich die Zutaten aufgelöst haben. Danach werden dem ausgekühlten Gemisch folgende ätherische Öle beigemengt: 1 Tropfen Rose, 2 Tropfen Rosen-Absolue und 2 Tropfen Melisse (Werner & von Braunschweig, 2006, S. 286).

◊ 50 ml Jojobaöl werden 3 Tropfen Cajeput, 5 Tropfen Fichte, 4 Tropfen Lavendel, 2 Tropfen Neroli und 3 Tropfen Rosenextrakt beigemengt (Wabner & Theierl, 2017, S. 453).

◊ 50 ml Jojobaöl werden mit 3 Tropfen Angelikawurzel, 4 Tropfen Fichte, 3 Tropfen Rosenextrakt und 3 Tropfen Thymian rot vermengt (ebd., S. 145).

... mit schlaffördernder Wirkung

◊ 50 ml Mandelöl werden 3 Tropfen Lavendel, 5 Tropfen Orange und 2 Tropfen Vetiver beigemengt (ebd., S. 517).

◊ 50 ml Jojobawachs werden 3 Tropfen Baldrian, 2 Tropfen Jasmin und 5 Tropfen Kamille römisch beigefügt (ebd., S. 517).

... bei empfindsamer Haut

◊ 50 ml Sheabutter, 25 g Kokosfett, 15 g Kakaobutter, 25 ml Wildrosenöl, 10 ml Nachtkerzenöl und 0,75 ml Sanddornöl werden zu einem Balsam vermengt (ebd., S. 162).

... mit belebender Wirkung

◊ 50 ml Jojobaöl werden mit 3 Tropfen Ackerminze, 5 Tropfen Grapefruit, 4 Tropfen Myrte grün und 2 Tropfen Weißtanne vermengt (ebd., S. 454).

... gegen Übelkeit und zur Appetitanregung

◊ 50 ml Jojobaöl werden mit 3 Tropfen Pfefferminze, 6 Tropfen Limette und 4 Tropfen Ingwer vermischt (ebd., S. 140).

... gegen Übelkeit und Erbrechen

◊ 50 ml Jojobaöl werden mit 3 Tropfen Bergamotte, 5 Tropfen Bitterorange, 5 Tropfen Ingwer, 4 Tropfen Limette und 5 Tropfen Nanaminze vermengt (ebd., S. 376).

Rezeptur für einen pflegenden Lippenbalsam

Für einen pflegenden Lippenbalsam werden folgende Zutaten benötigt: 5 g Mandelöl, 5 g Jojobawachs, 5 g Bienenwachs, 10 g Kakao- oder Sheabutter, ggfs. 100 % Ätherisches Öl, z. B. Mandarine. Im warmen Wasserbad und unter Rühren werden die Öle und das Bienenwachs geschmolzen. Dann wird Kakao- oder Sheabutter und evtl. ein Tropfen ätherisches Öl beigefügt. Statt des ätherischen Mandarinenöls könnte auch das Mark einer Vanilleschote verwendet werden. Nach dem Erkalten wird der Balsam in einen Tiegel mit Schraubverschluss gefüllt.

Temperierte Lavendel-Nackenauflage

Für die temperierte Lavendel-Nackenauflage werden zwei Esslöffel Pflanzenöl, z. B. Mandel- oder Sonnenblumenkernöl, und zwei bis drei Tropfen ätherisches Lavendelöl auf ein Tüchlein aus Vlies, Leinen oder Baumwolle geträufelt. Danach wird das Auflagetuch in Alufolie gewickelt und zwischen zwei heiß befüllten Wärmflaschen

erwärmt. Die Thermophore werden mit einem weichen Baumwolltuch, mit Rohwolle oder einem Seidentuch, umwickelt. Nach etwa
15 Minuten wird die temperierte Auflage im Bereich des Nackens
modelliert und mit der Rohwolle oder dem Tuch aus Seide fixiert.
In Alufolie gewickelt kann die Auflage im Kühlschrank drei Tage
aufbewahrt werden.

Aromawaschung

Um den direkten Kontakt ätherischer Öle mit Haut und Schleimhaut zu vermeiden, werden dem Waschwasser Emulgatoren wie
Milch, Sahne, Meersalz, Alkohol, Propolistinktur, Solubol und Honig beigefügt. Zuerst wird das ätherische Öl mit dem Emulgator
vermengt, dann wird die Mischung in das Wasser geleert. Für eine
Waschung mit dem Waschbecken werden dem Waschwasser etwa
20 ml Milch oder Sahne oder eine halbe Tasse Meersalz und
3 Tropfen ätherisches Öl beigefügt. Dem Badewasser werden
etwa 40 ml Milch oder Sahne oder eine Tasse Meersalz und 15
Tropfen ätherisches Öl beigemengt.

Temperierte feuchte Kompresse

Durch temperierte Kompressen werden ätherische Öle besonders
gut aufgenommen. Ehe etwa 5 Tropfen der duftenden Essenz in
einen Liter Wasser geleert werden, wird das Öl mit einem Emulgator, z. B. Honig, Milch oder Sahne, vermengt. Die Kompresse wird
vor dem Auflegen auf die gewünschte Körperzone gut ausgewrungen.

Trockene Duftkompresse

Soll die Wirkung ätherischer Essenzen möglichst rasch einsetzen, bietet sich die trockene Inhalation mittels Duftkompresse an. Hierzu werden 1 bis 3 Tropfen ätherisches Öl auf ein Taschentuch aufgetragen und der Person zum Riechen gereicht bzw. auf das Kopfpolster gelegt. Zur Beruhigung oder bei einer erschwerten Atmung kann z. B. Lavendel fein oder Rosenöl verwendet werden. Gegen Übelkeit helfen Zitrusdüfte, Pfefferminze oder Ingwer.

Möglichkeiten zur Raumbeduftung

Zu bedenken ist, dass ätherische Öle auf alle in einem Raum befindlichen Personen einwirken und dass sie bereits unter der Geruchsschwelle wirksam sind. Anstatt einer Dauerbeduftung erweist sich eine kurzzeitige und dezente Beduftung verantwortungsvoll.

Eine einfache Möglichkeit zur Raumaromatisierung ist das Befüllen von Blumenzerstäubern mit Wasser und einigen Tropfen eines wohlriechenden Öls, z. B. Agrumenöle wie Mandarine, Neroli oder Zitrone.

Ferner kann in eine Schale mit warmem Wasser der Alu-Schraubverschluss einer Flasche gelegt und mit wenigen Tropfen eines ätherischen Öls beträufelt werden. Um die Optik zu verschönern, werden eventuell ansehnliche duftende Blüten in das Wasser gelegt.

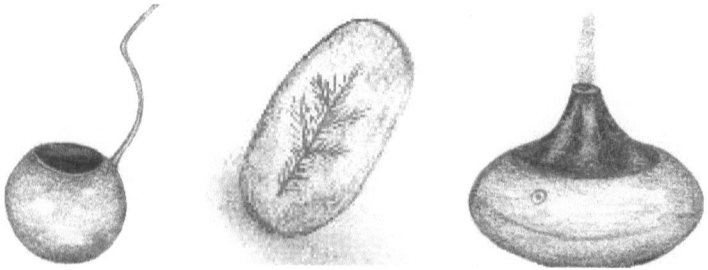

Abbildung 73: Elektrischer Thermoduftstein, Duftgeschenk aus Salzteig oder Ton, Aromastreamer

Aromastoffe können beispielsweise über elektrische Thermoduft-steine, gebräuchlich ist auch die Bezeichnung „Aroma-Stones", im Raum verströmt werden. Diese erwärmen die Essenz auf 40 °C. Das Öl kann pur auf den Stein geträufelt werden.

Wer kreativ ist, kann Duftgeschenke aus lufttrocknendem Ton oder aus Salzteig in verschiedenen Formen und versehen mit hübschen Motiven selbst herstellen. Beispielsweise könnte in den weichen Teig ein Lavendelzweig gepresst und zusammen mit einem hoch-wertigen ätherischen Lavendelöl verschenkt werden.

Zum Einsatz kommen auch Ultraschallduftlampen, „Aroma-Strea-mer", die die Luft anfeuchten und zugleich den Raum beduften. Destilliertem Wasser wird ein ätherisches Öl oder eine ätherische Ölmischung beigemengt.

Räucherwerk

So vieles, was die Natur bietet, eignet sich zum Räuchern. Bei der Verwendung von Räucherwerk sind Maßnahmen zur Brandverhü-tung unverzichtbar. Zu bedenken ist, dass manche Menschen auf Räucherwerk mit Kopfschmerzen oder brennenden Schleimhäuten reagieren.

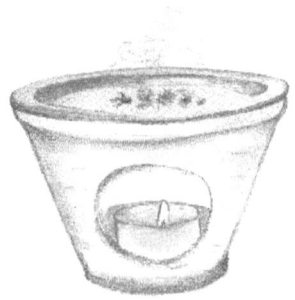 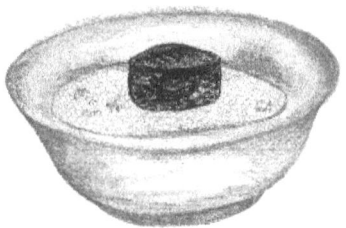

Abbildung 75: Teelicht-betriebenes Räucherstövchen

Abbildung 74: Eine mit Sand befüllte Räucherschale

Für Kräuter, Blüten, Gräser und fein geschnittene Hölzer, sie würden auf der glühenden Kohle sofort verbrennen, eignet sich ein Räucherstövchen, etwa aus Speckstein oder Keramik, siehe Abbildung 75. Bei dieser Form des Räucherns wird weder Sand noch Räucherkohle, stattdessen ein Teelicht benötigt. Das Räucheröfchen soll auf einer feuerfesten Unterlage stehen. Wird das Räuchermaterial auf den äußeren Bereich des Siebes gelegt, verglüht es besonders langsam. Der feine Duft des Räucherwerks entfaltet sich allmählich mit wenig Rauchentwicklung. Soll das Pflanzenmaterial rasch verglimmen, wird es in die Mitte des Siebes direkt über die Kerzenflamme platziert. Für das linde Räuchern von Harzen, z. B. Rosenweihrauch, „Iboza riparia", wird das Sieb in Alufolie gewickelt, das Verkleben des Siebes durch geschmolzenes Harz wird dadurch vermieden. Sobald das Räucherwerk verglüht und schwarz geworden ist, wird es verworfen. Beliebte Kräuter zum Räuchern sind Basilikum, Beifuß, Johanniskraut, Lavendel, Melisse, Rosmarin, Salbei, Thymian oder die Blüten von Rose oder Jasmin.

Für das Räuchern mit Baumharzen, sie entfalten beim Verglühen einen intensiven aromatischen Duft, werden eine robuste feuerfeste mit Sand befüllte Schale, beispielsweise aus Kupfer, Messing oder Granit, und Holzkohletabletten, „Räucherkohle", benötigt, siehe Abbildung 74. Das Harz von Fichte oder Kiefer wirkt beruhigend, schlaffördernd, hustenreizstillend, schleimlösend und antibakteriell. Zum Räuchern eignen sich junge hellgrüne Fichtenspitzen und Fichtennadeln. Weihrauch verlangsamt und vertieft die Atmung und wirkt emotional beruhigend. Das Harz enthält neben ätherischen Ölen, Schleim, Bitter- und Gerbstoffen auch entzündungshemmend wirkende Boswellia-Säuren.

Optional können auch hochwertige Räucherstäbchen aus natürlichen Inhaltsstoffen verwendet werden. Das indische Non-Profit-Unternehmen Goloka (o. J., o. S.) verwendet ausschließlich natürliche Inhaltsstoffe und setzt den Verkaufserlös für wohltätige Zwecke ein. Auch jene von „SorigEE" (o. J., o. S.) sind empfehlenswert. Eventuelle Unverträglichkeiten sind auch vor der Verwendung von Räucherwerk abzuklären.

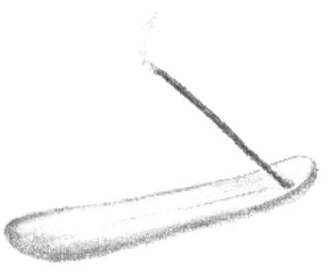

Abbildung 76: Räucherstäbchen

Ich bitte dich, nur jene Aromaöle zu
verwenden, deren Duft ich
mag. Wenn ich traurig
oder ängstlich bin und
mich der weiche Duft der Ro-
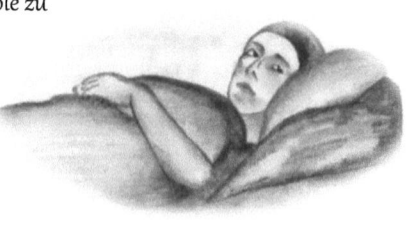
sengeranie umhüllt, kann ich meine Tränen zulassen und erzählen, was
mich bewegt. Die exotische Frische von Limette, Lemongrass oder Grapefruit
weckt meine Lebensgeister, stärkt mich im Einnehmen einer zuversichtli-
chen Geisteshaltung und verleiht ein Gefühl von Willensstärke, insbesondere an Tagen, an denen ich mich mutlos und schwach fühle. Vor allem sind
es die Erinnerungen an Lebensphasen, in denen ich Zusammengehörigkeit,
Liebe und Leichtigkeit gespürt habe, die mich durch diese letzte Zeit des Lebens hindurchtragen. Das blumig-weiche Duftbouquet von Iris und Rose
lässt mich dankbar auf erfüllende Lebensmomente zurückblicken, und ja,
freilich fließen auch Tränen der Trauer über das, was ich nicht erleben, erreichen oder vollenden konnte.

Für einen verantwortungsvollen Einsatz der ätherischen Essenzen danke
ich, etwa für die Prüfung der Verträglichkeit ätherischer Öle und für die
maßvolle Dosierung.

Lauretta

Wesentliches zulassen und bereden

„[...] schildern Sie Ihre Traurigkeiten und Wünsche,
die vorübergehenden Gedanken und den Glauben an irgendeine
Schönheit [...] und gebrauchen Sie, um sich auszudrücken, die
Dinge Ihrer Umgebung, die Bilder Ihrer Träume und die Gegen-
stände Ihrer Erinnerung." (Rilke, 1929, S. 11)

> Die Ausführungen in diesem Kapitel sollen dazu ermutigen, Sterbenden intuitiv, wahrhaftig und authentisch zu begegnen, ohne Angst, etwas Falsches zu sagen.

Noch ist Zeit, um Wesentliches zu sagen

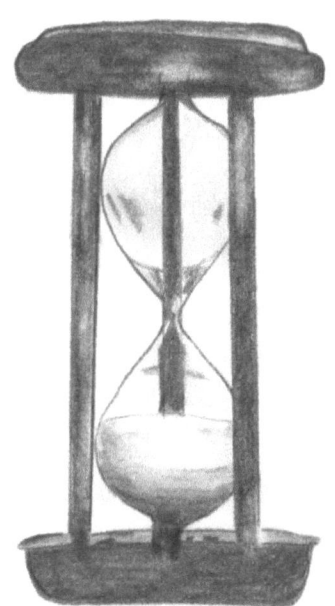

Abbildung 77: Die Sanduhr – Sinnbild für Vergänglichkeit und Tod

Selbst wahrnehmungsbeeinträchtigte Personen hören die vertrauten Stimmen und vernehmen den beruhigenden Tonfall. Auch zu diesem späten Zeitpunkt kann den Sterbenden bisher Ungesagtes noch mitgeteilt werden.

Richten Sie Ihre Aufmerksamkeit auf all das, was Ihr Herz erfüllt und wofür dem sterbenden Menschen Dank und Ehre gebührt. Erkennen Sie ihn für das entgegengebrachte Vertrauen an, für den geteilten Zukunftsglauben, für die Möglichkeit zum tiefgründigen Austausch und für die erschlossenen Perspektiven. Würdigen Sie seine Kraft, der Stimme seines Gewissens Folge zu leisten. Vielleicht war er es, der Ihre Entscheidungen beherzt infrage

257

stellte, trotz der Unsicherheit, vielleicht missverstanden zu werden. Danken Sie ihm für das gemeinsame Lachen und für Gesten des Mitgefühls und Trostes. Würdigen Sie ihn für die Liebe, die er in die Welt brachte. Sagen Sie ihm, zu welchen Einsichten und Weisheiten Sie durch ihn gelangten, welcher Mensch sie durch ihn wurden. Vielleicht war es die Kleinkariertheit oder die Salopperie, die sie lehrte, loszulassen, oder die Einsicht, eigene Bedürfnisse nicht ständig kleinzureden. Vielleicht drängt es Sie, zu sagen, *„Es tut mir aufrichtig leid."* Sprechen Sie nicht nur vom Gelingen im Lebensvollzug, sondern auch vom aufrichtigen Bemühen, von der ehrlichen guten Absicht. Es bleibt nicht mehr viel Zeit übrig: Legen Sie die Rollen ab, die sie nicht zueinanderfinden lassen.

Distanzieren Sie sich von Oberflächlichkeit und verzichten Sie auf falsche Hoffnungen und Versprechungen. Fragen Sie stattdessen, was die Betroffenen wirklich beschäftigt. Vielleicht wollen sie noch etwas klären, mitteilen oder veranlassen, etwa Erbschaftsangelegenheiten oder Bankgeschäfte. Möglicherweise wollen sie Kinder und Enkelkinder noch segnen.

Mehr als alles andere brauchen sterbende Menschen Begleitende, die ein inneres Wissen um die Bedeutung von Kommunikation in umfassender Weise mitbringen. Durch gezieltes Nachfragen und aufmerksames ungestörtes Zuhören lässt sich herausfinden, welche Hilfe eine Person in einem bestimmten Augenblick wirklich benötigt.

Selbst wenn ein sterbender Mensch sehr schwach ist, ist er dennoch ansprechbar. Er braucht mehr Zeit und Ruhe, um Informationen zu verarbeiten und darauf reagieren zu können. Kurze und eindeutige Fragestellungen, die mit „Ja" oder „Nein", mit einem Seufzer, mit einem Lidschlag oder einem Kopfnicken zu beantworten sind, helfen, dringlichste Bedürfnisse abzuklären.

Der Lebensabend ist mitunter von intensiven Emotionen, von Verzweiflung und Gewissenslast oder von Reue infolge tiefgründiger Reflexion über den Lebensvollzug begleitet. Die Todesnähe erweckt zumeist auch das Bedürfnis, über eine Form des Weiterexistierens nach dem Tod nachzusinnen und konfrontiert vielleicht erstmals mit der transzendenten Unsicherheit. Fragen, die am Lebensende Stehende bewegen, lauten beispielsweise: *Ist meine Schuld gesühnt? Gibt es den Gott, mit dem ich zu Lebzeiten innere Zwiesprache gehalten habe? Wird sich die Hoffnung auf die Wiederbegegnung mit vorausgegangenen Seelen erfüllen?* Sterbende leiden zuweilen mehr an einem Verlust von Sinn als an anderen widrigen Umständen.

Ungeachtet dessen, welche Gewissensverfehlungen die Lebensbilanz einer sterbenden Person aufweist, die Begegnung mit ihr erfolgt ausnahmslos Achtung gebietend, auch dann, wenn sie unehrenhaft gehandelt hat oder ihre Einstellungen den eigenen Werthaltungen widersprechen.

Das Weihrauchritual

Ein Ritual ist mit einem Gefährt vergleichbar, dank dessen möglich ist, Seelenregungen in das Erleben zu transportieren und er-*fahr*bar zu machen. Der dreiphasige Verlauf eines Rituals, Trennungs-, Schwellen- oder Übergangsphase und Wiedereingliederungsphase, basiert auf Forschungsergebnissen; ihm haftet nicht etwa Esoterisches an. Ein Ritual unterstützt das Intuitive, vermag Ängste zu reduzieren, das Vertrauen auf einen Über-Sinn und die Hoffnung auf ein Weiterleben zu stärken. Was andere für richtig oder falsch halten, verliert an Bedeutung, während das Selbst bejaht wird, ähnlich einem Mantel, in den man langsam hineinwächst.

Weihrauch symbolisiert die noch nicht geweinte oder hart gewordene Träne des Weihrauchbaumes. Es entschleunigt und rückt das Wesentliche in den Vordergrund. Durch das Ritual soll psychischer und seelischer Schmerz aufgelöst und in Heilsames gewandelt werden, überdies wird die Atmung durch Weihrauch verlangsamt und vertieft.

Wird die Baumrinde beschädigt, sondert der Baum tropfenweise Harz ab, weshalb auch von der „Träne des Weihrauchbaumes" gesprochen wird. Die trockenen Harzkörner sind fast geruchlos. Erst beim Verglühen entsteht ein intensiver aromatischer Duft.

Für das Ritual werden eine feuerfeste Räucherschale mit einem Untersetzer, eine Holzkohletablette, eine Kerze zum Anglühen der Holzkohletablette und gekörntes Weihrauchharz benötigt.

Nachdem das harte Granulat auf das glühende Material gelegt wurde, verändert es seine Daseinsform. Es verflüssigt sich und steigt schließlich als Duft empor, analog dem inneren Wandlungsprozess, den eine Person währenddessen durchlebt. Weihrauchharz kann als Zeichen des Dankes, für Reue, Versöhnung oder Umkehr stehen. Der zum Himmel emporströmende Duft von Weihrauch gilt seit jeher als die Verbindung zum Göttlichen. Der sichtbare Wandel des Weihrauchharzes versinnbildlicht die innere Wandlung bzw. „zeigt" der Person diese Möglichkeit auf.

Die honiggelben Harzkörner des „Boswellia sacra" haben einen Durchmesser von 2 bis 5 mm. Der Baum gehört zur Familie der Balsambaumgewächse. Die deutsche Bezeichnung dieser Weihrauchart lautet „Arabischer Weihrauch". „Boswellia papyrifera" und „Boswellia carteri" sind weitverbreitete Weihrauchsorten aus Äthiopien, Eritrea und dem Sudan, die vorzugsweise in der christlichen Liturgie Einzug nahmen.

Begleitend zum Ritual kann dieser Text gelesen werden:

Alles, was mich bewegt, lege ich in Form von Weihrauch auf die glühende Kohle. Das Harz wird seine Daseinsform verändern: Es wird flüssig und schließlich als heilsamer Duft zum Himmel emporsteigen. Ähnlich erfahre ich Heilung, indem ich das, was mich bewegt, wahr- und ernst nehme, um es schließlich vertrauensvoll der Schöpfung zu übergeben und loszulassen.

Wenn das Ritual beendet und die Kohle vollständig ausgekühlt ist, wird sie mitsamt dem übrigen Harz der Erde oder dem Wasser übergeben.

Das von mir 2020 verfasste Buch „Rituale in Alten- und Pflegeheimen. Gestaltung von Trauer- und Abschiedskultur" beinhaltet grundlegendes Wissen über die Bedeutung, Zielsetzung, Struktur und Durchführung von Trauer- und Abschiedsritualen.

Das Bekunden des letzten Willens

Unter Umständen möchte eine Person ihren letzten Willen in einem eigenhändig oder, so dies nicht mehr möglich ist, in Form eines fremdhändig verfassten Testaments festlegen (ABGB, 2003, § 578–579). Droht den letztwillig Verfügenden der Verlust der Testierfähigkeit oder das Ableben, ehe sie den letzten Willen erklärt haben, kann in Anwesenheit von zwei Zeug*innen ein Nottestament errichtet werden, fremdhändig oder durch eine mündliche letztwillige Verfügung. Ein in dieser Weise erklärter letzter Wille verliert drei Monate nach Wegfall der Gefahr seine Gültigkeit und gilt als nicht errichtet (ABGB, 2003, § 584).

Wertvolle Texte und Melodien

Das Vorlesen und das Hören der vertrauten Stimme schenkt Geborgenheit. Zudem erfahren jene Menschen, deren Gedanken hartnäckig um Bedrückendes kreisen, Ordnung in der Gedankenfülle und ein Zur-Ruhe-Kommen, weil sie ihre Aufmerksamkeit für eine Weile auf andere Themen lenken und von sich selbst ein Stück abrücken können.

Die den Tod überdauernde geistige Beziehung zwischen Menschen wird beispielsweise in dem Kunstmärchen „Der Kleine Prinz" von Antoine de Saint-Exupéry (2004) thematisiert, das zudem ein zeitloser Appell an die Menschlichkeit ist. In der Geschichte geht es um einen ungewöhnlichen Prinzen, der durch das Universum reist. Dabei trifft er auf einen Piloten, der in der afrikanischen Sahara notlanden musste. Die beiden freunden sich an, und der kleine Prinz berichtet ihm von den Erfahrungen und Erkenntnissen seines Lebens.

Auch Eric-Emmanuel Schmitts Erzählung „Oskar und die Dame in Rosa" (2003) könnte eine passende Lektüre sein. Sie handelt von einem leukämiekranken Jungen, der von der ehrenamtlichen Mitarbeiterin Rosa dazu ermutigt wird, seine Gedanken und Gefühle brieflich Gott mitzuteilen. Überdies sollte er sich vorstellen, dass jeder einzelne Tag zehn Lebensjahre dauert, wodurch dem Erfüllungsdruck angesichts der begrenzten Lebenszeit Einhalt geboten wird.

Kent Harufs Roman „Abendrot" (2019) handelt von den Einwohnenden einer Kleinstadt in Colorado, die allesamt gute Menschen sind und einander auch in Zeiten der Einsamkeit und Verzweiflung beistehen.

Auch das Buch mit dem Titel „Für dich. Heilende Geschichten der Liebe" von Elisabeth Lukas (2003) besänftigt den unruhigen Geist.

Für Adrian waren Hörbücher unentbehrlich, etwa Platons Phaidon (2004). Das von Platon dialogisch verfasste Werk handelt über ein Gespräch zwischen dem zum Tode verurteilten Sokrates und seinen Schülern Phaidon, Kebes und Simmias von Theben und hat die Unsterblichkeit der Seele zum Inhalt. *Was bleibt von einem Menschen, wenn er stirbt? Was macht den Menschen im Kern aus und welche Konsequenzen sollen daraus für das Leben gezogen werden?*, sind zentrale Fragen der Unterredung. Adrian erfuhr eine zeitweilige Besänftigung seiner Furcht vor dem Nichts nach dem Ableben, denn der Tod würde nur die Zerstörung des Leibes, nicht jedoch der Seele, die immateriell ist, bedeuten, so die Grundanschauung von Sokrates.

Des Weiteren finden Sterbende durch Märchen, Gutenachtgeschichten, biblische Texte und Gebete, Musik und vertraute Gesänge Trost, Seelenruhe und einen Zugang zu ihrer geistigen Kraft.

Elke trägt die „richtigen Antworten" in sich

Im Rahmen einer interdisziplinären Fortbildung kamen Fachkräfte zusammen, um ihre Erfahrungen in der Kommunikation mit sterbenden Menschen auszutauschen. Elke erzählte vom lang andauernden Sterbeprozess ihrer sechsundneunzigjährigen Mutter: *„An Tagen, an denen Mutter wacher und kräftiger ist, fragt sie mich, ‚Was habe ich eigentlich?'"*

Elke richtete sich an die Gruppe, um zu erfahren, was sie darauf antworten solle.

Ein Seelsorger schaltete sich ein. *„Deine Mutter wird wissen wollen, ob all die Werke, die sie im Leben geschaffen hat, Gott genügen. Womöglich hadert sie nun damit, nicht gottgefällig genug gelebt zu haben."*

Elke kopfschüttelnd: *„Meine Mutter hatte ein schweres Schicksal. Sie hat hart gearbeitet, und ob all das Gott beeindruckt oder nicht, war ihr stets egal."*

Eine Krankenschwester mutmaßte, dass die alte Dame körperliche Schmerzen haben könne und nach den Ursachen der Beschwerden frage.

Ein anderer Seminarteilnehmer vermutete, dass die Sterbende nach dem Vermögen frage, das sie auf dem Konto habe. Und weil *„das letzte Hemd keine Taschen hat"* und sie das nicht akzeptieren könne, könne sie auch nicht sterben.

Keine dieser Antworten löste in Elke eine positive Resonanz aus.

Schließlich führte die Frage *„Was haben Sie denn Ihrer Mutter auf ihre Frage geantwortet?"* Elke zu einer wertvollen Erkenntnis. *„Ich habe ihr gesagt, dass wir in diesem Leben nicht mehr viel Zeit miteinander haben, weil sie im Sterben liegt. Dann fragte ich, was sie von diesem Leben mit nach Drüben nehmen wird. Sie legte* *ihre Hand auf mein Herz, schloss die Augen und erwiderte: ,Unsere Liebe'. "*

Elkes Erzählung berührte die Anwesenden, die eine Weile schwiegen. Sie und alle anderen erkannten, dass einander in Liebe verbundene Menschen die „richtigen" Worte ohnehin in sich tragen. Am Beziehungsgeschehen nicht direkt beteiligte Personen können nur bedingt, wenn überhaupt, den Bedeutungsgehalt einer Frage oder Aussage erfassen. Maßgebend dafür, ob Menschen einander richtig verstehen, ist die bedingungslose reine Liebe.

Lambert gestaltete die Jahre der Krankheit und die letzte Lebensphase ganz in seiner Weise

---

„Es gibt so viele Wörter, um Leerräume zu füllen [...].
Wenn wir glauben, dass alles gesagt ist,
ist das Wichtige noch übrig [...].
Wenn die Wörter zu Ende sind, bleibt nur die Wahrheit. "
(Lindquist, 2004, S. 99)

Terminal erkrankten Menschen mitzuteilen, dass Heilung nicht mehr möglich und die Lebenszeit (sehr) begrenzt ist, entspricht der Grundhaltung von Palliative Care, die eine offene und wahrhaftige Kommunikation mit den Erkrankten und deren Angehörigen ernst nimmt. Informiertheit bildet die Grundlage für individuelle reflektierte Entscheidungen auf Basis persönlicher Erfahrungen und Bewältigungsweisen.

Für Lambert war die offene ehrliche Mitteilung seines Arztes enorm wichtig. Seine Persönlichkeit war von einem ausgeprägten Realitätssinn, von Besonnenheit und Selbstdisziplin charakterisiert. Er litt an einem Prostatakarzinom, das multiple Absiedelungen in mehreren Organen gebildet hatte. Vor allem belastete ihn eine peritoneale Karzinose, die mit einer Aszites- und Ödembildung, und infolgedessen mit einer beeinträchtigten Atmung einherging. Bei einem Familiengespräch, es fand während eines stationären Aufenthaltes auf einer Palliativstation statt, thematisierte sein Arzt die begrenzte Lebenszeit und sprach von *„wenigen Wochen."* Nach der Entlassung nach Hause, so der Mediziner, solle Lambert sein Leben im Kreis seiner Lieben *„genießen"* und *„all das essen und trinken, was schmeckt."*

Zu Hause angekommen zog sich Lambert für einige Tage ganz in sich zurück. Weder empfing er Besuche noch wollte er, wie sonst üblich in krisenhaften Lebenslagen, seine Gedanken zu Papier bringen, lesen oder einem Hörbuch lauschen. An einem Morgen teilte er seiner Gattin das Ergebnis seiner *„Klausur"* mit: *„Ich möchte die Zeit, die mir noch bleibt, in meiner Weise leben, ohne ständig an das Ende denken zu müssen. Wir haben schließlich genug darüber geredet. Ich habe mich dazu entschieden, nie wieder in ein Krankenhaus zu gehen."*

Seit der Diagnosestellung vor etwa 20 Jahren praktizierte er mehrmals täglich fernöstlich inspirierte Meditationsverfahren und profitierte von den positiven Wirkungen auf Körper und Psyche, etwa durch emotionale Harmonie, eine reduzierte Muskelspannung und eine intensivierte Atemtätigkeit. Überdies hatte er sich durch Recherche von Forschungsliteratur eine Expertise über Naturheilkunde, insbesondere über Möglichkeiten der vitalstoffreichen energiespendenden Ernährung bei Krebs angeeignet. Die kurze Lebenszeitprognose des Arztes motivierte ihn erneut zu einer radikalen Ernährungsumstellung. Lambert konnte nicht nur genießen, er war auch zum konsequenten Verzicht fähig, so ihm dieser möglich und sinnvoll erschien. Er entschied, nur noch vegane, ungekochte, kalte und schmackhaft zubereitete Rohkost zu sich zu nehmen. Bei dieser Form der Zubereitung bleiben die wertvollen Nährstoffe größtenteils erhalten. Eine pflanzliche Chemotherapie auf Basis von Beifuß brach er wegen einer zu hohen Belastung des Leberstoffwechsels wieder ab, denn keinesfalls wollte er sich einem unnötigen Leidensdruck aussetzen. Bald nahm er nur noch basische Nahrung zu sich wie Püree aus Spinat, Brennnesseln, Löwenzahn, Kartoffeln, Karotten oder Fenchel.

Für seine Familie bedeuteten die vielen Sonderwünsche in der Beschaffung und Zubereitung der Nahrung einen hohen Aufwand an Zeit, Energie und Geduld. Liebend gerne saß er im Lehnstuhl, um in sitzender Position die Aktivitäten in der Küche zu verfolgen und zu kommentieren. Manche dieser durchaus ernsten und auch heiteren Küchendialoge notierte seine Gattin in einem Buch, dazu einige Lieblingsrezepte von Lambert.

Beispielsweise ist darin die „Kalte Schokoladentorte", ein Rohkostkuchen, zu finden. Weil sie köstlich schmeckt, ist folgend das Rezept nachzulesen.

Für den Tortenboden werden 175 g gemischte geriebene und fein gehackte Nüsse, 100 g getrocknete Feigen, 20 g Kokosöl, ein Teelöffel Lebkuchengewürz und ein Teelöffel Kardamom benötigt. Für die Schokoladencreme werden drei reife Avocados, eineinhalb Bananen, zwei bis vier Teelöffel Kakao, ein Schuss Kokosmilch, etwas Dattelsirup oder Agavendicksaft zum Süßen und 90 g Kokosöl benötigt.

Auch stand er komplementären Maßnahmen gegenüber offen. Die Aufgüsse in der heimischen Sauna dienten dem Wohlbefinden und dem Abtransport von Schlackenstoffen über die Haut. Da Lambert nicht mehr die Kraft hatte, über die Treppen zur Sauna im Obergeschoss zu gehen, trugen ihn seine Söhne dorthin und nutzten so die Gelegenheit, mit dem Vater unvergesslich fröhliche Stunden in der Sauna zu erleben. Weil sich der Bauchumfang im Heißluftbad um 3 bis 5 cm reduzierte, konnte Lambert nach einem Aufguss einige Stunden freier durchatmen.

Der positive Effekt der Lymphdrainage konnte durch Wannenbäder mit Basenpulver verstärkt werden. Ein Blasentee aus Birkenblättern, Goldrutenkraut und Bärentraubenblättern, ebenso das Würzen der Speisen mit Petersilie, Kurkuma, Ingwer und Pfeffer, unterstützten das Ausschwemmen der Beinödeme und stärkten sein Immunsystem.

Ob letztlich Lamberts Disziplin und reflektierte Geisteshaltung oder die liebevolle Fürsorge seiner Angehörigen ausschlaggebend dafür war, dass er die Lebenszeitprognose um mehrere Monate überschritt, bleibt unklar. Er selbst hatte wiederholt geäußert, wie fundamental wichtig für ihn das ehrliche Gespräch mit dem Arzt war, *„denn eine bittere Wahrheit ist besser als eine süße Illusion"*, woraufhin er viele für ihn folgerichtige Entscheidungen für die letzten Wochen seines Lebens treffen konnte.

Es darf und soll gelacht werden!

Wie bedeutsam in Todesnähe Humor ist, habe ich am Sterbebett meines schwer kranken Vaters erlebt. Am Tag, bevor er von der Palliativstation nach Hause entlassen wurde, Vater wollte nicht im Krankenhaus sterben, besuchte ich ihn. Zu diesem Zeitpunkt konnte er das Bett nicht mehr verlassen. Während wir gemeinsam einen Film ansahen, klopfte es an der Tür, der Arzt trat mit ernster Miene ein. Er teilte uns mit, dass die palliativ indizierte Chemotherapie wegen des schlechten Blutbefundes beendet werden müsse. Das war ein unbeschreiblich trauriger Moment, denn der letzte Strohhalm, an den wir uns geklammert hatten, war nun geknickt.

Nachdem wir den Tränenfluss zugelassen und unsere Niedergeschlagenheit zum Ausdruck gebracht hatten, richtete sich mein Vater im Bett auf, ergriff meine Hände und sagte lächelnd: *„Aber eines ist gewiss, wenn ich morgen nach Hause komme, dann kaufe ich mir ein neues Auto!"*

Die Tränen der Trauer wandelten sich augenblicklich in ein herzhaftes und befreiendes Lachen. Nachfolgend ließen wir der Fantasie freien Lauf und malten uns bildhaft aus, für welchen „Schlitten" sich Vater entscheiden würde. Es sollte ein PS-starker sportlicher Wagen mit blauem Effektlack, nobler Innenausstattung und unüberhörbarem Motorsound sein. Ich kann kaum in Worte fassen, wie wohl es uns tat, in die Welt abseits der schmerzvollen Gegenwart zu entschweben und die Aufmerksamkeit von der augenblicklich aussichtslosen Situation abzuziehen und auf wohltuende Empfindungen zu lenken.

Hätte eine außenstehende Person dieses Gespräch mitangehört, sie wäre verständlicherweise entrüstet gewesen, sprach ich doch mit meinem todkranken Vater über ein Vorhaben, dessen Realisierung illusionär war. Und ja, hätte der Arzt uns nicht über die Erkrankung ausführlich und wiederholt aufgeklärt, es wäre ethisch fragwürdig gewesen, derartigen Hoffnungen nachzueifern.

Wahrhaftige Gespräche im palliativen Kontext

Für eine stationäre Aufnahme ist auf Basis der vorliegenden Krankenbefunde ein wahrhaftiges Gespräch mit einer Ärztin bzw. einem Arzt voraussetzend. Die mit der Erkrankung einhergehenden und zu erwartenden Symptome, die palliativmedizinischen Behandlungsmöglichkeiten, deren Zielsetzungen und Auswirkungen auf die Lebensqualität, ebenso die Krankheits- und Lebenszeitprognose werden bei diesem Zusammentreffen besprochen. Alles, was die Betroffenen beunruhigt, ängstigt oder verzweifeln lässt, wird offen und einfühlsam beredet. Hierbei stehen der kranke Mensch und seine Vertrauenspersonen mit ihren Gefühls- und Erlebenswelten im Mittelpunkt. Hoffnungen und Wünsche, familiäre, soziale und finanzielle Aspekte u. v. m. können wichtige Themen sein.

Worüber die Betroffenen von den Mediziner*innen informiert werden und was sie tatsächlich „hören" und realisieren, ist oftmals nicht dasselbe. Weil einzelne Aspekte unfassbar sind, werden sie allenfalls unvollständig aufgenommen oder gänzlich ausgeblendet.

Eine enorme Belastung lösen Lebenszeitprognosen aus, die entweder zu vage oder von verschiedenen Personen unterschiedlich eingeschätzt werden. Ulrike wollte unbedingt wissen, wie viel Lebenszeit sie noch habe. Für sie war diese Information vor allem wegen der Versorgung ihrer Haustiere immens wichtig. Sie besaß einen alten kranken Hund und zwei Katzen und lebte seit vielen Jahren mit den geliebten Tieren auf engem Raum zusammen. Zu wissen, wie viel Zeit ihr noch bleibt, um für die treuen Gefährten ein neues behagliches Zuhause zu finden, war für sie immens wichtig.

Ulrike: *„Irgendwie will mir niemand klar sagen, was Sache ist."* Sie war erheblich irritiert und verärgert, weil eine Ärztin von *„einigen Monaten Lebenszeit"* sprach, ein anderer Mediziner stellte indessen nur *„wenige Wochen"* in Aussicht.

Die Betroffenen brauchen unterschiedlich viel Zeit und individuelle Rahmenbedingungen, um sich mit der unumstößlichen Realität in vollem Umfang auseinanderzusetzen. Bisherigen Bewältigungsweisen in existenziellen Krisen kommt bei der Realisierung und Auseinandersetzung mit lebenslimitierenden Diagnosen eine bedeutsame Rolle zu. Weil es in den allermeisten Fällen keine Vorerfahrungen mit der subjektiv erfahrenen Todesnähe gibt, greifen bisherige Bewältigungsstrategien angesichts der völlig neuen Situation mitunter zu kurz und müssen erst entwickelt werden.

Dora verbietet sich die Flucht in die Halbherzigkeit

„Wahrheit ist ein Beziehungsgeschehen, Richtigkeit eine sachliche Angelegenheit." (Albrecht et al., 2002, S. 104)

Übermitteln und Erfahren von Wahrheit wird in der Regel nicht in einem einzigen Gespräch „erledigt". Wahrheit ist ein Prozess, den die Beteiligten Schritt für Schritt miteinander entwickeln. Patient*innen wählen selbst die Menschen, mit denen sie über existenzielle Themen sprechen und an die sie dringliche Fragen richten wollen. Mitunter sind jene Personen ihre Gesprächspartner*innen, die auf den ersten Blick hierfür nicht infrage kommen, weil sie beispielsweise nicht zu den nahen Verwandten gehören oder sich ihre Lebensanschauungen erheblich von denen der Betroffenen unterscheiden, wie im folgenden Beispiel von Clemens und Dora beschrieben.

Dora war seit vielen Jahren als Gesundheits- und Krankenschwester in einem mobilen Palliativteam tätig. Ihr Schwager Clemens, 55 Jahre alt, litt an Bauchspeicheldrüsenkrebs, vor allem machte ihm die Atemnot durch den voluminösen Aszites zu schaffen. Die Beziehung von Dora zu Clemens war seit vielen Jahren unterkühlt und konfliktbeladen. Überhaupt gab es kaum Gemeinsamkeiten zwischen den beiden. Clemens war es gewohnt, selbst „Herr" über eine Lage zu sein, hatte er doch die Rolle als Projektleiter in einem internationalen Konzern inne. Dora überlegte hin und her, ob sie Clemens überhaupt auf der Palliativstation besuchen sollte. Schließlich gab sie sich einen Ruck und machte sich auf den Weg ins Krankenhaus. Im Laufe des Gesprächs mit Clemens war sie versucht, mit ihm über den Grundgedanken von Palliative Care zu sprechen, woraufhin Clemens barsch erwiderte: „Die hier", er meinte das Palliativteam, „bereiten dich eh aufs Sterben vor. Das brauchst du mir nicht auch noch zu erklären."

Dora lief es kalt über den Rücken. Dieser Tonfall war ihr vertraut und sie war geneigt, sich gekränkt zurückzuziehen, eine ihr längst bekannte Reaktion. Ein betretenes Schweigen erfüllte den Raum, der nach Eukalyptus und Pfefferminze roch, ein Duft, der das Atmen erleichtern sollte.

Die alten hartnäckigen Dynamiken zwischen Clemens und Dora waren einmal mehr bedrückend spürbar. Dennoch wollte sich Dora noch nicht verabschieden, und sie entschied, bei Clemens zu verweilen. Ab und zu blickten sich Clemens und Dora für den Bruchteil einer Sekunde an. Beiden offenbarte sich in diesen Momenten der Wunsch, die Tür in den Raum der ungenutzten Möglichkeiten doch noch öffnen zu können. Doch wie sollte das geschehen, und wer sollte damit beginnen?

Schließlich wich Clemens Doras Blicken nicht mehr aus: „Wie lange glaubst du, dass ich noch zu leben habe?" Seine Stimme klang jetzt nicht mehr so laut, stattdessen sanfter als sonst.

Damit hatte Dora nicht gerechnet. Ich werde jetzt ganz ehrlich sein und ganz bei mir bleiben, auch mit dem Risiko, etwas Falsches zu *sagen*, ging es ihr durch den Sinn. Sie setzte zum Sprechen an, da klopfte es an der Tür. Die breit lächelnde Raumpflegerin grüßte freundlich und schob auch schon ihren Wagen zur Tür herein. Eine kurze stille Abstimmung mit Clemens genügte und Dora rief ihr zu: *„Jetzt nicht. Bitte kommen Sie später wieder!"*

Dora fühlte, wie anspruchsvoll und persönlich herausfordernd das bisweilen stockende Reden mit Clemens über die Zeitlichkeit des Lebens war. Sie fasste allen Mut, um der Flucht in die Halbherzigkeit zu widerstehen. *„Deine Erkrankung ist sehr weit fortgeschritten."* Kaum hatte sie diese Worte gesprochen, fühlte sie Sorge, sich zu weit hinausgelehnt zu haben, wie so oft zuvor.

Clemens schwieg und blickte minutenlang zum Fenster. Dann richtete er sich auf. *„Wie lange also noch? Wie lange genau?"*, wollte er wissen. Mit den Händen strich er über den Bauch, der dem einer Schwangeren kurz vor der Niederkunft ähnelte.

Draußen begann es stark zu regnen, Wolken verdunkelten den Himmel und auch das Krankenzimmer.

„Soll ich das Licht anmachen?"

Clemens schien Doras Frage nicht zu hören. Bereitwillig nahm er den kleinen Handventilator entgegen, dem ihm Dora reichte und der ihm frische Luft zufächelte.

Dora: *„Ich habe Angst, dich wieder zu verlieren, wenn ich jetzt noch mehr sage."*

„Nein", erwiderte Clemens mit ruhiger Stimme, *„die Zeit für diese Angst ist vorbei. Also, wie lange noch?"*

Dora überließ sich nun ganz ihrem Gespür, das tief aus dem Inneren kam. *„Ich glaube nicht, dass du noch einmal nach Hause entlassen werden kannst."*

Clemens zog die Decke bis zum Hals hoch. *„Handelt es sich noch um Wochen oder um Tage?"*

„Um wenige Tage", antwortete Dora ruhig und besonnen.

Der Schwerkranke lehnte sich im Bett zurück und blickte wieder zum Fenster. Die Regentropfen prasselten auf die Fensterbänke. Auf der Straße waren laufende Menschen zu hören.

„Es ist also vorbei."

Endlich kam es zum erlösenden Tränenfluss. Das Weinen wurde stärker, ein heftiges Schluchzen bebte durch den geschwächten Körper und entwickelte sich zu einem Weinkrampf, der nur langsam wieder abklang.

Dora rückte ihren Sessel näher. Ihre Hand ruhte auf seinem Arm. Sie verweilten in konzentrierter Stille, in zwangloser und zugleich substanzieller Nähe.

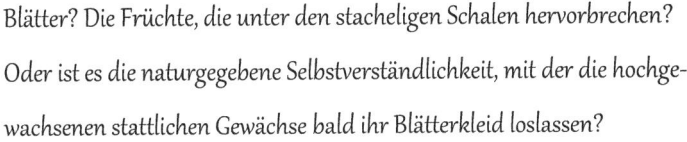

Alljährlich bewundern wir im
Herbst die Kastanien-
bäume. Doch was ist an
ihnen so schön? Ist es die
Rot- und Braunfärbung der
Blätter? Die Früchte, die unter den stacheligen Schalen hervorbrechen?
Oder ist es die naturgegebene Selbstverständlichkeit, mit der die hochge-
wachsenen stattlichen Gewächse bald ihr Blätterkleid loslassen?

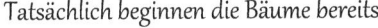

Tatsächlich beginnen die Bäume bereits
im Juni, ihre Blätter einzurollen, nur
bemerkt es kaum jemand. Genauso
regt sich in mir ahnendes Wissen
über das bevorstehende Sterben,
oftmals lange bevor darüber gesprochen wird oder eine Untersuchung die
Unheilbarkeit meiner Krankheit bestätigt.

Sprich mit mir, auch dann, wenn ich schwach und müde bin und verbal
nicht mehr reagieren kann. Noch lebe ich! Ich höre den Klang deiner
Stimme. Ich vernehme vielleicht nicht mehr, was du über mich sagst, jedoch
allemal, wie du etwas sagst. Du kannst dir nicht vorstellen, wie empfänglich

273

ich für deine Worte bin, für die warmen, hoffnungsvollen und klaren und gleicherweise für die kalten, floskelhaften und herablassenden.

So heilsam der Tränenfluss auch ist, jede Träne lehrt mich eine neue Wahrheit. Lass uns dennoch nicht im Trauermeer versinken, denn allzu viel Augenwasser trübt den Blick auf das geteilte Glück.

Lauretta

Letzte Wünsche

„Was ich mir wünsche? Ich hoffe, dass es mir möglich wird,
Kontrolle in Vertrauen zu wandeln."
(Ein Mensch in Todesnähe)

Die Ausführungen in diesem Kapitel sollen dazu ermutigen, Sterbenden intuitiv, wahrhaftig und authentisch zu begegnen, ohne Angst, etwas Falsches zu sagen.

Letzte Wünsche sind immer dringlich und belangvoll

Persönlich Wichtiges noch erlebt oder vollendet zu haben, ehe man stirbt, schafft Zufriedenheit und Seelenruhe. Oftmals stehen Sterbewünsche in enger Verbindung mit Hoffnungen, die durch den Lebensabend hindurchtragen. Jede Stunde im Leben eines schwer kranken Menschen ist von dem innigen Verlangen nach körperlichem Wohlbefinden erfüllt, um frei von Schmerz, Atemnot oder Übelkeit zu sein. Je kürzer die verbleibende Lebenszeit ist, desto mehr richtet sich die Hoffnung auf immer Näherliegendes, etwa auf das Erleben von Weihnachten. Die letzten Lebenstage bringen vor allem eine besondere Weise des menschlichen Zusammenseins hervor. Einerseits gibt es die Sehnsucht nach dem spürbaren Zusammenhalt mit geliebten Menschen und das Bedürfnis nach einem Verweilen in stiller inniger Zugewandtheit, andererseits drängt es zur Realisierung von Herzensangelegenheiten, etwa der Bekundung der gegenseitigen Liebe, zur Aussprache und zur Bitte um Vergebung. Letzte Wünsche, von denen sterbende Menschen beseelt sind, sind häufig bescheidene und einfach umsetzbare Anliegen, beispielsweise das Hören vertrauter Melodien, das Verlangen nach einer Lieblingsspeise oder das Rauchen einer Zigarette. Des Öfteren wird das Bedürfnis geäußert, einen persönlich vertrauten Ort aufzusuchen, um einen idyllischen oder hoffnungsverheißenden Ausblick aufzunehmen. Der Wunsch, ein weiteres Mal in das Farbenspiel des Abendrots und des Tagesanbruchs einzutauchen, nährt die Vorstellung über ein Wiedersehen mit vorausgegangenen und nachkommenden Personen. Vielleicht will der transpersonale Sinn des Kreislaufs von Geburt und Tod durch unaufdringliche Gesprächsangebote oder seelsorglichen Beistand gestärkt werden.

Diverse Organisationen haben es sich zum Ziel gesetzt, letzte Wünsche zu erfüllen, z. B. den Besuch einer Kulturveranstaltung, eines Sport-Events, einen Ausflug in die Natur oder das Zusammensein mit geliebten Menschen in fernen Regionen. Die allermeisten Projekte, in denen hauptsächlich ehrenamtlich Tätige mitwirken, werden durch Spenden finanziert und sind für die Gäste kostenfrei. Beispielsweise gibt es in Österreich die Projekte „Rollende Engel" (siehe https://www.rollende-engel.at/) und das „Rotkreuz-Wunschmobil" (siehe https://www.roteskreuz.at/oberoesterreich/rotkreuz-wunschmobil). In Deutschland stehen „Wünsche-Wagen" für die Erfüllung letzter Wünsche zur Verfügung (siehe https://wuenschewagen.de/). Die Fahrzeuge sind auf die speziellen Bedürfnisse von Rollstuhlfahrenden und bettlägerigen Personen ausgerichtet, beispielsweise sind sie besonders weich gefedert und bieten ein heimeliges Ambiente. Ferner werden die Fahrten von medizinischem und/oder pflegerischem Personal begleitet.

Dorothea, sie hatte einen Gehirntumor, wurde von den Rollenden Engeln zu dem von ihr organisierten „Fest der Verbundenheit", das unter dem Motto „leben, lieben, lachen" stand, gefahren. Freude und Dankbarkeit über die gemeinsame Lebenszeit sowie die Hoffnung auf die ewige Verbundenheit sollten den Schmerz über den bevorstehenden Abschied in den Schatten stellen. Im Rollstuhl sitzend tanzte sie mit jedem Gast zu dem Lied von Marianne Rosenberg „Du gehörst zu mir, wie mein Name an der Tür."

Ein persönliches Andenken hinterlassen

Vielleicht möchte die Lebensgeschichte erzählt, aufgeschrieben oder diktiert werden, um den Nachkommen biografische Details und persönliche Erkenntnisschätze, über die zuvor ansatzweise oder nie gesprochen wurde, zu hinterlassen. Um individuellen Regungen nicht im Wege zu stehen, soll auf jegliche Erwartungshaltung gegenüber den Hinterbliebenen verzichtet werden, etwa welchen Beruf ein Kind erlernen soll, welche Kriterien bei der Partnerwahl berücksichtigungswürdig sind oder wo das Kind als erwachsene Person leben soll.

Zu dem Zeitpunkt, als Elisa erfuhr, dass sie das vierzigste Lebensjahr aufgrund einer degenerativen Muskelerkrankung nicht erleben wird, war ihre Tochter Mina eineinhalb Jahre alt. Bald kristallisierte sich bei Elisa ein dringlicher Wunsch heraus: All das, woran sie sich zwischen dem ersten und achtzehnten Lebensjahr erinnern konnte, wollte sie zu Papier bringen, um Mina ein möglichst umfangreiches lebendiges Andenken an ihre Mutter zu hinterlassen. Elisa verfasste für jeden Kindergeburtstag einen Text, der Episoden aus ihrem Leben beinhaltete, als sie drei, vier, fünf Jahre usw. alt war. Jedes Kapitel wurde mit einer Interesse weckenden oder lustigen Überschrift tituliert und mit der chronologischen Auflistung diverser Ereignisse eingeleitet. In weiterer Folge hielt Elisa all das fest, was sie im jeweiligen Lebensjahr erfreut und ersehnt, beunruhigt und erstaunt hatte. Es war ihr wichtig, möglichst viele Einzelheiten zu schildern. Je länger sie an ihrem Projekt arbeitete, desto ideenreicher wurde sie. Beispielsweise ordnete sie den Kapiteln Lieder zu, die sie im jeweiligen Lebensjahr gerne gehört hatte.

Weil das Zeitfenster ihres Lebens durch das rasche Voranschreiten der Erkrankung merklich enger wurde und die Niederschrift des siebzehnten und achtzehnten Lebensjahres verunmöglichte, begann Elisa, die Erlebnisse für Mina auf ein Tonband zu sprechen. Mit ihrer Stimme konnte sie eine weitere ausdrucksvolle Spur im Leben hinterlassen. Während der Arbeit an diesem bedeutsamen Projekt reduzierte sich der Bedarf an Schmerzmitteln, wohl deswegen, weil sich Elisa dieser Aufgabe vollkommen verschrieb und förmlich darin aufging. Glücklicherweise währte ihr Leben lange genug, um ihr Vorhaben realisieren und zu ihrer Zufriedenheit abschließen zu können.

Wilma entmachtet die Angst mithilfe der geistigen Trotzmacht

„Das Gute an der schweren Erkrankung ist, dass auch ich zu Lebzeiten noch spüren darf, ein liebenswürdiger Mensch zu sein." (Patientin Wilma)

Kurz nachdem bei Wilma metastasierender Brustkrebs diagnostiziert wurde, fühlte sie sich zeitweilig von der Furcht vor dem Voranschreiten der Krankheit überrollt. Sie fand bald keinen Schlaf mehr, das Denken kreiste nur noch um Befunde, Prognosen und Therapien, ein überwältigendes Sinnlosigkeitsgefühl machte sich in ihr breit.

Nach eingehender Reflexion, Wilma nahm psychotherapeutische Hilfe in Anspruch, entschied sie sich zu einer drastischen Selbstzensur. Nur noch zu bestimmten Zeiten wollte sie sich mit diversen Belangen rund um den Krankheits- und Therapieprozess befassen und indessen einer Aktivität nachgehen, die sie interessierte und begeisterte. Sie beabsichtigte, ein jahrelang aufgeschobenes Bauprojekt zu realisieren. Das Obergeschoss ihres Hauses wurde zu einem großen Seminarraum ausgebaut, und im Garten sollte der Traum vom Swimmingpool wahr werden. Wilmas Bruder legte tatkräftig Hand an und half, wo er nur konnte. Körperliche Arbeit war für ihn ein bewährter Weg, um mit belastenden Gefühlen wie Trauer, Angst und Ungewissheit umzugehen.

Wilma: *„Ich wäge bestimmt alle Risiken ab, aber letztendlich folge ich meiner Intuition, meinen Überzeugungen und Werten. Für Angst darf gar keine Zeit mehr übrig bleiben."*

Sie las ein Buch von Viktor Frankl mit dem Titel „Trotzdem Ja zum Leben sagen" (1982), ein Grundlagenwerk über den Menschen,

278

das vor allem eine enorme Lebensermutigung selbst unter widrigsten Umständen ist. Das Buch zeugt davon, wie sehr durch den Glauben an einen Sinn das Abrücken von einem überwältigenden Gefühl, etwa Ohnmacht oder Furcht, möglich ist. Diese Dereflexion erfolgt beispielsweise durch die liebende Hinwendung zu einer Person, oder, wie es bei Wilma der Fall war, durch die Übernahme einer sinnvollen Aufgabe, die nicht nur dem eigenen Wohl dient, sondern darüber hinaus auch dem von anderen. Überlässt sich der Mensch seiner Angst, manövriert sie ihn bald in einen leidvollen Zustand (Frankl, 1982, S. 23–24). Allemal ist eine Person jedoch dahingehend frei, dem Dasein eine neue Orientierung zu geben und sich von körperlichen Befindlichkeiten und psychischen Gestimmtheiten nicht vereinnahmen zu lassen. Statt der Gefühlswelt die Führung über das eigene Leben zu überlassen, kann der Mensch frei entscheiden, wie er sich zu den Dingen einstellen möchte oder soll. Die Geistigkeit des Menschen strebt nach Wert- und Sinnverwirklichung und überragt die Ebene der Emotionen, die „geistige Trotzmacht" (Frankl & Kreuzer, 1986, S. 76). Wo schicksalhafte unveränderbare Bedingungen vorherrschen, sind Menschen dazu aufgerufen, hinderliche Einstellungen loszulassen und durch neue zu ersetzen.

Eine Motivation zu diesem Bauvorhaben größeren Ausmaßes war für Wilma überdies die Aussicht, dem Neffen und seiner Familie, in der gab es ein körperlich behindertes und auf dauerhafte Pflege angewiesenes Kind, ein behagliches Zuhause zu schaffen.

Die ständige Bange darüber, welche körperlichen Einschränkungen der nächste Tag möglicherweise bringen wird, hätte sie unnötig viel psychische Kraft gekostet. Weil sie ihre Gesundheit nicht wiedererlangen konnte, setzte Wilma neue Werte in das Zentrum ihres Daseins. „Wenn ich schon kein hohes Lebensalter erreichen werde, mache ich aus jedem Tag ein Fest der Dankbarkeit." Der real bedrohte Wert der Langlebigkeit erfuhr durch diese Einstellungskorrektur eine gewisse Relativierung. Wilma war zwar körperlich nicht gesund, seelisch fühlte sie sich jedoch durch diese bewusst herbeigeführte innere Wandlung dennoch heil.

Rechtzeitig zu Sommerbeginn war das Schwimmbecken fertiggestellt. Wilma war überglücklich und teilte diese Freude mit den ihr nahestehenden Mitmenschen. Jede Stunde weitete sich gefühlt zu einem weiteren von Gott geschenkten Tag.

Freilich waren ihre Tage von der Hoffnung auf Besserung geprägt, weshalb sie belastende Chemotherapien auf sich nahm. Über Monate hinweg reifte in ihr jedoch die Einsicht, dass sie noch früher sterben würde, wie von den Mediziner*innen prognostiziert. Fehlt das Loslassen, wird das Wollen zum Zwang: Wilma setzte sich daraufhin mit dem bald bevorstehenden Sterben bewusst auseinander, ließ unerfüllbares Streben los, genoss das erfrischende Schwimmen im Pool und fühlte Zufriedenheit mit dem von ihr wohlerwogenem Werk.

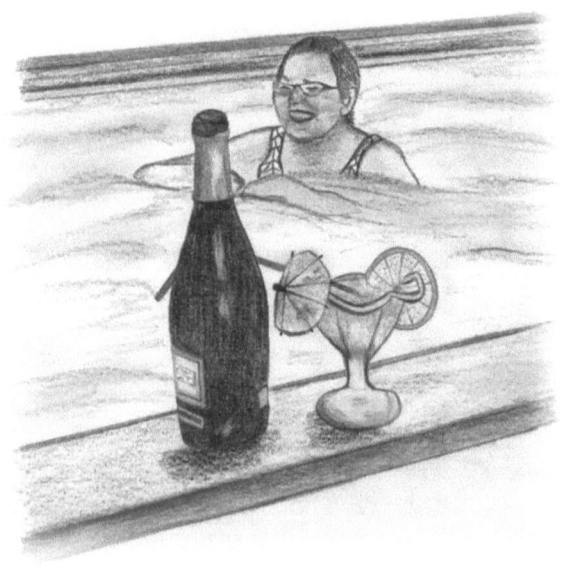

Abbildung 78: Wilma genießt die Kühle des Wassers und die Leichtgängigkeit der Bewegungen in ihrem Swimmingpool

❀ ◆ ❀ ◆ ❀ ◆ ❀ ◆ ❀ ◆ ❀ ◆ ❀ ◆ ❀ ◆ ❀

Wenn meine letzten Bitten
und Wünsche dir auch
noch so klein und unbe-
deutend vorkommen, für
mich sind sie immer belangvoll.

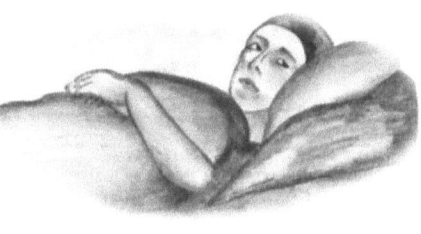

Manche meiner Anliegen sind offensichtlich viel zu groß oder überhaupt illusionär. Nimm sie dennoch ernst und unterstütze mich bei der Realisierung, denn sie bilden vielleicht das Fundament für eine Haltung, die mich
vertrauend und ergebend durch die Stunden des Lebensabends trägt!

Lauretta

❀ ◆ ❀ ◆ ❀ ◆ ❀ ◆ ❀ ◆ ❀ ◆ ❀ ◆ ❀ ◆ ❀

Das Verlangen nach Suizidassistenz

„,Ich will sterben', ist Ausdruck einer Qual,
die aufmerksames und erfahrenes Hinhören erfordert."
(Saunders, 1993, S. 119)

Legalisierung der Suizidassistenz
in Österreich

Seit 2022 ist in Österreich die Suizidassistenz für volljährige entscheidungsfähige und schwersterkrankte Personen, deren Lebenszeitprognose nach medizinischem Ermessen voraussichtlich bei sechs Monaten liegt, legal (StVfG 2022, § 3, Abs. 8). In einer Sterbeverfügung, eine Willenserklärung, erklärt die sterbewillige Person ihren *„dauerhaften, freien und selbstbestimmten Entschluss"* (ebd., Abs. 1), ihr Leben selbst zu beenden, frei von jeglichem psychischen Zwang. Eine Sterbeverfügung kann frühestens 12 Wochen nach der ersten von zwei ärztlichen Aufklärungen errichtet werden (ebd., § 8, Abs. 1). Hat eine Ärztin/ein Arzt bestätigt, dass die sterbewillige Person an einer unheilbaren Erkrankung leidet und in die terminale Phase eingetreten ist, ist eine Errichtung bereits nach zwei Wochen zulässig. Wird eine Sterbeverfügung nicht innerhalb eines Jahres nach der zweiten ärztlichen Aufklärung errichtet, muss die sterbewillige Person eine neuerliche Bestätigung einer Ärztin/eines Arztes beibringen, die wiederum ein Jahr gültig ist.

„Ich kann so nicht mehr leben!"

Schicksalhafte Lebenslagen dehnen die Betroffenen manches Mal bis an die Belastungsgrenzen und auch darüber hinaus. *Ich kann so nicht mehr leben!"*, sagen manche. Doch muss dieser Punkt in einem Krankheitsprozess nicht das Ende bedeuten, wie das Beispiel von Erika zeigt. Im Alter von 43 Jahren wurde die Diagnose einer schubförmig remittierenden Multiplen Sklerose (MS) gestellt. Auf wiederkehrende Schübe folgten Zeiten der Besserung und Remission, die jedoch zunehmend von kürzerer Dauer waren. Nach und nach dominierte die fortwährend stärker werdende Verschlechterung der Gesamtsituation. Paresen, Spastizität, Fatigue, eine neurogene Blasenstörung und kognitive Dysfunktionen führten zu starken körperlichen Beeinträchtigungen.

Ich besuchte die Patientin zu Hause und in meiner Rolle als Psychotherapeutin. Sie würde sterben und assistierten Suizid in Anspruch nehmen wollen, sollte ihr eines Tages *„jemand den Hintern im Bett putzen müssen."* Über die Jahre hinweg galt es, viele Reduktionen hinzunehmen, und ein jeder Abschied von einer körperlichen Fähigkeit löste erneut leidvolles Wehklagen aus.

Entgegen ihren Erwartungen schaffte es Erika jedoch immer wieder, sich auf einer für sie gefühlt niedrigeren Stufe an Lebensqualität einzufinden, allen Einschränkungen zum Trotz. Zusehends intensivierte sich ihre Wahrnehmung vom Leben. Während die Gespräche in den ersten Monaten nach der Diagnose vom bitteren Hadern mit dem Schicksal geprägt waren, stimmte sie wiederkehrend neuen Aktivitäten, die vor allem die bewusste Sinneswahrnehmung zum Ziel hatten, zu. Gemeinsam betrachteten wir beispielsweise die jahreszeitlichen Veränderungen in der Natur, lauschten den Vogelstimmen, hörten Musik, sahen Filme, woraufhin wir tiefgehende wie auch humorvolle Gespräche führten. Unzählige Bewusstwerdungsprozesse kamen bei Erika durch die Krankheit in Gang. Sie entwickelte Kräfte, die nicht körperlicher Natur waren, sondern vielmehr seelisch-geistiger, und diese entfalteten sich prozesshaft.

Viele Male konnte ich beobachten, dass sich die persönliche Einstellung in Bezug auf den Umgang mit einer existenziellen Lebenserfahrung erst *mit* der jeweiligen Herausforderung ausbildete. Diese Entwicklung ist jedoch am Beginn eines Weges nicht vorhersehbar. Weder Erika noch jemand anderer hätte mit Sicherheit voraussagen können, ob sie sich letztendlich tatsächlich für den assistierten Suizid entscheiden würde. Erika war fünf Jahre bettlägerig, pflegebedürftig und abhängig von der Unterstützung anderer. Obwohl sie das tödlich wirksame Medikament noch hätte schlucken können, entschied sie sich gegen die Beendigung ihres Lebens durch die Suizidassistenz.

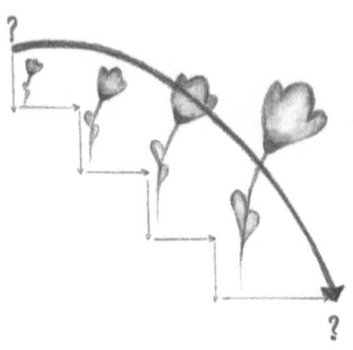

In Abbildung 79 sei der Krankheits- und Bewältigungsprozess von Erika bildlich dargestellt: Die vertikal verlaufenden Pfeile symbolisieren die zunehmenden körperlichen Reduktionen im Zuge der MS-Erkrankung. Die horizontal ausgerichteten Pfeile stehen für ihr Vermögen im Umgang mit den neu hinzugekommenen körperlichen Einschränkungen, in denen das Leben wieder

Abbildung 79: Wenn auch die körperliche Kraft weniger wird, weitet sich die spirituelle Wahrnehmung eines Menschen

sein Gleichmaß gefunden hat. Die größer werdenden Blüten symbolisieren das zunehmende Wachstum geistig-seelischer und spiritueller Ressourcen trotz des unaufhaltbaren voranschreitenden Krankheitsprozesses. Die beiden Fragezeichen, am Beginn und am Ende des Krankheits- und Bewältigungsprozesses, dargestellt durch einen von links oben nach rechts unten führenden Pfeil, symbolisieren die Fragwürdigkeit, ob dieser Verlauf mit seiner individuellen Charakteristik denn im Vorfeld einschätzbar sein könne. Eine terminale Diagnose muss nicht unweigerlich bedeuten, dass die Lebenstage nur noch von Leid, Verzweiflung und Depression geprägt sind. Menschen verfügen über Kräfte, dank derer sie in krisenhafte Situationen und körperliche Reduktionen quasi hineinreifen können. Möglicherweise blieben den Betroffenen die sich mitunter langsam entwickelnden Kompetenzen im Umgang mit einer völlig neuartigen, vielleicht von Ungewissheit geprägten Lebensphase verwehrt, so sie schon zu Beginn des Krankheitsprozesses ihrem Leben ein Ende setzen.

Wenn mir auch der Schutz des Lebens, das ich als ein Schöpfungsgeschenk und somit als ein zu schützendes Gut erachte, ein normatives Lebensprinzip ist, kann ich mich der Äußerung von Borasio (2015, S. 22) anschließen, die da lautet: *„Genauso unstrittig ist aber, dass es bei bester Palliativversorgung schwerstkranke Menschen geben wird, die mit Berechtigung sagen: ‚Das was mir noch bevorsteht, möchte ich nicht erleben‘.“*

Studie über assistierten Suizid bei Demenz

Anlassgebend für eine von mir durchgeführte qualitative und tiefenpsychologisch angeregte empirische Untersuchung zum Thema des assistierten Suizids bei Demenz vor dem Hintergrund der persönlichen Biografie und Sozialisation waren jene Personen, die bereits bei Beginn einer Demenzerkrankung die Inanspruchnahme einer Suizidassistenz in Betracht ziehen. Um dieses Phänomen besser verstehen zu können, führte ich mit hochbetagten Menschen und ebenso mit den Angehörigen von an Demenz erkrankten Personen Interviews. Ich forschte nach dem Einfluss frühkindlicher Bindung zwischen den kindlichen Proband*innen und deren Eltern, ebenso nach den Auswirkungen einer religiösen bzw. spirituellen Einstellung auf eine von Ungewissheit geprägte Zukunft, etwa durch die Möglichkeit, selbst an einer Demenz zu erkranken. Ein weiteres Forschungsziel lag darin, die internalisierten psychischen Abwehr- und Bewältigungsweisen in belastenden und prägenden Lebenserfahrungen zu erfassen und wie sich diese auf die Einstellung gegenüber einem assistierten Suizid auswirken.

Vom Ergebnis dieser Studie war ich tief betroffen. Es befürworteten vor allem jene Menschen Suizidassistenz bei Demenz, die an sozialer Einsamkeit und an einem Gefühl des Unwert-Seins bzw. Nicht-mehr-gebraucht-Werdens in Familie und Gesellschaft litten.

Andere hingegen, die von sicheren Bindungserfahrungen berichten konnten und sich in einem liebevollen Umfeld eingebunden wussten, blickten einer Zukunft, trotz Demenz, zuversichtlich und vertrauensvoll entgegen. Maßgeblich für das Auftreten oder Nichtauftreten einer individuellen Krise im Zusammenhang mit einer Demenzdiagnose ist demnach das Bindungssystem einer Person und das Volumen an resilienten Faktoren, die subjektiven Erfahrungen und Einstellungen einer Person zu einer Problemlage sowie ihre Fähigkeit, Gefühle zuzulassen, mit ihnen angemessen umzugehen und sich ggfs. davon zu distanzieren.

Zudem wurde die Sorge, anderen zur Last zu fallen, dabei einen Verlust der Würde durch kognitive Beeinträchtigung, Pflegebedürftigkeit und Abhängigkeit von Lebensbedingungen und Strukturen zu erleben, von den Betroffenen als hauptsächlicher Beweggrund für diese Form der Sterbehilfe genannt. Das Erleben einer Krise wird überdies von der Fähigkeit beeinflusst, wie sehr die Betroffenen auftretende Gefühle ausschließlich im Zusammenhang mit der aktuellen Situation sehen oder ob ihnen bewusst ist, dass die Gefühle auch im Zusammenhang mit vergangenen Situationen stehen können.

Es gibt Umstände, die es mir
verunmöglichen, mein
Dasein als lebenswert zu
empfinden, etwa unerträg-
liche Schmerzen, das Gefühl von

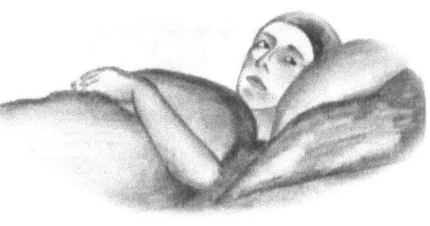

Haltlosigkeit oder das Gespür, eine Last für andere zu sein. Unter diesen
Vorzeichen denke ich zuweilen über die Möglichkeit nach, mein Leben
durch Suizidassistenz aktiv zu beenden.

Was ich brauche, ist ein Mensch, der meine Einsamkeit versteht, der für mich
ein liebevolles Wort in meiner Sprachlosigkeit hat. Es tut mir wohl, wenn ich
dir meine Gedanken vorbehaltlos mitteilen darf und du mir deine Ansichten
dazu unaufdringlich anbietest. Vielleicht bekomme ich dadurch den Zugang
zu einer Kraft, die mir hilft, zu leben, den Belastungen meines Daseins wider-
stehend.

Möglicherweise entscheide ich mich aber schließlich doch für die aktive Beendigung meines Lebens, weil die Symptomlast zu groß und mein Dasein
mit meiner Werteskala nicht mehr zu vereinbaren ist. In diesem Fall bitte
ich dich, mich für den eingeschlagenen Weg nicht zu verurteilen oder meine
Entscheidung gar als Versagen deinerseits aufzufassen.

Lauretta

„Das Ich zu verlieren, ist mindestens in der Vorstellung und den damit verbundenen Assoziationen erträglich, manchmal ist es wie ein leichter Schwindel." (Bergmann, 2011, S. 32)

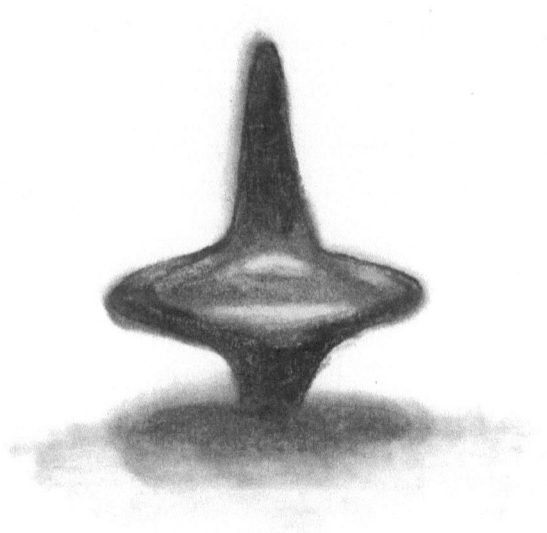

Abbildung 80: Mitunter begleitet Bewegtheit den Lebensausklang

Zweifellos sind nicht alle Phänomene, die der Sterbeprozess mit sich bringt, erklärbar, etwa die eigentümliche körperlich-emotionale Agitation, „terminale Unruhe", die Sterbende mitunter erfahren. Auch intensive hyperreale Wahrnehmungen, zumeist lösen diese Seelenruhe und das Gefühl des Aufgehoben-Seins in einer zuvor noch nie wahrgenommenen bedingungslosen (göttlichen) Liebe aus, begleiten den Lebensausklang.

Definition, Ätiologie und Auftreten der terminalen Unruhe

Die terminale Unruhe, ein Verwirrtheitszustand, wird in Fachkreisen auch als „Delir" bezeichnet. Bekannte Synonyme lauten „akute Verwirrtheit", „Enzephalopathie" oder „Durchgangssyndrom". Das Delir ist ein komplexes Phänomen unterschiedlicher Ätiologie, einhergehend mit Störungen des Bewusstseins, der Wahrnehmung, des Denkens, der Aufmerksamkeit und des Schlafes. Delirien kommen in der Palliativversorgung häufig vor, in seltenen Fällen handelt es sich dabei um Alkoholentzugsdelirien (Weissman et al., 2021, o. S.).

Während bei einer Lebenszeitprognose von weniger als drei Monaten die Prävalenz dieses Phänomens schätzungsweise bei 90 % liegt (Inouye et al., 2014, S. 911), sind etwa die Hälfte aller terminalen Patient*innen in den letzten Stunden und Minuten des Lebens unruhig bis heftig agitiert (Watzke in OPGb, 2018, o. S.).

Es werden zwei Arten von Delir unterschieden: das hypoaktive Delir, es ist durch Apathie, Schläfrigkeit, Aufmerksamkeitsdefizite und Bewegungsarmut gekennzeichnet, und das hyperaktive Delir, das durch eine psychomotorische Unruhe und Aufgewühltheit, oftmals begleitet von Angst und einer vegetativen Symptomatik, charakterisiert ist (NPE, 2019, S. 1). Wahrnehmungsstörungen wie Illusionen, Wahn oder Halluzinationen treten in der Regel akut auf und variieren im Verlauf. Ferner ist die Fähigkeit, zu sprechen, vermindert (Weissman et al., 2021, o. S.). Personen im hohen Lebensalter, an Demenz erkrankte Menschen, jene mit multiplen Beschwerden, insbesondere Personen mit Leber- und Nierenfunktionsstörungen, und neurologisch Erkrankte sind besonders gefährdet, ein Delir zu entwickeln. Ob die Unruhe infolge einer primären cerebralen Dysfunktion auftritt oder ob sie Ausdruck von Schmerzen oder anderen behandlungsbedürftigen Symptomen ist, bedarf einer sorgfältigen Prüfung, weshalb auf jeden Fall eine palliativ geschulte Person beizuziehen ist. Beispielsweise könnte eine Unruhe auftreten, weil der sterbende Mensch die Harnblase oder den Darm nicht entleeren kann. Ferner können eine erschwerte Atmung, ein Beklemmungsgefühl in der Herzregion oder Juckreiz eine existenzielle Bangnis auslösen.

Anzeichen

Die terminale Unruhe zeigt sich durch eine gesteigerte ziellose Motorik, meist verbunden mit einer Beeinträchtigung der Bewusstseinslage. Zuweilen ist zu beobachten, dass der sterbende Mensch die Arme ausstreckt, als würde er nach etwas greifen wollen. Andere Personen versuchen, den Oberkörper aufzurichten, um sich, infolge der körperlichen Anstrengung, bald wieder hinzulegen, wenn auch nur kurzzeitig.

Zeigen Sterbende beharrlich die Tendenz zum Aufsitzen, sollten sie daran nicht gehindert werden. Das Sitzen im Querbett wirkt sich erfahrungsgemäß schon nach wenigen Minuten beruhigend aus. Dabei setzt sich die betreuende Person neben den sterbenden Menschen und legt ihren Arm über seinen Rücken. Die andere Hand der Pflegeperson ruht auf seinem Brustbein und verhindert auf diese Weise das Nach-vorne-Kippen der agitierten Person. Die Beine dürfen nicht haltlos in der Luft baumeln, stattdessen ist für einen spürbaren Kontakt der Fußsohlen mit dem Boden oder mit einem Fußschemel zu sorgen. Dies vermittelt körperliche Stabilität und Erdung. Sterbende sanft in den Armen zu wiegen, erinnert unbewusst an frühkindliche haltgebende Berührungen.

Weil die Betroffenen in der Regel geschwächt sind und der Kreislauf labil ist, müssen sie beim Aufstehen und Gehen unbedingt von zwei Personen gestützt werden, um Stürze und Verletzungen zu vermeiden. Im Idealfall ist eine erfahrene Pflegeperson anwesend. Für den Fall, dass eine akute Schwäche auftritt, steht eine Sitzgelegenheit, günstigstenfalls ein Rollstuhl, griffbereit. Erfahrungsgemäß ermüden die Betroffenen schon nach wenigen Minuten.

Selten wurden Sterbende, die ich begleiten durfte, von Angst oder Panik überwältigt. Die meisten sind dazu fähig, eine außergewöhnliche Sinneswahrnehmung zur Kenntnis zu nehmen und sich dem Ungewissen vertrauensvoll hinzugeben. Andere versuchen krampfhaft, das Fremde einzuordnen und zu bewerten. Möglicherweise löst Letzteres eher Beunruhigung aus. Während sich die einen im Gewahrsein üben, den Sinn des Augenblicks in sich aufzunehmen, und sich schließlich dem Sterbeprozess überlassen, ringen die anderen mit dem Loslassen ihres Lebens.

An- und Zugehörige sind mitunter irritiert, weil sie mit Verhaltensweisen des geliebten Menschen konfrontiert sind, die sie so nicht kennen, womöglich (barsche) Zurückweisung, weshalb es ggfs. eines neuen Rollenverständnisses bedarf.

Stürze vermeiden

Das Bett sollte nach Möglichkeit nicht frei, sondern an einer Wand oder in der Ecke eines Raumes stehen. Weil terminal agitierte Menschen durch den starken Bewegungsdrang spontan extreme Kräfte entwickeln können, dürfen keinesfalls Bettschutzgitter angebracht werden. Wenn auch selten, so kommt es leider immer wieder vor, dass Sterbende über die Begrenzung klettern und zu Boden stürzen, weil sie ein fehlendes Bewusstsein für die eigene Situation haben. Überhaupt ist eine Fixierung den Pflegebedürftigen nicht zuzumuten und teils rechtlich untersagt. Um Verletzungen vorzubeugen, kann vor das Bett eine rutschfeste Sturzmatte, diese besteht aus einem formstabilen und hochelastischen Spezialschaum, gelegt werden. Es muss jedoch abgewogen werden, ob das Stehen auf dem weichen Untergrund für die einzelne Person möglicherweise ein noch höheres Sturzrisiko mit sich bringt.

Elektronische Alarmsysteme signalisieren, wenn sich eine Person im Bett aufsetzt oder wenn sie aufsteht, z. B. der Bettkantenalarm oder die Sensortrittmatte. Niedrigbetten, die Patient*innen liegen nur etwa 15 cm über dem Boden, ermöglichen eine Bewegung in

Bodennähe. Auf jegliche Form von freiheitsentziehenden Maßnahmen kann dadurch verzichtet werden. Zugleich können diese Betten elektrisch auf die optimale rückenschonende Arbeitshöhe eingestellt werden.

Maßnahmen, um Unruhe zu besänftigen

Das gesamte Reizangebot bedarf eines überlegten Einsatzes. Beispielsweise führen der eingeschaltete Fernsehapparat oder das Radio, ebenso bewegte Lichteffekte, eine Positionsveränderung des Sterbelagers und hektische Schritte leicht zu einer Reizüberflutung.

Beruhigende Maßnahmen sind hilfreich, z. B. das Eincremen der Extremitäten in Haarwuchsrichtung mit angewärmten wohlriechenden Lotionen. Entspannend wirkt vor allem das Einsalben der Fußsohlen. Alles, was die sterbende Person nicht unmittelbar betrifft, sollte vermieden werden, dass Leute miteinander sprechen und dabei den sterbenden Menschen nicht direkt meinen. Überhaupt sollten in dieser sensiblen Phase des Lebens nur die engsten Vertrauenspersonen anwesend sein. Ein ruhiger Tonfall, auch das Summen von vertrauten Liedern trägt ferner zur Milderung der terminalen Unruhe bei.

Medikamentöse Hilfen

Ist davon auszugehen, dass der Unruhe keine körperlichen Schmerzen zugrunde liegen, weil die Person in den Tagen zuvor auch kein Weh äußerte, empfiehlt Watzke zur Beruhigung der Betroffenen den Einsatz von Sedativa, z. B. Midazolamhydrochlorid, die handelsüblichen Bezeichnungen lauten Midazolam® oder Dormicum®. Diese Medikamente sind Benzodiazepine mit beruhigender, angstlösender und schlaffördernder Wirkung, sie sind gut verträglich und steuerbar. Vorteilhaft ist die kurze Halbwertszeit, das ist jene Zeitspanne, in der die Konzentration des Arzneimittels im Organismus auf ihren halben Wert absinkt (OPG, 2018, o. S.). Gerät eine Person trotz beruhigender Zuwendung unter Dauerstress, wird die Gabe von Haloperidol (Haldol®) empfohlen, ein Neuroleptikum mit antipsychotischer Wirkung (NPE, 2019, S. 2). Opioide sollten nicht verwendet werden, da ihre sedierende Wirkung im Grunde genommen eine Nebenwirkung ist, überdies wären für die Besänftigung der terminalen Unruhe hohe Opioid-Dosen erforderlich (OPG, 2018, o. S.).

Das Antlitz von Menschen mit transpersonalen spirituellen Wahrnehmungen

Bemerkenswert ist das Beobachten der bis dato wenig erforschten Sterbebettphänomene. Dabei handelt es sich um Nahtod ähnliche intensive Wahrnehmungen, die wenige Stunden bis Minuten vor dem Ableben auftreten. Anders als das Delir lösen diese eindrucksvollen Erlebnisse bei den Sterbenden zumeist Beruhigung aus, ihr Antlitz wirkt friedvoll, sanftmütig, auch hingebungsvoll.

Eine eigentümliche Kraft erfasst den in Todesnähe befindlichen Menschen, der beispielsweise andeutet, aufstehen zu wollen. Augen und Mund sind zumeist offen, nicht immer ist das Gesprochene verstehbar, und dennoch kommuniziert und interagiert die ganze Person. Alles an ihr zeugt von tiefem Staunen und positiver Erregung, ergriffen vom Eindruck einer transzendenten Anbindung an etwas Über-Personales, Außergewöhnliches, Wundersames, zuvor noch nie Geschautes. Im Antlitz der Sterbenden ist zu sehen, wie sich das letzte Gewahrsein des irdischen Lebens für einen Moment mit der Ewigkeit verbindet, unvermittelt und übergangslos, so als würde die Nacht ohne Morgendämmerung in den Tag übergehen.

Wie diese Phänomene zustande kommen und was sie für die Hinscheidenden bedeuten, ist nicht bekannt. Dem Anschein nach handelt es sich um spirituelles Bewegt-Sein, weniger um das Ausagieren eines Bewegungsdranges infolge eines bewussten Wollens. Sterbende versuchen, ihr Erleben zumeist zu verbalisieren, etwa indem sie sagen, *„Ah!", „Ist das schön!"* oder *„Mama, bist du das?"*

Selbst jene, die Beistand leisten, weder an die Existenz einer göttlichen Schöpfungskraft noch an das Fortbestehen der Seele glauben, fühlen sich von einer den Menschen übersteigenden Macht zuinnerst berührt, wenn sie bei Hinscheidenden Sterbebettphänomene beobachten.

Ich erinnere Ablebensprozesse, bei denen ich außergewöhnliche Wahrnehmungen, etwa das Bewusstsein für die spürbare Anwesenheit Gottes in unmittelbarer Nähe des Krankenbettes, vernahm und Demut, Liebe und Heiligkeit fühlte.

Adelheid „flog", ehe sie aus dem Leben schied

Sterbende Menschen bedienen sich manchmal symbolhafter Ausdrucksweisen, auch dann, wenn ihre Sprache bislang nicht mit (spirituellen) Metaphern angereichert war.

Adelheid, eine 32-jährige an Magenkrebs erkrankte Frau, ehemals war sie als Schornsteinfegerin tätig und von kräftiger Statur, wog nur noch etwa 50 kg. Abends, die untergehende Sonne zauberte am Firmament ein leuchtendes Farbenspiel in Rot und Orange, deutete Adelheid an, aufstehen zu wollen. Sie mobilisierte von einem Moment auf den anderen alle noch verfügbaren Kräfte. Plötzlich schien es, als würde die junge Frau von dem eingeschlagenen Weg und dem ins Auge gefassten Ziel abgelenkt, um ein höheres anzustreben: *„Ich will fliegen!"*

Zwei Pflegepersonen unterstützten die Sterbende beim Gehen einiger weniger Schritte. Sehnsuchtsvoll blickte Adelheid zum Fenster. Alles in ihr drängte danach, dorthin zu gehen, als würde sie eine Kraft geradezu magnetisch anziehen. Endlich am ersehnten Ort angekommen streckte Adelheid die Arme empor und legte die Handflächen auf die Glasscheibe. Ihre Augen waren geschlossen, die Mimik war entspannt. Wie in Trance bewegten sich Kopf und Oberkörper langsam hin und her. Ihr gesamter Ausdruck zeugte von gestillter Sehnsucht, Seligkeit und einem unbeschreiblich tiefen Gewahrsein. Immerzu sprach sie in gleichförmigem Tonfall und mit schwächer werdender Stimme: *„Ich fliege"* und schließlich, *„Es fliegt mich."* Vorwärtsstreben und Aufgeregtheit wichen, sie wirkte gefasst und abgeklärt, nach wenigen Minuten schwand auch die Muskelkraft. Adelheid sank in sich zusammen. Die Pflegenden hoben die sterbende Frau hoch und trugen sie zurück zu ihrem Bett. Sodann drehte sie sich auf die linke Körperseite, das war ihre Ruhe- und Einschlafposition. Adelheid verstarb kurze Zeit später, losgelöst vom Irdischen und mit Jenseitshoffnung, wie es schien.

Ohne die Bereitschaft zum ganzheitlichen konzentrierten Wahrnehmen des sterbenden Menschen ist es nicht möglich, seine symbolhafte Ausdrucksweise zu deuten. Die Intuition der Betreuenden ist dabei von immenser Bedeutung, denn sie erschließt Wege abseits von jeglichen Normalitätsvorstellungen und rationaler Bewertung.

Selbst hergestellte Salben mit beruhigender Wirkung

Lavendelsalbe

Für eine Lavendelsalbe benötigen Sie 100 ml (selbst gemachtes) Lavendelblütenöl oder 5 Tropfen 100 % Ätherisches Lavendelöl und 10 g hochwertiges Bienenwachs in Bioqualität. Die Sorten Lavandin super und Lavendel fein wirken beruhigend und ausgleichend. Das Lavendelblütenöl und das Bienenwachs werden in ein Glas gefüllt und im Wasserbad langsam erwärmt, bis das Bienenwachs geschmolzen ist. Um die Konsistenz zu prüfen, werden einige Tropfen der Mischung auf einen kalten Teller geträufelt. Ist die Salbe zu fest, kann zusätzlich Öl beigefügt werden, ist sie zu weich, bedarf es der Zugabe von etwas mehr Wachs. Die fertige Salbe wird in Tiegel oder Schraubgläschen abgefüllt und an einem lichtgeschützten Ort aufbewahrt. Die Haltbarkeit liegt bei etwa sechs Monaten.

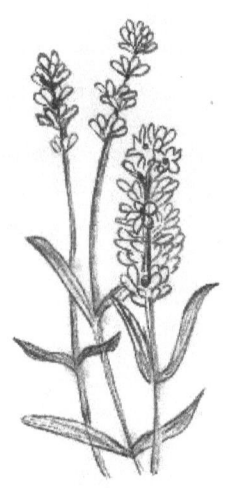

Abbildung 81: Lavendel

Weihrauchsalbe

Die Weihrauchsalbe wird aus 100 ml Weihrauchmazerat, 20 g Bienenwachs, 10 g Wollwachs, 30 ml Weihrauchtinktur und je nach Belieben mit 6 Tropfen 100 % ätherischem Weihrauchöl hergestellt. Empfehlenswert ist das ätherische Öl der Weihrauchsorte „Boswellia carterii", auch „Libanonöl" genannt, das durch Wasserdampfdestillation gewonnen wird. Weihrauchmazerat, Bienenwachs und Wollwachs werden im Wasserbad geschmolzen und anschließend gerührt, bis die Masse ausgekühlt ist. Während des

Rührens wird die Weihrauchtinktur langsam beigefügt. Zusätzlich kann das ätherische Weihrauchöl in das handwarme Gemisch getropft werden.

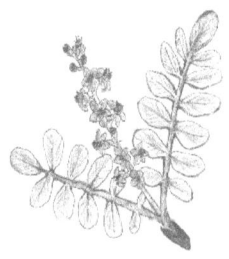

Abbildung 82: Weihrauch

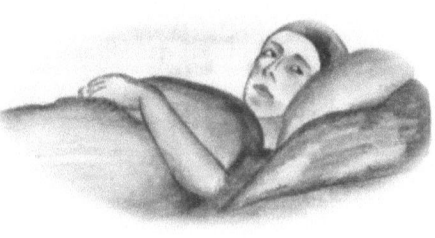

Erfasst mich der Drang zum Aufsetzen, Stehen oder Gehen, unterstütze mich darin, anstatt mich zu fixieren.

Ich kann nicht mehr verbalisieren, was mich im Kern so sehr bewegt, körperlich und seelisch. Wenn es dir möglich ist, bleibe bei mir: ruhig, absichtslos und liebevoll, vor allem dann, wenn ich ängstlich wirke.

Bitte achte auf eine anstrengungs- und reizarme Umgebung. Das Durcheinanderreden mehrerer Personen, aufgeregte Stimmlagen, hektische Bewegungen oder umhertollende Kinder, bedeuten für mich Stress.

Ich habe weder die Kraft noch den Willen, mich nach außen zu orientieren, wohl deswegen, weil das Zeitfenster meines Lebens nur noch einen Spalt offensteht, ich von hier nach drüben gehen muss und mich dabei der Jenseitshoffnung überlassen möchte.

Bleibe dennoch an meiner Seite, ohne mich festhalten zu wollen. Wir wissen beide, dass das Leben bald endet, nicht jedoch unsere Verbundenheit.

Lauretta

„Sitzend lauscht Du Deinem Atem. Du störst ihn nicht durch Kritik oder Helfen-Wollen oder mit Vorstellungen, wie Dein Atem zu sein habe!" (Middendorf, 2000, S. 51)

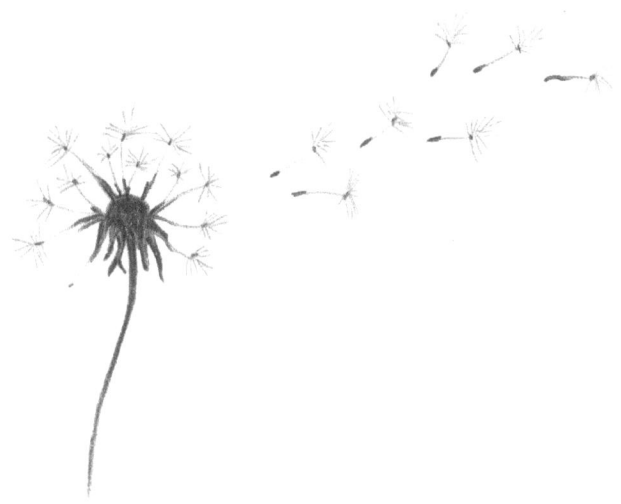

Abbildung 83: *„Im Atemholen sind zweierlei Gnaden: Die Luft einzuziehn, sich ihrer entladen."* (Johann Wolfgang von Goethe)

Die Veränderung der Atmung am Ende des Lebens hat nichts mit einem qualvollen Ringen nach Luft oder gar mit Erstickung zu tun. Der veränderte Odem ist ein natürlicher Vorbote des Heimgangs, worüber es vor allem Information und weniger Aktionismus bedarf. Liegt eine krankheitsbedingte Atemnot vor, gibt es zahlreiche Maßnahmen, um das Ein- und Ausströmen der Atemluft zu erleichtern.

Terminales Rasseln

Das Atmen am Lebensende kann vom terminalen oder präfinalen Rasseln oder Brodeln begleitet werden. Die wörtliche Übersetzung des englischen Begriffs „death rattle" lautet „Todesrasseln". Viele empfinden verständlicherweise Angst, wenn sie diesen Begriff hören, weil sie der Meinung sind, dass der sterbende Mensch durch das Rasseln Qualvolles erleidet oder gar am Schleim ersticken könnte. Stattdessen soll von der „natürlichen und erwarteten Veränderung der Atmung" am Ende des Lebens gesprochen werden.

Das terminale oder finale Rasseln, auch „terminales Brodeln" genannt, dominiert bei fast allen bewusstseinsbeeinträchtigten oder bewusstlosen sterbenden Menschen. Dabei handelt es sich um eine geräuschvolle, durch Sekretbildung verursachte Respiration in den letzten Lebenstagen oder -stunden, die bei der Mehrzahl der Sterbenden durch eine überwiegende Speichelproduktion bei gleichzeitigem Verlust des Schluckreflexes auftritt.

Bei einer Rasselatmung von Typ I kommt es zu einer reflektorischen, vornehmlich in den oberen Atemwegen auftretenden Sekretbildung, weshalb auch vom „trachealen Typ" gesprochen wird. Das Sekret bildet sich im Bereich der Luftröhre und des stimmbildenden Apparats, der Glottis. Diese wird aus den Stimmlippen und den Stellknorpeln gebildet. Das geräuschvolle Ein- und Ausatmen ist nicht Ausdruck von Atemnot, unter der Sterbende leiden, sondern ein mechanisch-funktionelles Ereignis der sich hin und her bewegenden Schleimansammlung bei gleichzeitig erschlaffender Rachenmuskulatur. Die rasselnde Atmung ist allerdings für begleitende Angehörige, auch für das betreuende Personal, gelegentlich schwer zu ertragen, insbesondere dann, wenn sie über einen längeren Zeitraum hinweg besonders geräuschvoll auftritt. Dieses Atemgeräusch ist mit dem Zubereiten von Kaffee mit der herkömmlichen Filterkaffeemaschine vergleichbar. Während die letzte Wassermenge aus dem Wasserbehälter gepumpt und der Kaffee damit überbrüht wird, ist ein ähnliches Gerassel zu hören.

Die Rasselatmung von Typ II beschreibt eine überwiegend bronchiale Sekretion, „bronchialer Typ",
die über mehrere Tage hinweg gebildet wird. Die oftmals noch wachen Personen sind zu schwach,
um Sekret effektiv abzuhusten. Es
bildet sich ein Lungenödem, das
zudem die Entstehung einer Lungenentzündung begünstigt.

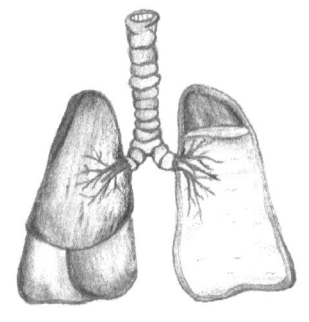

Abbildung 84: Lungenödem

Wie sinnvoll ist ein trachealer Absaugvorgang?

Nachvollziehbar ist die Sorge der Angehörigen, dass die erhöhte
Sekretbildung das freie Ein- und Ausatmen der Sterbenden belasten könnte, weshalb sie deren Beseitigung wünschen, etwa durch
einen trachealen Absaugvorgang. Um verstehbar zu machen, weshalb ein Absaugvorgang keine Abnahme, sondern eine Zunahme
der Schleimbildung bewirkt, wird zunächst die Funktion der
Schleimhaut in den Atemwegen erklärt. Die Schleimhaut in der
Luftröhre besteht aus einem Flimmerepithel, Millionen Zellen mit
beweglichen Flimmerhärchen. Dazwischen befinden sich die
schleimbildenden Becherzellen, deren visköses Sekret sich über
den Zellteppich legt und diesen ständig feucht hält. Geraten kleine
Fremdkörper in die Luftröhre, bleiben sie an der Schleimhaut haften und werden von den sich rhythmisch bewegenden Flimmerhärchen nach oben in Richtung Rachenraum befördert, wo sie zumeist unwillkürlich geschluckt werden.

Ein Absaugen des Luftröhrenschleims im Sterbeprozess ist kontraproduktiv, da die Trachea den Absaugkatheter als Fremdkörper

erkennt, den es einzuschleimen und schließlich abzustoßen gilt. Reflektorisch würde sich in der Luftröhre also noch mehr Schleim bilden, um sie vor Verletzungen durch Fremdkörper zu schützen. In diesem Zusammenhang wird auch von „reflektorischer Schleimbildung" gesprochen. Es kann resümiert werden, dass das Absaugen von Schleim bei Sterbenden kontraproduktiv und extrem belastend ist.

Ist bei offenstehendem Mund ein Schleimsee im Mundrachen, „Oropharynx", zu sehen, ist ein Absaugvorgang angebracht, weil dadurch einer Aspiration von Mukus vorgebeugt wird. Hierfür wird z. B. ein etwa 100 ml fassender Spritzenzylinder mit einem kurzen Katheter verbunden. Diese Maßnahme ist für die sterbende Person weder unangenehm noch belastend, weil es zu keiner Berührung der Mund- und Rachenschleimhaut kommt. Andere Gerätschaften, etwa elektrisch betriebene Absauggeräte, sind für das Entfernen von Sekret aus dem Mundrachen nicht nötig.

„Mein Sohn Patrick erstickt!"

Josef war in Aufruhr. *„Bitte kommen Sie. Mein Sohn Patrick erstickt".* Die Stimmung unter den Anwesenden war angespannt, sie machten einen nervösen und ängstlichen Eindruck. Doch wirkte die Mimik von Patrick entspannt. Er schlief. Der Mund stand offen, die Kinnlade hing nach unten. Alle flüsterten und konzentrierten sich unentwegt darauf, ob das geräuschvolle Rasseln lauter wird, ob sich die Stirnfalten eventuell vertiefen usw. Wenn Angehörige den Fokus ihrer Aufmerksamkeit nur noch auf das Atemgeräusch, auf die Länge eines Atemzuges oder einer Atempause richten, geht das zulasten des Wahrnehmens des gesamten körperlich-psychischen Erscheinungsbildes des Sterbenden. Ein Ausstieg aus dem Gefängnis der Hyperreflexion, der beklemmenden Fixierung auf etwas Bestimmtes, wird dann immer schwieriger, weil sich auch noch die Angst dazugesellt. Patrick wirkte hingegen vollkommen entspannt. Ich richtete an ihn eine kurze Frage, die er mit einer einfachen Geste, dem Bewegen einer Hand, beantwortete. *„Patrick, bekommst du genügend Luft?"*

Wenn sich sterbende Menschen durch Worte verbal nicht mehr mitteilen können, etwa aufgrund von Schwäche, so sind sie immerfort ansprechbar und können, oftmals bis kurz vor dem Ableben, zumindest nonverbal reagieren. Patrick antwortete, indem er leise *„Ja"* hauchte. Ist das Rasselgeräusch besonders laut, kann es hilfreich sein, die Hände für einige Sekunden auf die Ohren zu legen, um den Gesichtsausdruck des hinscheidenden Menschen auf sich wirken zu lassen. Dadurch werden die fremdartigen Lautbildungen, für viele ein zusätzlicher Stressor in einer ohnehin schon sensiblen Situation, für eine Weile ausgeblendet. Erfahrungsgemäß lenkt diese einfache Handlung vom akustischen Reiz ab und trägt dazu bei, die Befindlichkeit der Person wieder ganzheitlich und realitätsnah einzuschätzen.

Pflegerische Hilfestellungen bei terminaler Rasselatmung

Zumeist führt die Veränderung der Liegeposition zur Beruhigung der rasselnden Atmung. Eine etwa 30°-schräge Seitwärtsposition wird fast immer gut toleriert, überdies kann in Seitenlage Schleim leichter abfließen bzw. abgehustet werden. Betroffene erfahren auch durch eine etwa 30°-Oberkörperhochlage Erleichterung. Bei dieser ruhen die Beine auf einem Polster, das unterhalb der Kniegelenke platziert wird. Die Arme liegen auf länglichen Polstern; um dem Gefühl von Beklemmung durch Positionierungsmaterial vorzubeugen, wird der direkte Kontakt der Polster im Bereich des Oberkörpers mit den Außenseiten des Thorax vermieden.

Nach Möglichkeit wird bei jeder Position darauf geachtet, dass der Kopf etwas nach vorne in Richtung Brustbein geneigt ist, um das Abfließen von Sekret, dem Zurückfallen der Zunge und dem Aspirieren von Speichel zuvorzukommen.

Bei (zunehmend) stärkerer Rasselatmung ist darüber hinaus die Reduzierung der Flüssigkeitszufuhr auf das individuell notwendige Maß erforderlich. Eine medikamentöse Linderung kann mit Scopolaminen, z. B. Robinul®, herbeigeführt werden.

Die Gabe von Sauerstoff am Ende des Lebens ist durchweg kontraindiziert. Sauerstoff wird nasal mittels einer Sauerstoffbrille aus Polyvinylchlorid, Polyurethan oder Silikon appliziert. Weil die Brille auf der empfindsamen Nasenschleimhaut aufliegt, empfinden die Pflegebedürftigen bald Druck- oder Reibeschmerzen, schlimmstenfalls bildet sich ein Druckgeschwür.

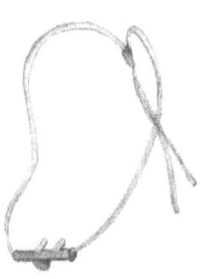

Abbildung 85: Sauerstoffbrille

Die Schleimhäute in Nase, Mund und Rachen trocknen auch dann aus, wenn Sauerstoff angefeuchtet verabreicht wird. Trockene Schleimhäute verursachen ein Durstgefühl. Die Betroffenen plagt ein ständiger Hustenreiz, der einen erholsamen friedvollen Schlaf verunmöglicht.

Ist die Mundschleimhaut trocken, kommt es leicht zur Aspiration von Speichel. Vielleicht wollen noch letzte Worte gesprochen werden, jedoch erschwert die Trockenheit von Mund und Lippen die Lautbildung.

Weil Sterbende hauptsächlich durch den Mund atmen, würde der nasal einströmende Sauerstoff schon beim nächsten Atemzug über den Mund wieder ausgeatmet werden. Nur eine sehr kleine Menge würde die Lunge erreichen.

Sauerstoffmasken sind ebenfalls zu meiden, da sie Druckschmerzen und Beklemmungsgefühle auslösen, die Körperwahrnehmung stören und einen Großteil des Gesichtes bedecken. Angehörige wollen die sterbende Person vielleicht noch liebevoll berühren, kussen, mit ihr sprechen. Eine Maske erschwert all das. Bei einigen Erkrankungen, etwa einer chronisch obstruktiven Lungenerkrankung (COPD), die Atemwege sind dauerhaft verengt, bzw. bei psychischer Abhängigkeit darf die Gabe von Sauerstoff keinesfalls verwehrt werden.

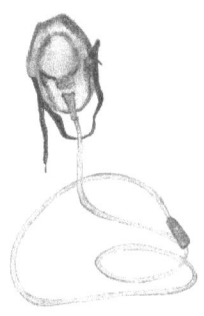

Abbildung 86: Sauerstoffmaske

Selbsterfahrung: „Strohhalm-Atmung"

Die Erkenntnisse, die Sie bei der Selbsterfahrung „Strohhalm-Atmung" gewinnen, dienen dazu, sich in die Dimension und in die Folgen von Atemnot für die Betroffenen einzufühlen, um auf ihre Bedürfnisse noch besser eingehen zu können.

Nehmen Sie einen Strohhalm zur Hand, der einen angemessenen Atemwiderstand ermöglicht. Je länger der Halm ist, je enger sein Lumen, desto größer ist der Widerstand. Legen Sie das Trinkröhrchen zwischen die Zahnreihen, und schließen Sie die Lippen locker um den Halm. Atmen Sie dann einige wenige Minuten durch die Nase ein und aus, a) in sitzender Position, b) sitzend mit nach vorne gebeugtem Oberkörper, c) im aufrechten Stand, d) gehend, und e) in flacher Rückenlage.

Halten Sie Ihre Wahrnehmungen zu den folgenden Fragen fest:

In welcher Position ist das Gefühl der Atemnot am stärksten bzw. in welcher Körperhaltung kann ich halbwegs gut durchatmen?

✏ ...

Verdeutlichen Sie Ihre Wahrnehmungen auf der eindimensionalen numerischen Rating-Skala: 0 – das freie Durchatmen ist möglich, 10 – ich bekomme keine Luft. Quantifizieren Sie die Stärke der Atemnot in den zuvor eingenommen Körperpositionen, a) sitzend, b) sitzend mit nach vorne gebeugtem Oberkörper, c) im aufrechten Stand, d) gehend und e) flach auf dem Rücken liegend.

✏ ...

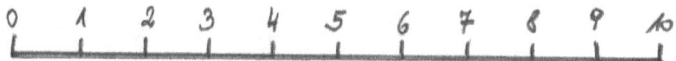

Abbildung 87: Eindimensionale numerische Rating-Skala zur Quantifizierung von Luftnot

Formulieren Sie abschließend drei „goldene Regeln" für die Pflege und Begleitung von Menschen mit Dyspnoe:

✏ ...

Hilfen bei Atemnot

Im Unterschied zum terminalen Rasseln gibt es die krankheitsbedingte und immer ernst zu nehmende Atemnot, „Dyspnoe", die für jeden Menschen belastend ist. Eine Lungenentzündung, eine COPD, ein tumoröses Geschehen oder Aszites können zu einer Dyspnoe führen, bei der ein Missverhältnis zwischen Atemleistung und Atembedarf vorliegt. Die Betroffenen verspüren Lufthunger. Sie sind kurzatmig, fühlen Beklemmung und Unruhe; die Angst, es könnte nicht genügend Luft ein- bzw. ausgeatmet werden, droht, das Dasein zu beherrschen.

Stoßlüften, ebenso ein Hand- oder Tischventilator verleihen das angenehme Gefühl von frischer kühler Luft. Bildbände mit harmonischen, idyllischen Motiven oder eine Atemmeditation tragen zur Beruhigung bei, etwa jene von Ilse Middendorf:

> *Nun lauscht Du nicht nur Deinem Atem, sondern auch Dir selbst. Wenn Du absichtslos bist, beginnt Dein Atem Dich zu bewegen – zuerst innen […] bald auch von außen sichtbar. Es ist Deine eigene Bewegung. Einmalig. Aus Dir entstanden […]. Niemand wünscht oder fordert etwas von Dir. Du bist nicht bestrebt, Erwartungen zu erfüllen. Du bist bei Dir angekommen, und im atmenden „Gespräch" – zwischen Dir und Deiner Innen- und Außenwelt – bist Du die führende Kraft* (Middendorf, 2000, S. 51–52).

Eine medikamentöse Therapie dient oftmals bis zum Ableben der notwendigen Linderung der Dyspnoe. Niedrig dosiertes Morphin wirkt positiv auf das Atemzentrum. Es erhöht die CO_2-Toleranz und macht die Atmung ökonomischer, das heißt, die Patient*innen atmen tiefer und langsamer (AWMF, 2021, S. 68). Ferner sind Opioide die einzige Medikamentengruppe mit einer ausreichenden Studienevidenz hinsichtlich der symptomatischen Linderung der Atemnot. Der lindernde Effekt tritt lange vor der atemdepressiven Wirkung der Medikamente auf (OPGb, 2018, o. S.). Im Falle einer Atemnot gilt es neben der medikamentösen Therapie, die Pflege besonders schonend und bedürfnisgerecht durchzuführen.

VATI-Positionierungen

Je nachdem, unter welchen Körperpartien Kissen oder gefaltete Badetücher platziert werden, kommt es zur Dehnung und nachfolgend zu einer besseren Belüftung bestimmter Lungenpartien. Die VATI-Positionierungen unterstützen beim konzentrierten intensiven *Be-Atmen* der verschiedenen Lungenbezirke. Bei allen vier Positionierungen liegen die Erkrankten auf dem Rücken. Nur der Kopf, und nicht die Schultern (!), wird mit einem kleinen Polster unterstützt, wodurch eine anstrengungsarme Beweglichkeit des Hauptes und des Brustkorbes ermöglicht wird. Läge ein Polster unter den Schultern, Kopf und Brustkorb würden zu einer einzigen unbeweglichen Masse verschmelzen. Die VATI-Positionierungen sollen mehrmals täglich für etwa 10 bis 20 Minuten durchgeführt werden.

Um die Atmung in den Flanken und in den unteren Lungenbezirken zu verbessern, werden bei der *V-Positionierung* die Lagerungshilfen v-förmig in das Bett gelegt, wobei sich die unteren Enden überlappen. Die Spitze des „V" befindet sich unter dem Sakralgelenk.

Abbildung 88: V-Positionierung

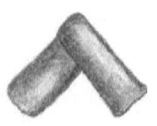

Wird die Dehnung der oberen Lungenlappen intendiert, wird die *A-Positionierung* durchgeführt. Das „A" liegt unter dem dritten Halswirbel.

Abbildung 89: A-Positionierung

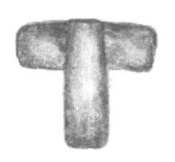

Zur besseren Ventilation der oberen, mittleren und unteren Lungenbezirke eignet sich die *T-Positionierung,* bei der die Schultern auf dem querliegenden Teil des „T" liegen, was insbesondere zur besseren Belüftung der Lungenspitzen beiträgt.

Abbildung 90: T-Positionierung

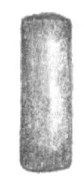

Bei der *I-Positionierung* werden alle Lungenbezirke gedehnt. Ein Tuch wird zu einem „I" zusammengerollt und der Länge nach unter die Wirbelsäule gelegt. Die Breite des Tuchs beträgt ungefähr 10 bis 15 cm. Diese Position führt rasch zu einer merklichen Erleichterung. *„Es fühlt sich an, als würden die Brustkorbhälften auseinanderfallen, wodurch ich mehr Luft bekomme",* so eine Frau mit erschwerter Atmung.

Abbildung 91: I-Positionierung

Den Oberkörper vom Gewicht der Arme entlasten

Ruht das Gewicht der Arme auf Kissen, Tüchern oder auf Modellierballons, wird deren Gewicht vom Brustkorb genommen. Der Thorax kann sich folgend ausdehnen, das Zwerchfell ist beweglicher, das Atmen fällt leichter. Ballons werden mit weichen Baumwolltüchern bedeckt, um zu vermeiden, dass die Haut direkt auf dem aus Gummi, Kunststoff oder Naturkautschuk gefertigten Ballon zu liegen kommt. Das Klebenbleiben am Ballon könnte bei Patient*innen mit empfindsamer Haut Läsionen hervorrufen. Anders als Dauen- oder Spelzekissen bewegen sich die auf den Ballons liegenden Arme atemsynchron, was ein Gefühl von Leichtigkeit verleiht.

Cheyne-Stokes-Atmung und präterminale Schnappatmung

Erwartungsgemäß verändert sich in den letzten Lebensstunden, manchmal sind es auch wenige Tage, die Atmung in einer für diese Phase natürlichen Weise, die keiner Einweisung in ein Krankenhaus bedarf.

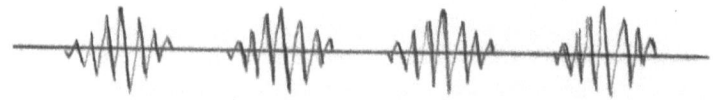

Abbildung 92: Cheyne-Stokes-Atmung

Zunächst ist die Cheyne-Stokes-Atmung zu beobachten, deren Ursache in einer Mangeldurchblutung des Gehirns bzw. in einer starken Herzschwäche liegt. Dieser Atemtyp ist nach dem schottischen Arzt John Cheyne, 1777–1836, und dem irischen Mediziner William Stokes, 1804–1878, benannt. Flache Atemzüge nehmen an Atemtiefe zu, um dann wieder abzuschwellen. Zwischenzeitlich kommt es zu Atempausen bzw. Atemstillständen mit der Dauer von ca. 10 Sekunden. Folglich kommt es zu einer ungleichmäßigen Erregung des Atemzentrums im Hinblick auf den Partialdruck von Kohlendioxid im arteriellen Blut, kurz pCO_2. Ein ansteigender pCO_2-Gehalt im Blut intensiviert die Atmung. Atmet die betroffene Person ausreichend CO_2 ab, verflacht die Atmung erneut. Weil bei einem niedrigen pCO_2 die Sensibilität auf CO_2 überproportional niedrig und bei hohem Partialdruck überproportional hoch ausfällt, hat dies ein Schwingen des Atemreglers zur Folge (MedLexi.de, o. J., o. S.).

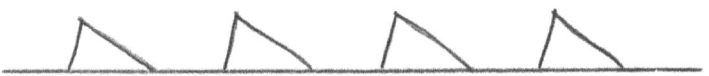

Abbildung 93: Präterminale Schnappatmung – Totraumatmung

Die letzten Atemzüge im Leben eines Menschen werden als präterminale Schnappatmung bezeichnet. Angehörige tendieren begreiflicherweise dazu, das finale Atemholen fälschlich als ein qualvolles Ringen um Luft zu deuten, weshalb das Beisein in diesen Minuten für sie zuweilen emotional schwer zu ertragen ist. Dieses Atemmuster ist durch schnappende Atemzüge mit Atempausen unterschiedlicher Länge gekennzeichnet. Die Atembewegungen erfolgen stoßend, bei weit geöffnetem Mund, und unter Einsatz der Atemhilfsmuskulatur.

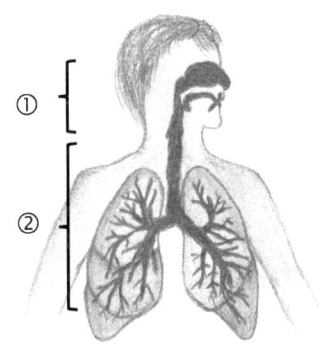

Abbildung 94: Der Totraum liegt im Bereich der oberen Atemwege

Weil der Gasaustausch nicht mehr stattfindet, erfolgt die Ausatmung unvollständig, „Totraumatmung". Der Totraum ① liegt im Bereich der oberen Atemwege. Er umfasst jene Atembezirke, die nicht am pulmonalen Austausch von Sauerstoff und Kohlendioxid beteiligt sind, das sind Nase, Mundraum, Rachen, Luftröhre und Kehlkopf. Die Atemluft wird im Totraum nur noch hin- und herbewegt. Die Atemfrequenz fällt auf ungefähr zehn Atemzüge in der Minute ab.

Bei der Einatmung durch den Mund wird der Kopf vornehmlich nach hinten gestreckt, die Kinnlade wird nach vorne geschoben. Beim Ausatmen durch Nase und Mund beugt sich der Kopf wieder etwas nach vorne. Die mit Blut prall gefüllten Halsvenen heben sich deutlich vom Hautniveau ab. Die Hautblässe intensiviert sich und geht manchmal in eine Blaufärbung über. Die Zunge fällt oftmals nach hinten in Richtung Rachen. Diese Form der Atmung geht dem finalen Atemstillstand voraus. Wegen des abfallenden Sauerstoffspiegels im Blut kommt es in den letzten Lebensminuten gemeinhin zu einer Eintrübung des Bewusstseins.

Alle unter dem Kehlkopf liegenden Organstrukturen werden den unteren Atemwegen zugeordnet ②.

❀ ◆ ❀ ◆ ❀ ◆ ❀ ◆ ❀ ◆ ❀ ◆ ❀ ◆ ❀ ◆ ❀

Während die natürliche Veränderung der Atmung im Ster-
beprozess für mich nicht
belastend ist, benötige ich
bei einer krankheitsbedingten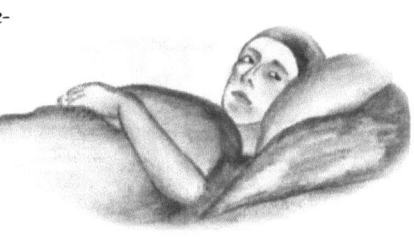
Atemnot sehr wohl gezielte pflegerische Unterstützung und oftmals auch
medikamentöse Hilfe.

Vielleicht hast du noch nie einen Sterbeprozess unmittelbar miterlebt und
hörst erstmals das rasselnde Atemgeräusch, nimmst du die immer länger
werdenden Atempausen und schließlich die letzten kraftvollen Atemzüge
wahr. Bleibe bei mir, so es dir möglich ist. Deine ruhige Stimme mit ihrem
trostreichen hoffnungsvollen Klang vernehme ich bis zuletzt.

Wenn du aber gehen musst, dann geh. Zuvor aber verabschiede dich von
mir, denn wir werden in diesem Leben einander nicht wiedersehen.

Lauretta

❀ ◆ ❀ ◆ ❀ ◆ ❀ ◆ ❀ ◆ ❀ ◆ ❀ ◆ ❀ ◆ ❀

DER TOD TRITT IN DAS LEBEN

Am Totenbett: *„Es ist plötzlich so still. Und jetzt?"*

Ist der Mensch am Endpunkt seines Lebens angelangt, tritt der Tod in sein Leben und in das derjenigen, die um ihn trauern. Nichts wird jemals wieder sein, wie es einmal war. Eines aber wird vielleicht noch intensiver spürbar als je zuvor: die Verbindung von Seelen, die füreinander bestimmt sind.

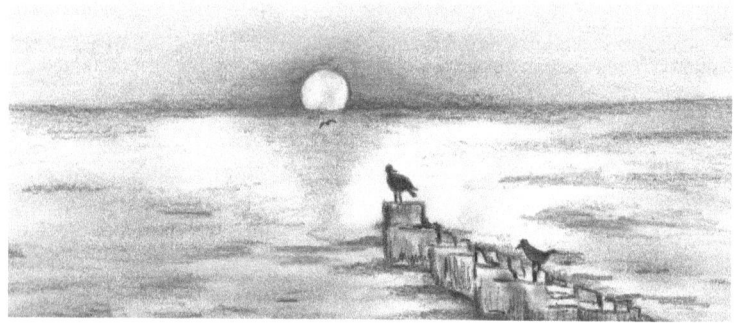

Abbildung 95: *„Seht nur! Er kommt!"*

Sie blicken auf das weite Meer. Ein Vogel breitet seine Schwingen aus, um hinaus auf den Ozean zu fliegen. Anstatt umzukehren, wird er immer kleiner, seine Konturen verschwimmen. Wo Himmel und Meer einander berühren, ist er bald gar nicht mehr zu sehen.

Wehklagend stehen Sie am Ufer. *„Wo bist du? Bitte komm zu mir zurück!"*

Es ist aus-*sicht*-slos: Bald ist nichts mehr von ihm zu sehen.

Aber seien Sie getrost, der Horizont, auf den Sie blicken, markiert nur die Grenze des Sichtbaren. Vielleicht fliegt der Vogel gar nicht weg, sondern nur zurück?

Weiten Sie Ihr Sensorium, um denjenigen zu lauschen, die hinter dem Horizont warten und rufen: *„Seht nur! Er kommt!"*

Margit scheidet nach viermonatiger Krankheit aus dem Leben

Margit war 43 Jahre alt. Zwei Jahre, nachdem sie in Fabian die Liebe ihres Lebens gefunden hatte, wurde bei ihr Bauchspeicheldrüsenkrebs mit malignem Aszites diagnostiziert. Die ersten Krankheitssymptome, Kreuzschmerzen, Übelkeit und Gewichtsabnahme, führte sie im ersten Moment auf die schwere körperliche Arbeit beim Hausbau zurück. Aszites entsteht, weil das vermehrt produzierte Bauchwasser nicht mehr in ausreichender Menge über die Lymphbahnen abfließen kann. Es kommt zu einer belastenden Leibesschwere. Die Atmung ist anstrengend, an den Beinen bilden sich Ödeme. Wenige Stunden, nachdem der voluminöse Bauch punktiert wurde, begann er sich erneut mit Lymphe zu füllen. Der erhoffte Energiezuwachs durch die parenterale Gabe von eiweißhaltiger Nahrung blieb aus, weshalb der Ernährungsversuch abgebrochen wurde. Margit wurde von einem anhaltenden Unwohlsein geplagt.

Dass sie sich auf das Lebensende vorbereiten sollte, konnte sie nicht akzeptieren, stand sie doch *„mitten im Leben."* Die sonst fröhliche, humorvolle und arbeitssame Margit empfand pure Angst und bittere Verzweiflung.

„Der da oben denkt sich ja überhaupt nichts!", klagte sie. Nahezu unentwegt fühlte sie sich elend und kraftlos. *„Ich verlange doch nicht zu viel, wenn ich ein halbwegs normales Leben führen möchte!"*

Bald hoffte sie nicht mehr auf ein Gesund-Werden, sondern auf ein *„Besser-Werden."* Immer öfter wählte sie den Rückzug nach innen. Selbst Fabian komplementierte die Schwerkranke mit einem knappen *„Danke"* und einem angedeuteten kurzen Lächeln aus dem

Zimmer. Weil Margit immer wieder haderte, *„Warum ich, wo ich niemandem etwas angetan habe?"*, entwickelte Fabian ein hartnäckiges Schuldgefühl. *„Margit stirbt, während ich weiterleben darf!"* Er fühlte Ohnmacht, konnte er ihr doch kein Quäntchen Trauer, Wut und Enttäuschung abnehmen. Büschelweise löste sich beim Kämmen das dichte schwarze Kopfhaar. Fabian war es nicht möglich, die Haare einfach in den Mülleimer zu werfen. Er sammelte sie auf, um sie in einer schönen Schatulle aufzubewahren, *„weil sie ein wundervoller Teil von Margit sind."*

Oft kam das Gespräch zwischen Margit und Fabian ins Stocken, wohl auch deswegen, weil sie zeitweise viel Speichel produzierte, ständig ausspucken musste und sich deswegen schämte. Sie war kurz angebunden, sprach nur das Nötigste und wandte sich bald ab, nachdem Besuchende oder Betreuende das Zimmer betraten. Nach und nach verstand Fabian, dass er „nur" verstehend zuhören, ihr in einigen wenigen Momenten Liebevolles sagen oder Gutes tun konnte.

Ich pflegte Margit während der viermonatigen Krankheitsphase. Nachdem ich die Abendpflege durchgeführt und ihr ein Stückchen Hostie in die Wangentasche gelegt hatte, entzündete ich, wie jeden Abend, eine kleine Kerze.

„Wofür soll die Kerze heute brennen?", fragte ich sie.

Sie ließ sich mit der Antwort Zeit. *„Dafür, dass ich meinen Weg finde."*

Ich: *„Meinst du den Weg, der von hier nach drüben führt?"*

„Ja."

Ich drehte das Licht ab, um den Raum dem strahlenden Kerzenschein zu überlassen.

Margit: *„Sie strahlt, obwohl sie vergeht."*

Wir verweilten schweigend, versunken in der Vorstellung, wie sich der Übergang vom Leben zum Tod anfühlen könnte.

„Hoffentlich ist jemand bei dir, wenn du hinübergehst."

Margit: „*Das hoffe ich auch.*"

Sie faltete die Hände zum Gebet und leitete mit schwacher Stimme das „Vater unser im Himmel" ein, das ich zu Ende sprach.

Mir kam die Geschichte von den Fußspuren im Sand in den Sinn und ich erzählte sie. Ein Mann, der im Traum auf sein Leben zurückblickte und Zwiesprache mit Gott hielt, bemerkte, dass an manchen Stellen zwei Fußspuren zu sehen waren, an anderen dagegen nur eine. In jenen Phasen seines Lebens, als es ihm am schlechtesten gegangen war, sah er nur eine einzige Spur. Er beklagte sich darüber bei Gott, weil er glaubte, dieser habe ihn in seinen schwersten Lebensstunden im Stich gelassen. Der Herr antwortete: „*An diesen Stellen kannst du nur eine Fußspur sehen, denn da habe ich dich getragen!*"

„*Wie geht eigentlich das Loslassen?*", wollte Margit wissen.

Oft denke ich darüber nach, wie es möglich ist, sich von all dem, was das eigene Leben ausgemacht hat, zu befreien, nicht wissend, ob es ein Danach gibt.

Ich: „*Warum fragst du?*"

Margit: „*Ich habe das Gefühl, dass mich alle zurückhalten wollen.*"

Ich: „*Wen meinst du damit? Deine Eltern?*"

Margit: „*Fabian.*"

Zum ersten Mal fiel mir auf, dass ihre Augen nicht mehr vollständig von den dicht bewimperten Lidern bedeckt waren.

Margit: „*Ich glaube, wenn ich mich von Fabian und meiner Familie löse, dann fällt es ihnen auch leichter, mich freizugeben. Mir würde das helfen.*"

Einerseits wünschte sie sich, zu leben, zugleich stieg die Bereitschaft, loszulassen. Die Balance zwischen dem Leben-Wollen und dem Annehmen dessen, was ist, ist knifflig.

Auf meine Frage, ob sie sich dann nicht einsam fühlen würde, antwortete sie entschieden: *„Nein, wir sind trotzdem miteinander verbunden."*

Drei Wochen später lag Margit im Sterben. *„Hilf mir! Welche Tür soll ich öffnen?"* Sie lächelte und strahlte mich an, zugleich schien sie durch mich hindurchzublicken.

Ich: *„Öffne die Tür, bei der du das Gefühl hast, dass sie die richtige ist."*

„Ach so", erwiderte sie erleichtert.

Ich: *„Du kannst nichts falsch machen, hab Vertrauen, du bist nicht allein."*

Margit: *„Wann kommt Fabian?"*

Als Fabian neben dem Krankenbett Platz genommen hatte, deutete Margit an, in die Einschlafposition gebettet werden zu wollen. Fabian war ihr körperlich und emotional sehr nahe. Er versicherte ihr, dass er alle ihre Wünsche umsetzen und die gemeinsam getroffenen Vereinbarungen einhalten werde. Überdies glaube er daran, dass sie irgendwann einander wiedersehen würden. Er reichte ihr kühles Wasser mit einem Schaumstoffstäbchen. Die Atmung wurde von länger werdenden Atempausen unterbrochen.

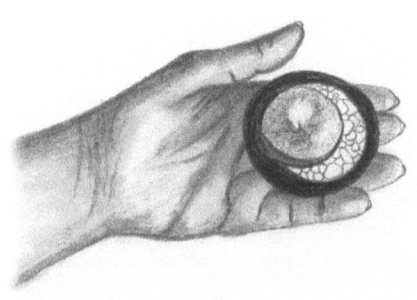

Abbildung 96: Eine kleine Kerze in Margits Hand

Leise war Merlins Magic Music, „Die himmlischen Helfer", zu hören, ein Musikstil, bei dem sich Margit atemtechnisch stets gut entspannen konnte (Last.fm, o. J., o. S.). Weil ihr linker Arm ausgestreckt auf der Matratze ruhte und die offene Handfläche nach oben zeigte, stellte Fabian die Schale mit der kleinen Kerze darauf, die Tage zuvor bei der Kommunionspende den Raum erhellt hatte, und zündete sie an. Draußen dämmerte es.

Margit wurde im Sterben das letzte Quäntchen Kraft abverlangt. Sie schob mehrmals den Unterkiefer weit nach vorne und atmete noch einige Male tief ein und aus. Die Lippen färbten sich bläulich-violett. Schließlich verließ der allerletzte Hauch ihren Brustkorb.

So lang ist keine Nacht, dass nicht auch ihr zuletzt ein Tag erwacht. Margits Gesichtszüge entspannten sich. Sie wirkte gelöst, friedlich und schien „drüben" angekommen zu sein. Sie war wohl durch die „richtige Tür" gegangen, wie sie es erhofft hatte.

Lassen Sie sich Zeit, nichts drängt!

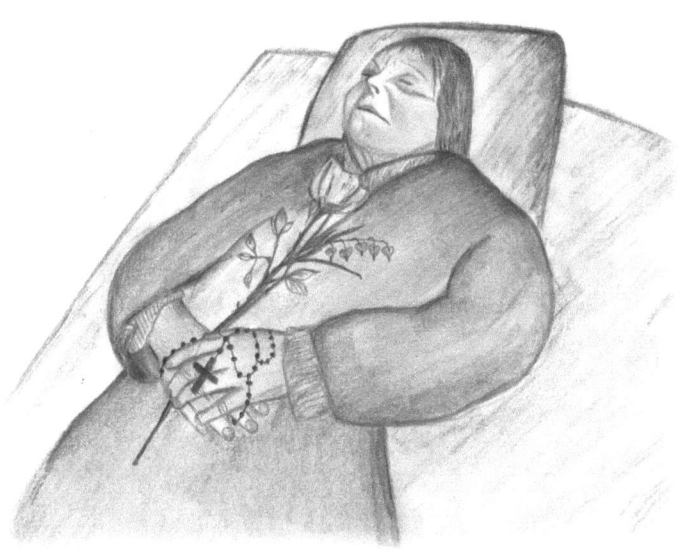

Abbildung 97: Das stille Verweilen am Totenbett stärkt das Bewusstsein, dass die Liebe den Tod überdauert

Das tiefe Atemholen endet mit dem Eintritt des Todes. Die Unruhe, die die letzten Stunden vielleicht begleitete, weicht wie Nebelschleier, die sich nach und nach lichten. Lassen Sie sich Zeit. Nichts eilt. Der Körper verändert sich.

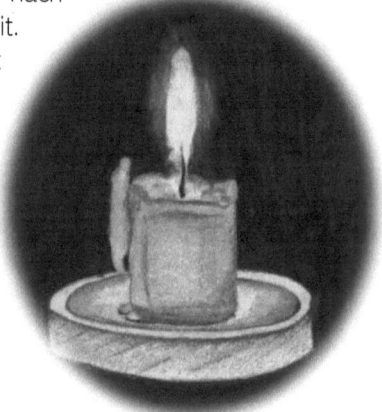

Nach und nach steigt die Körperspannung, die Totenstarre tritt ein, ehe sie sich nach wenigen Stunden wieder vollkommen löst. Die Gesichtszüge werden wieder weich, die Haut erbleicht, der Leib kühlt aus.

Das warme sanfte Licht der Kerzenflamme spendet hoffnungsvolle Geborgenheit und trägt

Abbildung 98: Licht der Hoffnung

durch den ersten Abschiedsschmerz hindurch.

Die Seele lebt

Ein Grab wird dem Menschen, mit dem Sie ein Wegstück Ihres Lebens gegangen sind, niemals gerecht! Weder ist die menschliche Seele im Erdengrab noch ist sie in der Urne zu finden. Die transzendente Liebe stärkt das Vertrauen, dass es nach dem Tod ein Seelenleben gibt. Geben Sie nicht nur dem Trauerschmerz Raum, werden Sie sich der unvergänglichen seelischen Verbindung zum vorausgegangenen Menschen gewahr. Erinnerungen lösen dann nicht das Gefühl des unüberwindbaren Getrennt-Seins aus, sondern stärken das innere Gespür der dauerhaften Verbundenheit.

„Sie/Er war die Seele in Person", höre ich manchmal Hinterbliebene sagen. War die Seelenverbindung schon zu Lebzeiten tief, kann und soll sie auch nach dem Körpertod fortgeführt werden. Gar vermag das Hinscheiden eines geliebten Menschen die spürbare Nähe zu ihm zu intensivieren. Fühlen Sie der Liebe, der Geborgenheit und dem Vertrauen nach, das sie einander zu Lebzeiten geschenkt haben. Die Seelen bergen alle diese Schätze in sich. Nehmen Sie diesen „Über-Trost" an!

Was sich als unbeschreiblich großer Abschiedsschmerz anfühlt, ist vielleicht schon ein Versuch der Seelen, über den Tod hinaus miteinander in Verbindung zu bleiben. Zu jedem Zeitpunkt und an jedem Ort können Sie mit der Seele des vorausgegangenen geliebten Menschen einen inneren Dialog führen. Die Seele meines Vaters ist mir eine zeitlose Lebensbegleiterin geworden. Wann immer ich ein Foto von ihm ansehe und eine Weile in seine Augen blicke, spüre ich zunächst für einen Moment die Trauer darüber, weil er nicht mehr unter uns weilt. Unmittelbar danach fühle ich mich von seinem Seelendasein ummantelt und durchwärmt, wissend um seinen Beistand, und dass ich ihm eine jede Frage stellen kann.

Begegnen Sie sich selbst liebevoll

„Ich war ‚Gott sei Dank' oder ‚leider' nicht dabei."
(Eine Hinterbliebene)

Wenn Sie im Moment des Ablebens des geliebten Menschen nicht dabei sein konnten und deswegen traurig sind, vergegenwärtigen Sie sich das gemeinsam gelebte Leben. Die Qualität einer zwischenmenschlichen Beziehung ist gewiss nicht davon abhängig, ob eine emotional nahestehende Person beim letzten Atemzug anwesend ist oder nicht. Quälen Sie sich nicht mit dem Nachsinnen darüber, was in der Beziehung mit dem geliebten Menschen offengeblieben ist. Im Leben ist es uns nicht gegeben, alles Gewollte und Denkbare zu verwirklichen. Dass es weder das vollkommene Glück noch das vollkommene Unglück gibt, charakterisiert unser aller Dasein.

Wahrnehmen – Zulassen – Loslassen – Weiterleben

Lassen Sie die Körperhülle erst dann vom Bestatter abholen, wenn Sie spüren, dass sie nicht mehr beseelt ist. Das dauert vielleicht einige Stunden, manchmal auch noch einen Tag oder zwei Tage. Seien Sie beruhigt, Ihre Intuition weist Ihnen den Weg. Weil die Schwere der Trauer von der Intensität der Beziehung zum verstorbenen Menschen abhängig ist, sind

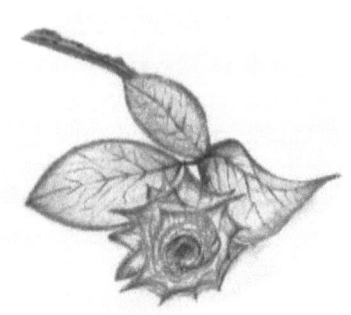

Abbildung 99: Die Rose – Sinnbild für Geburt, Leben und Sterben

manche Trauerwege leichter begehbar, andere wiederum gestalten sich schwer, kompliziert und sind von schier endloser Dauer, als gäbe es nur noch ein Leben vor und ein Existieren nach dem Ableben. Versuchen Sie, Ihre Gefühle wertfrei wahr- und anzunehmen, und gehen Sie dem nach, was Ihnen im Moment wohltut.

Lassen Sie den toten Körper los und treten Sie mit der Seele des verstorbenen Menschen in Kontakt. *„Auch wenn deine Seele vorausgeht, kann ich jederzeit mir ihr in Verbindung treten. Ich bleibe noch eine Weile, ehe ich folge."*

„Memento" – „Bedenkt"

Die deutsche Lyrikerin mit jüdischen Wurzeln Mascha Kaléko, 1907–1975, ahnte, welchen zerberstenden Schmerz die Trauer um einen geliebten Menschen mit sich bringen würde und dass ein Weiterleben ohne den geliebten Menschen eine enorme und zentrale Lebensherausforderung bedeutete. Als ihr Ehemann Vina-ver herzkrank wurde, verfasste Kaléko 1945 das Gedicht „Memento". Darin lautet eine Passage: *„Vor meinem eigenen Tod ist mir nicht bang. Nur vor dem Tode derer, die mir nah sind. Wie soll ich leben, wenn sie nicht mehr da sind? [...] Bedenkt: Den eignen Tod, den stirbt man nur; doch mit dem Tod der andern muss man leben"* (2017, S. 9). Auch durch den Tod ihres musi-kalisch hoch talentierten Sohnes Steven, er war ebenfalls schwer krank, durchlitt sie einen tiefen Abschiedsschmerz.

Trauerwege

Anne Philipe schildert in dem Buch „Nur einen Seufzer lang", welch tiefe Gräben der Tod in den Seelen der Hinterbliebenen zurücklas-sen kann und dass es mitunter Jahre dauert, bis sich wieder der Hauch eines Zukunftsglaubens in einem regt. *„Ich weiß nicht, an welchem Tag ich zum ersten Mal spürte, dass nicht alles unwie-derbringlich verloren sei"* (Philipe, 1964, S. 81).

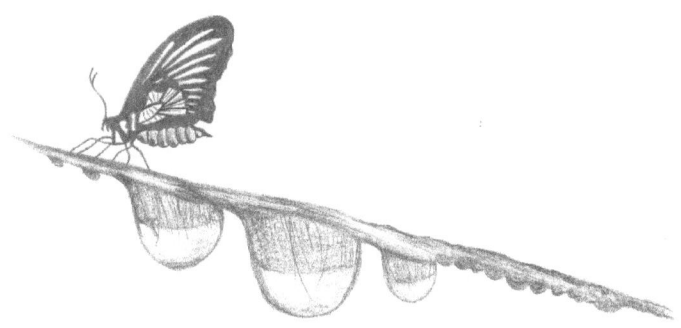

Abbildung 100: Viele Tränen werden geweint, danach fühlt es sich für eine Weile leichter an

Jede Person weist als Individuum eine eigene emotionale Prä-gungsgeschichte auf, weshalb die Weise, wie sie trauert, mit der eines anderen Menschen nicht vergleichbar ist. Was der eine überhaupt nicht als Traueranlass versteht, kann bei einem anderen bereits tiefgreifende Trauerreaktionen auslösen. Die Heimsuchung der Trauer kann Tage, aber auch Monate, Jahre und Jahrzehnte dauern, je nach Intensität der zuvor gelebten Beziehung zu einem Menschen, oder auch zu einem Tier. Nach dem Tod eines Kindes ist es angemessen und verstehbar, dass eine Mutter bzw. ein Vater ein Leben lang um das Kind trauert, wenn auch in unterschiedlicher Intensität und Ausdrucksweise.

John Bowlby, 1907–1990, beschrieb in seinem Werk „Verlust, Trauer und Depression" vier Trauerphasen: die Phase der Betäubung, die Phase der Sehnsucht und Suche nach der verlorenen Bindungsfigur, die Phase der Desorganisation und Verzweiflung und die Phase der mehr oder weniger erfolgreichen Reorganisation (1983, S. 113–114). Trauernde können zwischen zwei Phasen hin- und herpendeln, wobei eine Gesamtabfolge der Phasen erkennbar ist (ebd., 1982, S. 14).

Stärker soziologisch ausgerichtete Ansätze finden sich bei William Worden (1991), der „Vier Aufgaben der Trauer" definierte: Die Wirklichkeit des Verlustes akzeptieren, den Trauerschmerz und die Vielfalt der Gefühle durchleben, die Energie aus der verlorenen Beziehung abziehen und sich an eine veränderte Umwelt anpassen sowie der verstorbenen Person einen neuen Platz im Leben zuweisen. Eine entscheidende Ergänzung von Worden zu den Aufgaben Trauernder wurde in der deutschen Übersetzung seiner Publikation allerdings nicht übernommen. Hierin berücksichtigte er die Erfahrungen von trauernden Eltern, woraufhin die frühere Formulierung „Energie aus der verlorenen Beziehung abziehen" (Worden, 1986) durch die des „Erinnerns und Bewahrens" abgelöst wurde. Damit setzte er einen wohltuenden Kontrapunkt zum allgegenwärtigen Diktat des Loslassen-Müssens eines geliebten verstorbenen Menschen.

Eine substanzielle Ergänzung erfuhren bisherige Phasen- und Aufgabenmodelle der Trauer durch den Theorieansatz des „Dualen Prozessmodells der Bewältigung von Verlusterfahrungen" durch

Margaret Stroebe und Henk Schut (1999). Gemäß diesem Ansatz erfolgt die Trauerarbeit dynamisch und zeichnet sich durch zwei sich voneinander unterscheidenden Orientierungen in der Verlust-bewältigung aus: Die Lebensenergie wird einmal für das verlustori-entierte Verarbeiten verwendet, dann wieder für das Entwickeln von wiederherstellungsbezogenen Bewältigungsweisen, um das Leben mit seinen alltäglichen Aufgaben dennoch weiterführen zu können (ebd.).

❀ ✦ ❀ ✦ ❀ ✦ ❀ ✦ ❀ ✦ ❀ ✦ ❀ ✦ ❀ ✦ ❀

Der Tod ist in mein Leben getreten und hat es beendet.
Während des Vergehens hat
sich meine Seele von jeglicher

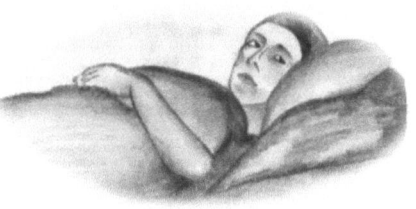

Anhaftung gelöst, zuallererst vom Körper.

Es tut dir weh, mich nicht mehr umarmen und liebkosen zu können, den
Klang der vertrauten Stimme nicht mehr zu vernehmen. Aber sei gewiss,
dass meine Seele lebt, losgelöst vom Vorhandensein der Körperhülle. Sie ver-
weilt dort, wo sie ein liebendes Zuhause hat, bei dir!

In den Stunden der Trauer spüren wir die gegenseitige Liebe. Traue dich
also zu trauern, ganz in deiner Weise. Gehe in die Ruhe und lege deine
Hand auf das Herz, damit du das heilsame und ewige Gewahrsein unserer
Seelenverbindung spüren kannst. Sei beruhigt: Wir werden einander nicht
verlieren!

Lauretta

❀ ✦ ❀ ✦ ❀ ✦ ❀ ✦ ❀ ✦ ❀ ✦ ❀ ✦ ❀ ✦ ❀

ÜBER DAS EIGENE LEBEN UND
STERBEN NACHSINNEN

„Nur ein kleiner Teil des Lebens ist es, den wir leben.
Die gesamte übrige Spanne ist nicht Leben,
sondern Zeit."
(Seneca in Giebel, 2017, S. 11)

Liebe Lesende, weil der Abschied von einem geliebten Menschen immer auch mit Sinnfragen, das eigene Leben und Sterben betreffend, konfrontiert, lädt das letzte Kapitel zum Nachsinnen über die eigene Lebensführung und über die Bedeutung des Todes, auch aus logotherapeutischer Sicht, ein.

Theresas Verbitterung über das nicht gelebte Leben

Nachts wach liegend, Theresa dachte über ihr Leben nach, äußerte sie mit verbittertem Unterton: *„Ich war so dumm und habe meiner Schwiegermutter schließlich auch noch erlaubt, im Sommer jederzeit unseren Swimmingpool benutzen zu dürfen."* Die Gelegenheiten, die sich dieser Patientin boten, um sich dem konflikthaften Zusammenleben mit der Mutter ihres Mannes zu entziehen, ließ sie ungenutzt. Auch die eheliche Beziehung war längst in eine Schieflage geraten. Stattdessen verharrte Theresa im Opferdasein und änderte nichts an ihrer tristen Lebenssituation. Auch die Inanspruchnahme von fachkundiger Hilfe, etwa in Form einer psychosozialen Beratung, stellte für sie keine Option dar, erachtete sie ihre Lage doch für schicksalhaft und somit für unveränderbar.

Die Kraft des Leidens war für Theresa zerstörerischer als die Krankheit. Schmerzvoll spürte sie in dieser nächtlichen Stunde, wie wichtig es für sie gewesen *wäre*, der Stimme ihres Gewissens zu folgen und dem Leben eine neue Orientierung zu geben, anstatt sie fortwährend durch ständigen Aktionismus zu überhören. Sterben zu müssen, bedeutete für sie eine weitere logische Konsequenz des missglückten Lebensvollzugs. Wären in unseren Gesprächen nicht die Erinnerungen an eine unbeschwerte glückliche Kindheit und Jugend in ihr hochgekommen, ihr Herz wäre vom Schmerz und von der Verbitterung über das nicht gelebte Leben erfüllt gewesen.

Logotherapeutische Sichtweisen zur Endlichkeit irdischen Lebens

„Der Mensch sieht meist nur das Stoppelfeld der Vergänglichkeit, aber er übersieht die vollen Scheunen der Vergangenheit – er übersieht, was er alles ins Vergangensein hineingerettet hat,
wo es nicht unwiederbringlich verloren ist, sondern unverlierbar geborgen bleibt.“
(Frankl, 1985, S. 106)

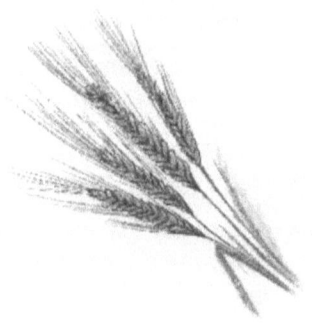

Abbildung 101: Jedes Leben beinhaltet Korn vom Feinsten

Sterbende drängt es oftmals danach, Rückschau auf das Leben zu halten. Viktor Frankl bedient sich hierbei der Metapher einer Scheune, die wertvolles Korn beinhaltet. Das in die Lebensscheune eines Menschen eingebrachte Korn steht für Liebe, Geborgenheit, Glückseligkeit und für die überschwängliche Freude. Ewig geborgen sind genauso die Lebensphasen, in denen es galt, Leid zu ertragen und dennoch dem Tage das Beste abzuringen. Auch das aufrechte Bemühen um einen guten Ausgang ist Korn vom Feinsten.

Weil der Tod, wie auch Leid und Schuld, zur „tragischen Trias" (Frankl, 2009, S. 32) eines jeden Menschen gehört, und weil keine Person dem Ableben entrinnen kann, besteht eine zentrale Aufgabe eines jeden Menschen im Erkunden des individuellen Auftragscharakters für sein Leben. Dadurch wird das „Material", das das Schicksal dem Menschen liefert, verarbeitet und aus seinem Leben „herausgeschlagen": schaffend, erlebend oder auch leidend.

Wären wir unsterblich, so Frankl, könnten wir mit Recht jede Handlung ins Unendliche aufschieben. Angesichts des Todes als Begrenzung unserer Möglichkeiten stehen wir vor der Herausforderung, die Lebenszeit wohl bedacht zu gestalten und die einmaligen Gelegenheiten nicht ungenutzt vorübergehen zu lassen: *„Nur die Tatsache der zeitlichen Begrenzung unseres Daseins ist der Ansporn, die Zeit und jede Stunde und jeden Tag zu nützen"* (Frankl & Kreuzer, 1986, S. 56). Somit erweist sich die Endlichkeit nicht nur als ein Wesensmerkmal des menschlichen Lebens, sie ist für dessen Sinn sogar konstitutiv (Frankl, 1946, S. 49–50; Frankl, 1990, S. 245).

Die Perspektiven Sterbender verengen sich, sie können ihr Leben nicht mehr produktiv gestalten, es ist auch nicht mehr reich an Schaffens- und Erlebenswerten. Jedoch gibt es noch eine weitere Werteebene, jene der Einstellungswerte, deren Realisierung sich durch das *„tapfere Ertragen"* von Leid und Schicksalsschlägen mittels der *„Trotzmacht des Geistes"* (Frankl & Kreuzer, 1986, S. 76) auszeichnet und daran erkennbar ist, *wie* sich eine Person gegenüber einer unveränderbaren schicksalhaften Lebenslage einstellt.

In Unkenntnis darüber, wann wir von dieser Welt „abberufen" werden, gilt es, unser Dasein sinnstiftend auszurichten, auch auf die Gefahr hin, dass wir unser Werk nicht vollenden können, denn der *„Fragmentcharakter des Lebens"* (Frankl, 1946, S. 51) tut dem Lebenssinn keinen Abbruch. Keinesfalls, so Frankl (ebd.), lässt sich von der Zeitdauer eines Menschenlebens auf dessen Sinnfülle schließen.

Der Tod kann weder die Gipfelerlebnisse noch die Leiderfahrungen eines Menschenlebens zerstören. In der Erinnerung ist alles, was wir erlebten, unverlierbar geborgen und unzerstörbar. Die Existenzanalyse von Viktor Frankl lehrt uns, dass nur die Möglichkeiten, die wir hätten, jedoch nicht verwirklichen, vergänglich sind. Sobald wir die im Leben verfügbaren Möglichkeiten verwirklicht haben, sind sie nicht mehr vergänglich, nur *vergangen*. Genau in diesem *„Vergangen-Sein"* sind sie *„für alle Ewigkeit"* (ebd.) hineingerettet.

Selbsterfahrung zum Thema: „Mein Leben unterliegt der Zeitlichkeit"

„Ich wage, mir mein Altwerden und Sterben vorzustellen; nicht zu verdrängen, was so unaufhaltsam auf mich zukommt." (Schaffer, 1987, S. 28)

Ein Wollfaden genügt, um die Realität der Todesexistenz in den Blick zu bekommen, um kleinere oder größere Korrekturen in der Lebensführung vorzunehmen. Befassen Sie sich dann mit der Übung „Mein Leben unterliegt der Zeitlichkeit", wenn Sie das Gefühl haben, die eigenen Potenziale nicht ausreichend zu entfalten, wenn Sie unzufrieden und freudlos sind oder gar spüren, *„im eigenen Leben überhaupt nicht vorzukommen"*, wie es ein ratsuchender Mann ausdrückte.

Schneiden Sie von einem Wollknäuel einen etwa 50 cm langen „Lebensfaden" ab und legen Sie ihn vor sich auf den Boden. Der Faden symbolisiert ihre Lebenszeit, von der Geburt bis zum Tod. Definieren Sie den Fadenanfang als das Jahr Ihrer Geburt und das Fadenende als Ihr Todesjahr. Als europäische Frau werden Sie etwa 85 Jahre alt, ein europäischer Mann lebt durchschnittlich 79,5 Jahre.

Machen Sie an der Stelle des Fadens einen Knoten, der das aktuelle Lebensjahr symbolisiert. Dadurch wird sichtbar, wie viel Lebenszeit bereits hinter Ihnen und wie viele Jahre noch vor Ihnen liegen.

Nehmen Sie nun eine Schere zur Hand und schneiden Sie das bereits gelebte Leben ab. Legen Sie das abgeschnittene Fadenstück zur Seite.

Lassen Sie anschließend das noch vor Ihnen liegende Leben, den restlichen Faden, eine Weile auf sich wirken. Wohlgemerkt, Sie blicken im Moment auf ein Leben frei von terminaler Krankheit, Demenz usw.

Montaigne jedoch mahnt, dass wir nicht einfach damit rechnen können, alt zu werden. *„Junge und Alte müssen in gleicher Weise ihr Leben lassen [...], wer hat dir denn die wahrscheinliche Lebensdauer vorgerechnet? [...] sieh lieber hin [...] was die Erfahrung lehrt"* (Montaigne in Giebel, 2014, S. 100–101). Die noch verfügbare Lebenszeit könnte also noch (viel) kürzer sein, als es die Prognosen für die Lebenszeit erwarten lassen.

Selbsterfahrung zum Thema: „Ich gestalte mein Leben aktiv"

„Ich sehe mir mein Leben an, all das, worauf ich Freude habe und was bisher fehlte, und jetzt bin ich fest entschlossen, den ausgelassenen Dingen wieder ihren Platz einzuräumen."
(Wilber, 1996, S. 257)

Reflektieren Sie die folgenden existenzanalytischen Fragen.

Entscheidend ist nicht, was Sie vom Leben erwarten, vielmehr das, wozu das Leben Sie beauftragt.

Was möchte das Leben von mir? Welcher Mensch soll ich sein?

🖊 ...

Entspricht das Leben, das ich führe, meinen Werten und Zielen? Wie sehr orientiere ich mich an den Leitprinzipien meines Lebens?

✎ ...

Welche Werke soll/möchte ich realisieren bzw. vollenden?

✎ ...

Welche Sehnsüchte und Herzensanliegen trage ich in mir?

✎ ...

Was möchte ich noch erleben?

✎ ...

Wofür und wogegen sollte ich mich (längst) entscheiden?

✎ ...

Wovon sollte ich mich (seit Längerem) distanzieren?

✎ ...

Was sollte ich (seit Längerem) loslassen?

✎ ...

Welche Einstellungen zum Leben oder Sterben bedürfen einer Korrektur, weil sie mich an einer werttreuen und bejahenden Lebensführung hindern?

✎ ...

Selbsterfahrung zum Thema: „Wie, wo, in wessen Anwesenheit möchte ich sterben?"

„Jeder der geht, belehrt uns ein wenig über uns selber. Kostbarster Unterricht an den Sterbebetten."
(Domin, 2019, S. 79)

Die Selbsterfahrung „Wie, wo, in wessen Anwesenheit möchte ich sterben?" fokussiert auf Ihre Sterbewünsche und kann die Grundlage für eine Willenserklärung sein, wissend, dass es eine garantierte Planbarkeit des letzten Lebensabschnittes nicht gibt und es eine Akzeptanz dieser Unverfügbarkeit braucht. Wenn auch die Kenntnisse über die Physiologie des Sterbens zahlreich sind, so bleibt das eigene Hinscheiden letztlich für jeden Menschen eine einmalige Erfahrung, die nur bedingt vorstellbar ist. Überdies kann ein selbstbestimmtes Sterben nur in der Wechselbeziehung mit anderen zur Geltung gebracht werden. Lesen Sie die einzelnen Reflexionsfragen in Ruhe durch, ehe Sie Ihre Gedanken und Gefühle niederschreiben.

Wie möchte ich sterben?

◊ Falls Sie zu Hause, abseits der Apparatemedizin, sterben wollen, welche Personen hätten Sie gerne an Ihrer Seite?

◊ Wollen Sie die letzte Lebenszeit, wissend um den nahenden Tod, wach erleben und Ihren Möglichkeiten gemäß selbstwirksam gestalten? Falls ja, wie könnte ein Tag trotz des Angewiesenseins auf die Unterstützung und Pflege anderer aussehen?

◊ Angenommen, Sie leiden an einer unheilbaren Erkrankung mit belastenden körperlichen Symptomen. Was würde Ihnen helfen, um möglichst frei von Angst zu sein?

◊ Wie sehr sind Sie dazu bereit, die Unterstützung von in Palliative Care geschulten Personen in Anspruch zu nehmen?

◊ Ziehen Sie eine (vorübergehende) Bewusstseinsausschaltung durch eine palliative Sedierungstherapie in Erwägung, um beispielsweise therapierefraktäre Symptome und subjektives Leid zu lindern?

◊ Gibt es Berührungen, Worte, Texte, Düfte, Melodien, Geräusche usw., die Ihnen Halt, Zuversicht und Trost spenden?

Ich denke über das „Wie" meines Ablebens nach und halte meine Gedanken und Gefühle fest:

✎ ...

Wo will ich sterben?

◊ Soll das eigene Zuhause der Ort sein, an dem Sie aus dem Leben scheiden oder ist für Sie ein Sterben auch in einer Umgebung denkbar, in der Sie sich wie zu Hause fühlen?

◊ Wollen Sie in einem Krankenhaus, in einer Langzeitpflegeeinrichtung, in einem Hospiz oder auf einer Palliativstation sterben?

Ich denke über das „Wo" meines Ablebens nach und halte meine Gedanken und Gefühle fest:

✎ ...

In wessen Anwesenheit möchte ich sterben?

◊ Wollen Sie allein sterben, wissend, dass dies nicht zwangsläufig bedeuten muss, einsam zu sein?

◊ Welche Wesensmerkmale und/oder Kompetenzen sollen die Menschen haben, die in der Todesstunde an Ihrer Seite sind? Sollen es Personen sein, die den Tod als dem Leben zugehörig erachten und mit Ihnen offen darüber reden?
Oder sollen die Begleitenden den Schmerz des Hinscheidens verharmlosen oder beschönigen?
Wären Zweckoptimist*innen und Clowns hilfreich für Sie?
Wollen Sie im Beisein von Menschen sterben, die Ruhe, Geborgenheit und Sicherheit ausstrahlen, empathisch auf Ihre individuellen Bedürfnisse eingehen und fähig zur Kommunikation in einer umfassenden Weise sind?
Ist es für Sie bedeutsam, dass die Begleitenden christlich gläubige Menschen sind, bibelkundig und erfahren im Zelebrieren religiöser Riten?
Möglicherweise wollen Sie die Intimität des Sterbens nicht mit Ihren Angehörigen teilen oder Sie wollen Ihren Liebsten schlichtweg nicht zur Last fallen, weshalb Sie völlig fremde Menschen, beispielsweise Pflegepersonen oder ehrenamtlich Tätige in einem Krankenhaus oder Altenheim auf dem letzten Lebensabschnitt begleiten sollen.

◊ Würde Ihnen die Anwesenheit bzw. die Rufbereitschaft von fachlich geschultem Personal ein Gefühl von Sicherheit geben?

◊ Wen möchten Sie keinesfalls an Ihrem Sterbebett wissen?

◊ Gibt es ein geliebtes Tier, ob Katze oder Hund, das Sie bei sich haben wollen?

Ich denke über „In Anwesenheit welcher Personen möchte ich sterben?" nach und halte meine Gedanken und Gefühle fest:

✐ ...

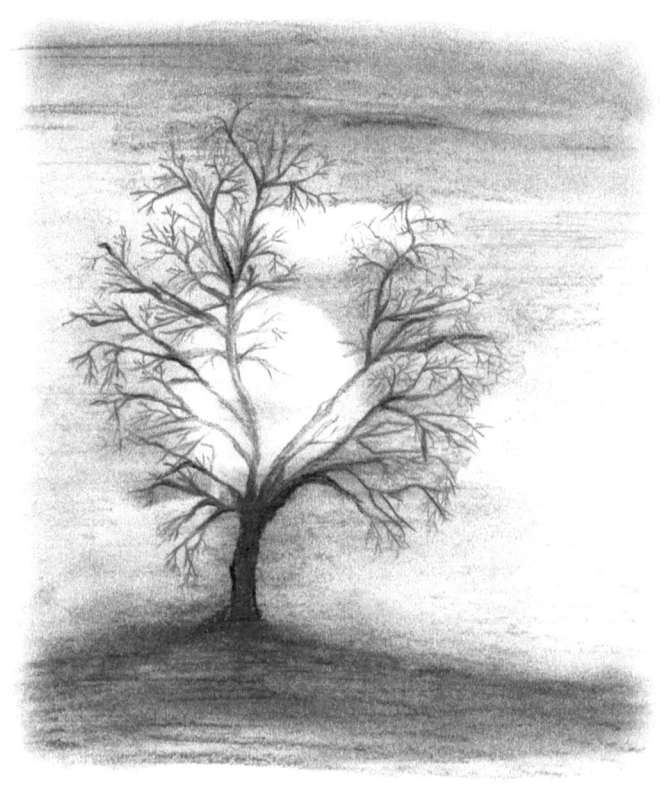

„[...] glauben Sie an eine Liebe,

die für Sie aufbewahrt wird wie eine Erbschaft,

und vertrauen Sie, daß in dieser Liebe eine Kraft ist

und ein Segen, aus dem Sie nicht herausgehen müssen,

um ganz weit zu gehen!"

(Rilke, 1929, S. 27)

LITERATUR

ABGB (2003). *Allgemeines Bürgerliches Gesetzbuch für die gesamten deutschen Erbländer der Oesterreichischen Monarchie StF: JGS Nr. 946/1811.* Abgerufen am 06.03.2022 von https://www.ris.bka.gv.at/GeltendeFassung.wxe?Abfrage=Bundesnormen&Gesetzesnummer=10001622&FassungVom=2003-01-31.

Albrecht, E., Orth, C., & Schmidt, H. (2002). *Hospizpraxis. Ein Leitfaden für Menschen, die Sterbenden helfen wollen.* Freiburg: Herder.

Alexander, J. (1960). The psychology of bitterness. *International Journal of Psychoanalysis, 41*, S. 514–520.

Anzieu, D. (1998). *Das Haut-Ich.* Frankfurt am Main: Suhrkamp.

Arndt, U. (o. J.). *Chi-Machine: Fitness für den ganzen Körper.* Abgerufen am 17.05.2021 von https://horusmedia.de/2001-chi/chi.php.

ASB.de (2022). *Der Wünschewagen. Letzte Wünsche wagen.* Abgerufen am 06.03.2022 von https://wuenschewagen.de/.

Aulenbacher, B., Lutz, H., & Schwiter, K. (2021). Gute Sorge ohne gute Arbeit? Einleitung. In B. Aulenbacher, H. Lutz, & K. Schwiter (Hrsg.), *Gute Sorge ohne gute Arbeit? Live-in-Care in Deutschland, Österreich und der Schweiz* (S. 7–19). Weinheim: Beltz.

AWMF (2021). *Leitlinienprogramm Onkologie. Erweiterte S3-Leitlinie Palliativmedizin für Patienten mit einer nicht heilbaren Krebserkrankung. Kurzv*ersion. Abgerufen am 20.06.2022 von https://www.awmf.org/uploads/tx_szleitlinien/128-001OLk_S3_Palliativmedizin_2021-03.pdf.

AzQuotes (o. J.). *Milarepa: My religion is to live and die without regret.* Abgerufen am 02.04.2022 von https://www.azquotes.com/quote/539804.

Bartels, H. & Bartels, R. (1987). *Physiologie. Lehrbuch und Atlas.* München: Urban & Schwarzenberg.

Bausewein, C. & Rémi, J. (2012). Obstipation. In M. W. Schnell & C. Schulz (Hrsg.), *Basiswissen Palliativmedizin* (S. 79–82). Berlin: Springer.

BBC Radio 4 (2022). *Sounds. Woman's Hour. Dr Cicely Sauners. Dame Cicely Saunders explains why she founded the modern hospice movement.* Abgerufen am 06.03.2022 von https://www.bbc.co.uk/sounds/play/p01lfp9z.

BDI Berufsverband Deutscher Internistinnen und Internisten (o. J.). *Fieber: Temperatur-Regulation im Körper.* Abgerufen am 27.06.2022 von https://www.internisten-im-netz.de/krankheiten/fieber/temperatur-regulation-im-koerper.html.

Bergmann, W. (2011). *Sterben lernen.* München: Kösel.

BGF Botanischer Garten Freiburg (o. J.). *Heilpflanzenbeete. Medizinisch wirksame Inhaltsstoffe.* Abgerufen am 13.03.2022 von https://www.botanischer-garten.uni-freiburg.de/freiland/heilpflanzenbeete/medizinischewirksameinhaltsstoffe.

BibleServer (2016). *Entdecke deine Bibel.* Abgerufen am 28.01.2022 von https://www.bibleserver.com/EU/1.

Bienstein, C. & Fröhlich, A. (2007). *Basale Stimulation in der Pflege. Die Grundlagen.* Düsseldorf: Erhard Friedrich.

Biersack, H. (2015). *Die Verkörperung der Hospizidee. Die charismatische Engländerin Cicely Saunders ist Begründerin und Wegbereiterin von Palliative Care.* Abgerufen am 16.10.2021 von https://www.chv.org/uploads/tx_mnmchvmedien/2015_06_24_Verk%C3%B6rperung_der_Hospizidee.pdf.

Black, K. & Csikai, E. L. (2015). Dying in the age of choice. *Journal of Social Work in End of Life Palliative Care, 11*(1), S. 27–49.

Bödeker, P. (2018). *Yoga-Welten.* Abgerufen am 14.02.2022 von https://www.yoga-welten.de/downloads/.

Borasio, G. D. (2011). *Über das Sterben. Was wir wissen. Was wir tun können. Wie wir uns darauf einstellen.* München: C. H. Beck.

Borasio, G. D. (2015). Selbstbestimmung und Fürsorge am Lebensende – Die Sicht eines Palliativmediziners. *die hospiz zeitschrift, 17(67), Sonderheft*, S. 21–25.

Borasio, G. D. (2021). *Hoffnung Palliativmedizin – selbstbestimmt sterben*. 3sat Wissenschaftsdokumentation. [Video]. Abgerufen am 31.10.2021 von https://www.zdf.de/dokumentation/3sat-wissenschaftsdoku/210218-sendung-wido-104.html.

Bowlby, J. (1982). *Das Glück und die Trauer. Herstellung und Lösung affektiver Bindungen*. Stuttgart: Klett-Cotta.

Bowlby, J. (1983). *Verlust, Trauer und Depression*. Frankfurt am Main: Fischer.

Brown, B. (2017). *Verletzlichkeit macht stark. Wie wir unsere Schutzmechanismen aufgeben und innerlich reich werden*. München: Goldmann.

Cadeggianini, G. (1989). *Cicely Saunders. Der Tod – Mein Leben*. Ottobrunn. [Film].

Camartin, C. & Wieland, T. (2014). Flüssigkeitsgabe am Lebensende. *Zeitschrift für Palliativmedizin, 15*(01), S. 22–27.

Chabot, B. & Walther, C. (2017). *Ausweg am Lebensende. Sterbefasten – Selbstbestimmtes Sterben durch Verzicht auf Essen und Trinken*. München: Ernst Reinhardt.

Cheng, K. J. (2014). Neurobiological Mechanisms of Acupuncture for Some Common Illnesses: A Clinician's Perspective. *Journal of Acupuncture and Meridian Studies, 7*(3), S. 105–114.

Coloplast (o. J.). *Assura® Irrigations-Set*. Abgerufen am 13.03.2022 von https://produkte.coloplast.de/coloplast/stomaversorgung/oc-andere/irrigation/assura-irrigations-set/.

Deutsche Fatigue Gesellschaft (2017). *Fatigue Therapiemanual*. Abgerufen am 14.12.2021 von https://deutsche-fatigue-gesellschaft.de/wp-content/uploads/2017/10/LO_therapie_manual_Ansicht.pdf.

Deutsche Herzstiftung (o. J.). *Abschalten vom Herzschrittmacher?* Abgerufen am 23.03.2022 von https://www.herzstiftung.de/herzsprechstunde/alle-fragen/schrittmacher-lebens-ende?et_cid=9&et_lid=14535&et_sub=dh20-04.

DGP Deutsche Gesellschaft für Palliativmedizin (2019). *Positionspapier der Deutschen Gesellschaft für Palliativmedizin zum freiwilligen Verzicht auf Essen und Trinken*. Abgerufen am 01.11.2021 von https://www.dgpalliativmedizin.de/phocadownload/stellungnahmen/DGP_Positionspapier_Freiwilliger_Verzicht_auf_Essen_und_Trinken%20.pdf.

DGSS Deutsche Gesellschaft zum Studium des Schmerzes e. V. (2014). *Beurteilung von Schmerz bei Demenz (BESD). Untersuchung zur Validität eines Verfahrens zur Beobachtung des Schmerzverhaltens*. Abgerufen am 09.04.2022 von https://nahrungsverweigerung.de/wp-content/uploads/2014/11/BESD.pdf.

DNQP Deutsches Netzwerk für Qualitätsentwicklung in der Pflege (2020). *Expertenstandard Schmerzmanagement in der Pflege*. Abgerufen am 09.04.2022 von https://www.dnqp.de/fileadmin/HSOS/Homepages/DNQP/Dateien/Expertenstandards/Schmerzmanagement_2020/Schmerz-Akt2020_Auszug.pdf.

Domin, H. (1959). *Nur eine Rose als Stütze. Gedichte*. Frankfurt am Main: Fischer.

Dr. Wunder (o. J.). *Dr. Wunder Hepy Kaffee Bio*. Abgerufen am 13.03.2022 von https://drwunder.at/products/hepy-kaffee?variant=35738535100584.

Dreier, J. P., Major, S., Foreman, B., Winkler, M. K. L., Kang, E.-J., Milakara, D., Lemale, C. L., DiNapoli, V., Hinzman, J. M., Woitzik, J., Andaluz, N., Carlson, A., & Hartings, J. A. (2018). Terminal spreading depolarization and electrical silence in death of human cerebral cortex. *Annals of Neurology, 83*, S. 295–310.

Duden (o. J.a). *Stichwort „Hospiz"*. Abgerufen am 15.10.2021 von https://www.duden.de/rechtschreibung/Hospiz.

Duden (o. J.b). *Stichwort „Agonie"*. Abgerufen am 25.02.2022 von https://www.duden.de/rechtschreibung/Agonie.

Energy Wellness Products (o. J.). *Chi Machine. Sharing Wellness. Promoting Health. Dr. Shizuo Inoue. The Inventor of the Sun Ancon*

Chi Machine. Abgerufen am 17.05.2021 von https://www.energywellnessproducts.com/dr-inoue.htm.

EUR-Lex (1997). *Richtlinie 96/71/EG des Europäischen Parlaments und des Rates vom 16. Dezember 1996 über die Entsendung von Arbeitnehmern im Rahmen der Erbringung von Dienstleistungen.* Abgerufen am 27.02.2022 von https://eur-lex.europa.eu/legal-content/DE/TXT/?uri=CELEX:31996L0071.

EUR-Lex (2014). *Richtlinie 2014/67/EU des Europäischen Parlaments und des Rates vom 15. Mai 2014 zur Durchsetzung der Richtlinie 96/71/EG über die Entsendung von Arbeitnehmern im Rahmen der Erbringung von Dienstleistungen und zur Änderung der Verordnung (EU) Nr. 1024/2012 über die Verwaltungszusammenarbeit mit Hilfe des Binnenmarkt-Informationssystems („IMI-Verordnung").* Abgerufen am 04.11.2022 von https://eur-lex.europa.eu/legal-content/DE/TXT/PDF/?uri=CELEX:32014L0067&from=de.

Fehn, S. & Fringer, A. (2017). Notwendigkeit, Sterbefasten differenzierter zu betrachten. Facetten des freiwilligen Verzichts auf Nahrung und Flüssigkeit. *Bulletin des médicins suisses, 98*(36), S. 1161–1163.

Förster, A. (2005). *Tiere als Therapie – Mythos oder Wahrheit? Zur Phänomenologie einer heilenden Beziehung mit dem Schwerpunkt Mensch und Pferd.* Stuttgart: Ibidem.

Frankl, V. E. & Kreuzer, F. (1986). *Am Anfang war der Sinn. Von der Psychoanalyse zur Logotherapie. Ein Gespräch.* München: Piper.

Frankl, V. E. (1946). *Ärztliche Seelsorge.* Wien: Deuticke.

Frankl, V. E. (1982). *… trotzdem Ja zum Leben sagen.* München: dtv.

Frankl, V. E. (1985). *Der Mensch vor der Frage nach dem Sinn.* München: Piper.

Frankl, V. E. (1990). *Der Mensch vor der Frage nach dem Sinn.* München: Piper.

Frankl, V. E. (2002). *Was nicht in meinen Büchern steht. Lebenserinnerungen.* München: Beltz.

Frankl, V. E. (2009). *Das Leiden am sinnlosen Leben. Psychotherapie für heute.* Wien: Herder.

Frankl, V. E. (2015). *Grundkonzepte der Logotherapie.* Wien: Facultas.

Fromm, E. (2008). *Die Kunst des Liebens.* München: Ullstein.

Ganzini, L., Goy, E. R., Miller, L. L., Harvath, T. A., Jackson, A., & Delorit, M. A. (2003). Nurses' Experiences with Hospice Patients Who Refuse Food and Fluids to Hasten Death. *The New England Journal of Medicine, 349*(4), S. 359–365.

Gesundheit Österreich (2014). *Abgestufte Hospiz- und Palliativversorgung in Österreich.* Abgerufen am 13.02.2021 von https://www.hospiz.at/wordpress/wp-content/uploads/2016/05/broschuere_hospiz-_und_palliativversorgung_1_12_2014.pdf.

Giebel, M. (Hrsg.) (2017). *Seneca. Glück und Schicksal. Philosophische Betrachtungen.* Stuttgart: Reclam.

Goloka (2013). *Onlineshop.* Abgerufen am 19.03.2022 von https://www.golokaincense.org/.

Greiffenhagen, S. & Buck-Werner, O. N. (2007). *Tiere als Therapie. Neue Wege in Erziehung und Heilung.* Mürlenbach: Kynos.

Habig, J. (o. J.a). *So verstehst Du jedes Hautpflegeprodukt von Grund auf – Kosmetik Basics fürs Leben.* [Video]. Abgerufen am 11.01.2022 von https://www.youtube.com/watch?v=FnLjD50Uxvc.

Habig, J. (o. J.b). *Warum ich Mineralöle in Skincare Produkten meide – Das sagt Dir keiner über Hautpflege!* [Video]. Abgerufen am 11.01.2022 von https://www.youtube.com/watch?v=MmH-ChduOQY4.

Habig, J. (o. J.c). *Hautöle – Gesichtsöle – Mythen & Fakten – Das sagt Dir Niemand!* [Video]. Abgerufen am 11.01.2022 von https://www.youtube.com/watch?v=VTvtti3M-ok.

Haruf, K. (2019). *Abendrot.* Zürich: Diogenes.

Heller, A. & Schuchter, P. (2022). Profis wollen planen, Betroffene Beziehungen. Ambivalenzen der Beratung. *Praxis Palliative Care.*

Für ein gutes Leben bis zuletzt. Sorgende Beratung, 55, S. 16–21.

Hesse, H. (1986). *Das Leben bestehen. Krisis und Wandlung.* Frankfurt am Main: Suhrkamp.

Horneber, M., Fischer, I., Dimeo, F., Rüffer, J. U., & Weis, J. (2012). Tumor-assoziierte Fatigue. Epidemiologie, Pathogenese, Diagnostik und Therapie. *Deutsches Ärzteblatt, 109/9*, S. 161–170.

Hospiz Österreich (2022). *Stellungnahme des Dachverbands Hospiz Österreich zum Entwurf des Hospiz- und Palliativfondsgesetztes-HOSPALFG.* Abgerufen am 04.11.2022 von https://www.hospiz.at/tag/finanzierung-hospiz-und-palliative-care/.

Hui, D., Dos Santos, R., Chisholm, G., Bansal, S., Crovador, C. S., & Bruera, E. (2015). Bedside clinical signs associated with impending death in patients with advanced cancer: preliminary findings of a prospective, longitudinal cohort study. *Cancer, 121*(6), S. 960–967.

Inouye, S. K., Westendorp, R. G. J., & Saczynski, J. S. (2014). Delirium in elderly people. *The Lancet, 383*(9920), S. 911–922.

Jacoby, M. (1999). *Scham-Angst und Selbstwertgefühl. Ihre Bedeutung in der Psychotherapie.* Zürich: Walter.

Kaléko, M. (2017). *Verse für Zeitgenossen.* München: dtv.

Kehl, K. A. & Kowalkowski, J. A. (2013). A systematic review of the prevalence of signs of impending death and symptoms in the last 2 weeks of life. *American Journal of Hospice and Palliative Care, 30*(6), S. 601–616.

Klinkhammer, G. (2007). Ingeborg Jonen-Thielemann: Pionierin der Palliativmedizin. *Deutsches Ärzteblatt, 104*(42), S. A-2896, B-2553, C-2477.

Krauß, H. & Vogler, P. (1986). *Periostbehandlung, Kolonbehandlung.* Stuttgart: Thieme.

Kübler-Ross (1989). *Über den Tod und das Leben danach.* Neuwied: Silberschnur.

Last.fm (o. J.). *Merlin's Magic. Angel Helpers.* Abgerufen am 12.06.2022 von https://www.last.fm/music/Merlin%27s+Magic/Angel+Helpers/+images.

Levine, S. (2001). *Sein lassen. Heilung im Leben und im Sterben.* Bielefeld: J. Kamphausen.

Lindquist, U.-C. (2004). *Rudern ohne Ruder. Mein Leben und Sterben mit ALS.* München: Goldmann.

Lippert, H. (2003). *Lehrbuch Anatomie.* München: Urban & Fischer.

Lukas, E. (2003). *Für dich. Heilende Geschichten der Liebe.* München: Kösel.

Marks, S. (2019). *Scham – die tabuisierte Emotion.* Düsseldorf: Patmos.

McCann, R. M., Hall, W. J., & Groth-Juncker, A. (1994). Comfort care for terminally ill patients. The appropriate use of nutrition and hydration. *Journal of the American Medical Association, 272*(16), S. 1263–1266.

MedLexi.de (o. J.). *Stichwort „Cheyne-Stokes-Atmung".* Abgerufen am 17.10.2021 von https://medlexi.de/Cheyne-Stokes-Atmung.

Menche, N. (Hrsg.) (2003). *Biologie. Anatomie. Physiologie. Kompaktes Lehrbuch für Pflegeberufe.* München: Urban & Fischer.

Middendorf, I. (2000). *Der Erfahrbare Atem in seiner Substanz.* Paderborn: Junfermann.

Morello, R., Jean, M., Alix, M., Selli-Peres, D., & Fermanian, J. (2007). A Scale to measure pain in non-verbally communicating older patients: The ECPA – 2 study of its psychometric properties. *Pain, 133*(1–3), S. 87–98.

mundraub & smarticular (2017). *Geh raus. Deine Stadt ist essbar.* Berlin: mundraub & smarticular.

Naturkraftwerke (o. J.). *Heublumen Bad 250 ml Demeter.* Abgerufen am 12.03.2022 von https://www.naturkraftwerke.com/shop/koerperpflege/479/heublumen-bad-250-ml-demeter.

Nauck, F. & Jaspers, B. (2015). *Behandlungsstrategien in der Palliativmedizin.* Abgerufen am 14.02.2022 von https://www.ai-online.info/images/ai-ausgabe/2015/01-2015/2015_1_13-

22_Behandlungsstrategien%20%20in%20der%20Palliativ-medizin.pdf.

Nauck, F. (2018). Schmerzen. In C. Bausewein, S. Roller, & R. Voltz (Hrsg.), *Leitfaden Palliative Care. Palliativmedizin und Hospiz-begleitung* (S. 134–174). München: Urban und Fischer.

Navigium (o. J.). *Stichwort „Palliativ".* Abgerufen am 15.10.2021 von https://www.navigium.de/index.html.

Nestlé Österreich (o. J.). *Was ist OptiFibre®?* Abgerufen am 29.06.2022 von https://www.optifibre.at/.

Nieden, C. (2019). *Sterbefasten. Freiwilliger Verzicht auf Nahrung und Flüssigkeit – Eine Fallbeschreibung.* Frankfurt am Main: Mabuse.

NPE Netzwerk Palliativmedizin Essen (2019). *Delir in der Terminal-phase. Empfehlungen zur Betreuung von Bewohnern von Einrichtungen in der stationären Altenpflege in der Sterbephase.* Abgerufen am 06.12.2021 von https://netzwerk-palliativme-dizin-essen.de/wp-content/uploads/2019/03/npe_De-lir_in_der_Sterbephase_12-2019.pdf.

Nyhdal, P. & Bartoszek, G. (2003). *Basale Stimulation. Neue Wege in der Pflege Schwerstkranker.* München: Urban & Fischer.

ÖGPhyt Österreichische Gesellschaft für Phytotherapie (2015). *Kommentar Mundzubereitungen.* Abgerufen am 30.10.2021 von http://www.phytotherapie.at/Mundzubereitungen.final_letter-head.pdf.

OPG Österreichische Palliativgesellschaft (2018a). *WHO Definition von Palliative Care.* Abgerufen am 04.11.2022 von https://www.palliativ.at/palliative-care/.

OPG Österreichische Palliativgesellschaft (2018b). *Notwendige und ob-solete Medikamente in der Behandlung terminal kranker Pati-enten.* Abgerufen am 05.12.2021 von https://www.pallia-tiv.at/palliative-care/palliativmedizin/fokusthema-medikation/.

Österreichischer Rundfunk (2022). Sendung vom 24.02.2022/16:05 Uhr. *Die Arbeit der 24-Stunden-Betreuerinnen. Unverzichtbar und trotzdem nicht gewürdigt.* Abgerufen am 28.02.2022 von https://oe1.orf.at/programm/20220224#669378/Die-Arbeit-der-24-Stunden-Betreuerinnen.

Österreichisches Rotes Kreuz (o. J.a). *Rotkreuz-Wunschmobil. Wir erfüllen Herzenswünsche von Ihnen oder Ihren Liebsten.* Abgerufen am 22.06.2022 von https://www.roteskreuz.at/oberoesterreich/rotkreuz-wunschmobil.

Otterstedt, C. (2003). Der heilende Prozess in der Interaktion zwischen Mensch und Tier. In E. Olbrich & C. Otterstedt (Hrsg.), *Menschen brauchen Tiere. Grundlagen und Praxis der tiergestützten Pädagogik und Therapie* (S. 58–67). Stuttgart: Kosmos.

Pahlow, M. (2001). *Das große Buch der Heilpflanzen. Gesund durch Heilkräfte der Natur.* München: Gräfe und Unzer.

PatVG-Novelle (2019). *Änderung des Patientenverfügungs-Gesetzes (PatVG-Novelle 2018). Bundesgesetz über Patientenverfügungen (Patientenverfügungs-Gesetz). StF: BGBl. I Nr. 55/2006.* Abgerufen am 22.06.2022 von https://www.ris.bka.gv.at/GeltendeFassung.wxe?Abfrage=Bundesnormen&Gesetzesnummer=20004723.

Philipe, A. (1964). *Nur einen Seufzer lang. Geschichte einer Liebe.* Hamburg: Rowolth.

Platon (1919). *Apologie des Sokrates und Kriton (übersetzt von Otto Apelt).* Leipzig: Felix Meiner.

Platon (2004). *Platon Werke. Übersetzung und Kommentar Band I 4. Phaidon.* Göttingen: Vandenhoeck & Ruprecht.

Rilke, R. M. (1929). *Briefe an einen jungen Dichter. Nr. 406.* Frankfurt am Main: Insel-Bücherei.

Rilke, R. M. (1955–1966). *Sämtliche Werke. Band 1–6, Band 1,* Frankfurt am Main: Insel.

Rogusch, S. & Schulz, C. (2012). Fatigue. In M. Schnell & C. Schulz (Hrsg.), *Basiswissen Palliativmedizin* (S. 55–59). Heidelberg: Springer.

Rollende Engel (o. J.). *Rollende Engel.* Abgerufen am 06.03.2022 von https://www.rollende-engel.at/.

Rosa, H. (2019). *Unverfügbarkeit.* Hörbuch. München: cc-live.

Roth, W. (2003). *Einführung in die Psychologie C. G. Jungs.* Düsseldorf: Patmos.

Saint-Exupéry, A. de (2004). *Der kleine Prinz. Mit Illustrationen des Autors.* Zürich: Arche.

Saunders, C. (1993). *Hospiz und Begleitung im Schmerz. Wie wir sinnlose Apparatemedizin und einsames Sterben vermeiden können.* Freiburg im Breisgau: Herder.

Saunders, C. (2006). *Cicely Saunders. Selected writings 1958–2004.* Oxford: Oxford University Press.

Schadek, S. (o. J.). *Eigene Erfahrungen und Behandlungsversuche.* Abgerufen am 16.05.2021 von https://www.sandraschadek.de/Eigene+Erfahrungen+und+Behandlungsversuche/24_de_Eigene+Erfahrungen+und+Behandlungsversuche.html.

Schaffer, U. (1987). *ich wage … Etwas einsetzen, um Leben zu gewinnen.* München: Groh.

Schlingensief, C. (2009). *So schön wie hier kanns im Himmel gar nicht sein. Tagebuch einer Krebserkrankung.* Köln: Kiepenheuer & Witsch.

Schmitt, E.-E. (2003). *Oskar und die Dame in Rosa.* Zürich: Amman.

Schmitz, A. & Schultz, C. (2012). Schmerz. In M. W. Schnell & C. Schulz (Hrsg.), *Basiswissen Palliativmedizin* (S. 59–70). Heidelberg: Springer.

silwy (o. J.). *Magnetgeschirr.* Abgerufen am 21.06.2022 von https://silwy.de/geschirr/.

Simader, R. (2022). In Bewegung bleiben! Wie passen „Hospiz", „palliativ" und „Rehabilitation" zusammen. *Lebenswert 1/22,* S. 7–8.

Simmenroth-Nayda, A., Gàgyor, I., Schindler, T., & Engeser, P. (2012). *Umgang mit Sterbenden und Hospizarbeit.* Abgerufen am 11.09.2021 von http://www.allgemeinmedizin.med.uni-goettingen.de/en/media/2012_Simmenroth_A20-Umgang_mit_Sterbenden.pdf.

Sorig.EE (o. J.). *Sorig – Tibetan Medicine and Astrology Institute*. Abgerufen am 19.03.2022 von https://www.golokaincense.org/.

Stroebe, M. & Schut, H. (1999). The Dual Process Model of Coping with Bereavement: rationale and description. *Death Studies, 23*(3), S. 197–224.

StVfG (2022). *Bundesgesetz über die Errichtung von Sterbeverfügungen (Sterbeverfügungsgesetz – StVfG) StF: BGBl. I Nr. 242/2021 (NR: GP XXVII RV 1177 AB 1255 S. 137. BR: 10806 AB 10837 S. 936.)*. Abgerufen am 25.07.2022 von https://www.ris.bka.gv.at/GeltendeFassung.wxe?Abfrage=Bundesnormen&Gesetzesnummer=20011782.

Teigeler, B. (2018). *Sterbefasten. „Das Thema kommt auf uns zu"*. Abgerufen am 02.11.2021 von https://www.bibliomed-pflege.de/sp/artikel/35924-das-thema-kommt-auf-uns-zu.

University of Glasgow (o. J.). *Glasgow End of Life Studies Group*. Abgerufen am 06.03.2022 von https://www.gla.ac.uk/research/az/endoflifestudies/projects/cicelysaunders/bibliography/#/chronologicalbibliography.

Vernooij, M., Schneider, S. (2008). *Handbuch der Tiergestützten Intervention. Grundlagen, Konzepte, Praxisfelder*. Wiebelsheim: Quelle & Meyer.

Volz, R. (2021). *Hoffnung Palliativmedizin – selbstbestimmt sterben. 3sat Video Wissenschaftsdokumentation*. Abgerufen am 01.11.2021 von https://www.zdf.de/dokumentation/3sat-wissenschaftdoku/210218-sendung-wido-104.html.

Vries, U. de, Reif, K., Stuhldreher, N., Petermann, F., & Görres, S. (2009). *Tumorbedingte Fatigue*. Abgerufen am 14.12.2021 von https://econtent.hogrefe.com/doi/pdf/10.1026/0943-8149.17.4.170.

Waal, F. de (2009). *Das Prinzip Empathie. Was wir von der Natur für eine bessere Gesellschaft lernen können*. München: Carl Hanser.

Wabner, D. & Theierl, S. (2017). *Klinikhandbuch. Aromatherapie. Pflege – Therapie – Prävention*. Bad Kötzing: Systemische Medizin.

WALA Arzneimittel (o. J.). *Calcea Wund- und Heilcreme. Bei Wunden und Hautentzündungen.* Abgerufen am 13.03.2022 von https://www.walaarzneimittel.de/de/arzneimittel/calcea-wund-und-heilcreme.html.

Wansink, B., Painter, J. E., & North, J. (2005). Bottomless bowls: why visual cues of portion size may influence intake. *Obesity – A Research Journal, 13*(1), S. 93–100.

Warden, V., Hurley, A. C., & Volicer, L. (2003). Development and Psychometric Avaluation of the Pain Assessment in Advanced Dementia (PAINAD) Scale. *Journal of American Medical Directors, 01/02,* S. 9–15.

WDR5 (2019). *Die Palliativ-Medizinerin Ingeborg Jonen-Thielemann* (E. Körfgen, Interviewerin). Abgerufen am 11.09.2021 von https://www1.wdr.de/radio/wdr5/sendungen/erlebtege-schichten/ingeborg-jonen-thielemann-100.html.

Wehner, J. (o. J.). *Rezeptoren der Haut.* Abgerufen am 07.10.2021 von http://www.medizinfo.de/hautundhaar/anatomie/rezeptor.htm.

Weissman, D. E., Rosielle, D. A., & Bukowy, E. A. (2021). *Diagnosis and Treatment of Terminal Delirium.* Abgerufen am 06.12.2021 von https://www.mypcnow.org/fast-fact/diagnosis-and-treatment-of-terminal-delirium/.

Werner, M. & Braunschweig, R. von (2006). *Praxis Aromatherapie. Grundlagen – Steckbriefe – Indikationen.* Stuttgart: Haug.

WHO (2002). *Palliative care.* Abgerufen am 16.10.2021 von http://www.who.int/cancer/palliative/definition/en/.

Wilber, K. (1996). *Mut und Gnade. In einer Krankheit zum Tode bewährt sich eine große Liebe – das Leben und Sterben der Treya Wilber.* München: Goldmann.

Wöger, S. (2019). *Ärztlich assistierter Suizid bei Demenz. Einstellungen zu Demenz und ärztlich assistiertem Suizid bei Demenz vor dem Hintergrund von Biografie und Sozialisation. Eine qualitative und tiefenpsychologisch angeregte Studie mit Zugängen aus den integrativen Gesundheitswissenschaften.* Norderstedt: BoD.

Wöger, S. (2020). *Palliative Mundpflege. Linderung von Mundtrocken-heit. Eine Handreichung für Pflegepersonen und betreuende Angehörige.* Norderstedt: BoD.

Wöger, S. (2020). *Rituale in Alten- und Pflegeheimen. Gestaltung von Trauer- und Abschiedskultur.* Norderstedt: BoD.

Wöger, S. (2022). *Zärtlichkeit und Intimität bei schwerer Krankheit.* Norderstedt: BoD.

Worden, W. (1991). *Grief Counseling and Grief Theapie. A handbook for the menthal health practitioner.* London: Routledge.

Wortbedeutung.info (o. J.a). *Stichwort „final".* Abgerufen am 06.04.2022 von https://www.wortbedeutung.info/final/ /.

Wortbedeutung.info (o. J.b). *Stichwort „berühren".* Abgerufen am 04.11.2022 von https://www.wortbedeutung.info/berühren/.

Yalom, I. D. & Yalom, M. (2021). *Unzertrennlich. Über den Tod und das Leben.* München: btb.

Yalom, I. D. (2008). *In die Sonne schauen. Wie man die Angst vor dem Tod überwindet.* München: btb.

Zirfas, J. (2014). Geburt und Tod. In C. Wulf & J. Zirfas (Hrsg.), *Handbuch Pädagogische Anthropologie* (S. 329–340). Wiesbaden: Springer VS.

Publikationen der Autorin zum Thema Palliative Care

Ärztlich assistierter Suizid bei Demenz. Einstellungen zu Demenz und ärztlich assistiertem Suizid bei Demenz vor dem Hintergrund von Biografie und Sozialisation. Eine qualitative und tiefenpsychologisch angeregte Studie mit Zugängen aus den integrativen Gesundheitswissenschaften (2019).

Demenz. Wissenswertes für Betroffene, Angehörige und Betreuende. 2., erweiterte Auflage (2019).

Palliative Care im Alten- und Pflegeheim. Antworten auf häufig gestellte Fragen zu den Grundlagen (2020).

Rituale in Alten- und Pflegeheimen. Gestaltung von Trauer- und Abschiedskultur (2020).

Palliative Pflege bei Mundtrockenheit. Eine Handreichung für Pflegepersonen und betreuende Angehörige (2020).

Kalkutta – Indien. Volontariat in Einrichtungen von Mutter Teresa (2021).

Erlebenswelten (2022).

Zärtlichkeit und Intimität bei schwerer Krankheit (2022).